Simon Peng-Keller

Sinnereignisse in Todesnähe

Studies in Spiritual Care

Edited by
Simon Peng-Keller, Eckhard Frick,
Christina Puchalski, John Swinton

Volume 1

Simon Peng-Keller

Sinnereignisse in Todesnähe

Traum- und Wachvisionen Sterbender
und Nahtoderfahrungen im Horizont
von Spiritual Care

DE GRUYTER

ISBN 978-3-11-047316-2
e-ISBN (PDF) 978-3-11-053999-8
e-ISBN (EPUB) 978-3-11-053979-0
ISSN 2511-8838

Library of Congress Cataloging-in-Publication Data
A CIP catalog record for this book has been applied for at the Library of Congress.

Bibliographic information published by the Deutsche Nationalbibliothek
The Deutsche Nationalbibliothek lists this publication in the Deutsche Nationalbibliografie; detailed bibliographic data are available in the Internet at http://dnb.dnb.de.

Printing: CPI books GmbH, Leck
♾ Printed on acid-free paper
Printed in Germany

www.degruyter.com

Vorwort

In Todesnähe stellen sich oft intensive Bilder ein. „Alles kommt jetzt in Bildern", schrieb Anatole Broyard am Anfang seines Berichts über seine tödlich verlaufende Krebserkrankung.[1] Die vorliegende Studie geht dieser bisher nicht ausreichend bedachten Erfahrung nach. Wenn es die Angst vor den Schmerzen, die Angst vor der letzten Einsamkeit und die Angst vor der Sinnlosigkeit ist, die das Sterben bitter macht,[2] dann gehört es zu den zentralen Aufgaben heutiger Spiritual Care, Menschen in Todesnähe nicht allein zu lassen und dem in ihrem Erleben verborgenen Sinnpotenzial mit Aufmerksamkeit und Wertschätzung zu begegnen. Das vorliegende Buch versteht sich als Beitrag dazu. Es antwortet auf eine bisher von klinischer Seite wenig bemerkte Schwierigkeit: dass Menschen, die in Todesnähe mit intensivem Bilderleben konfrontiert werden, sich oft isoliert und pathologisiert fühlen. Das gilt für Sterbende ebenso wie für Menschen, die durch Unfall oder Krankheit kurzzeitig in Todesnähe geraten und dabei mit visionärem Erleben konfrontiert werden. Das vorliegende Buch nimmt beides gemeinsam in den Blick. Darin unterscheidet es sich von den meisten wissenschaftlichen und populären Veröffentlichungen zu Nahtoderfahrungen. Die Diskussion über „Nahtoderfahrungen" blendet meist aus, dass diese Erfahrungen keineswegs immer nach demselben Muster ablaufen und dass es noch andere Formen visionären Erlebens in Todesnähe gibt. Diese weit verbreitete Engführung ist nicht allein aus wissenschaftlicher Sicht fragwürdig, sondern auch für die Betroffenen selbst folgenreich. Denn möglicherweise entspricht ihr Erleben gerade nicht dem, was in Literatur und Medien als Standardtypus einer Nahtoderfahrung präsentiert wird. Sie sind dann gleich in doppelter Hinsicht „nicht normal". Die Folge davon ist ein Schweigen, das die Integration des Erlebten erschwert. Die Schärfung des Blicks auf das visionäre Erleben in Todesnähe ist aus wissenschaftlichen *und* praktischen Gründen dringlich.

Entstanden ist die vorliegende Studie an der Universität Zürich im Rahmen des vom Schweizerischen Nationalfonds geförderten Forschungsprojekts „Hermeneutik des Vertrauens am Lebensende. Imaginatives Erleben und symbolische Kommunikation in Todesnähe". Dieses Projekt stellte sich der Aufgabe, besser zu verstehen, was Menschen in Todesnähe erleben, um sie besser begleiten zu können. Ich danke dem Schweizerischen Nationalfonds und der Leitungsgruppe des Nationalen Forschungsprogramms „Lebensende" (NFP 67) für die großzügige und wohlwollende Unterstützung dieses Projekts. Ein großer Dank gebührt ins-

1 Broyard, *Intoxicated by my Illness*, 7 (meine Übersetzung).

2 Hampe, *Sterben ist doch ganz anders*, 17.

besondere den 49 Seelsorgerinnen und Seelsorgern, die sich an der Umfrage, die wir im Rahmen unseres Forschungsprojektes durchführten, engagiert beteiligten, sowie den Vereinigungen der deutschschweizerischen evangelischen und katholischen Spital-, Heim- und Klinikseelsorger(innen), die uns bei unserer Befragung unterstützten. Herzlich gedankt sei schließlich dem interdisziplinären Forschungsteam, das mich in allen Arbeitsphasen in hohem Maße ermutigte und inspirierte, allen voran Prof. Dr. Pierre Bühler, doch nicht weniger auch Prof. Dr. Brigitte Boothe, Prof. Dr. Ralph Kunz, Prof. Dr. Ingolf U. Dalferth, PD Dr. Andreas Hunziker und Dr. Andreas Mauz. Prof. Dr. Eckhard Frick und Prof. Dr. Christoph Morgenthaler danke ich für hilfreiche Anregungen zu einer vorletzten Version des vorliegenden Textes. Ein ganz besonderer Dank gebührt schließlich meiner Frau, Dr. Ingeborg Peng-Keller, die das Entstehen der vorliegenden Studie in ihren verschiedenen Phasen begleitet und das Manuskript mit Blick auf zukünftige Leserinnen und Leser kritisch lektoriert hat.

Zürich, 12. Dezember 2016

Inhalt

Einleitung

Das letzte wird ein Bild sein, kein Wort. Vor den Bildern sterben die Wörter.[3]

Das vorliegende Buch versteht sich als Beitrag zur Spiritual Care-Forschung. Es möchte zeigen, weshalb es für eine angemessene spirituelle Begleitung wichtig ist, mit den verschiedenen Formen visionären Erlebens vertraut zu sein. Dazu bedarf es nicht allein einer genauen Beschreibung der Phänomene, sondern auch einer intensiven Reflexion auf die mit ihnen verknüpften Deutungsfragen und die Möglichkeiten der Begleitung. Dass uns in Todesnähe Bilder entgegenkommen, ist nicht allein für die Betroffenen selbst bedeutsam, sondern ebenso für jene, die sie begleiten. Denn Bilder sind Brücken, die Wirklichkeitssphären miteinander verbinden. Sie halten zusammen, was auseinanderzubrechen droht. Und sie unterstützen die Kommunikation über Dinge, für die oft die Worte fehlen. Manchmal sind die sich in Todesnähe einstellenden Bilder jedoch rätselhaft, irritierend, bedrohlich. Sie werfen Fragen auf, sind missverständlich und deutungsbedürftig. Sie verlangen danach, mitgeteilt und reflektiert zu werden.

Die drei Hauptteile folgen dem Anliegen, visionäres Erleben in Todesnähe in seiner Vielfalt zu behandeln und zu würdigen. Im ersten Teil wird es in seinen Hauptformen beschrieben und analysiert. Im zweiten Teil werden die komplexen Deutungsprozesse untersucht, die sie hervorrufen. Der dritte Teil schließlich widmet sich ihrer Bedeutung für die Spiritual-Care-Praxis. Eine solche kann unter anderem von Seelsorgenden, Ärzten, Pflegefachleuten, Angehörigen ebenso wie von freiwilligen Helfern wahrgenommen werden. Den Leserinnen und Lesern werden in diesen drei Teilen unterschiedliche Textformen und Schwierigkeitsgrade zugemutet. Während der erste Teil aufgrund seines beschreibenden Zugangs und der vielen Vignetten insgesamt leicht lesbar ist, dürften manche Passagen im ersten Kapitel des zweiten Teils einen höheren Grad an Konzentration erfordern. Wer an hermeneutischen Reflexionen nicht interessiert ist, kann dieses Kapitel unbeschadet überspringen. Der Rest des Buches verspricht dann, so meine ich, eine flüssige Lektüre, die durch das Interesse an den behandelten Phänomenen in Gang gehalten wird. Vorgängig zu den drei Hauptteilen werden in den folgenden Abschnitten der Ausgangspunkt der Untersuchung, die Leitbegriffe, die Methodik und die benutzten Quellen erläutert.

3 Wolf, *Kassandra*, 26.

DOI 10.1515/9783110539998-001

1 Wahrnehmungs- und Forschungsdefizite

Mit Blick auf die spirituelle Begleitung am Lebensende will die vorliegende Untersuchung dazu beitragen, aktuelle Fehlwahrnehmungen und Wahrnehmungsschwächen zu korrigieren. Diese betreffen die zu untersuchenden Phänomene auf unterschiedliche Weise. Die fünf wichtigsten Aspekte sind:

(1) Im klinischen Alltag ebenso wie in der Lebensendforschung wurde visionäres Erleben bislang meist als eher seltenes Phänomen wahrgenommen. Jüngere empirische Studien deuten jedoch darauf hin, dass es in Todesnähe eher der Normal- als der Ausnahmefall darstellt.[4]

(2) *Traum*visionen in Todesnähe haben in den letzten Jahren nicht jene Aufmerksamkeit gefunden, die sie verdienen. Forschung und mediale Öffentlichkeit waren bislang vorwiegend auf das für Drittpersonen indirekt wahrnehmbare Phänomen der Sterbebettvision fokussiert.

(3) Visionäres Erleben im Wachzustand wird im klinischen Kontext oft vorschnell als (terminales[5]) Delir klassifiziert, obwohl die Betroffenen selbst deutlich zwischen Wachvisionen, Traumvisionen und Halluzinationen zu unterscheiden wissen. Das führt dazu, dass diese Erlebnisform marginalisiert und tabuisiert wird, was die Betroffenen stigmatisiert und isoliert.[6]

(4) Das Phänomen der Nahtoderfahrung zieht seit Jahrzehnten die mediale Aufmerksamkeit auf sich. Doch leidet seine öffentliche und wissenschaftliche Wahrnehmung unter starken Stereotypisierungen und Ausblendungen. So wird belastenden Formen solchen Erlebens bislang nur wenig Beachtung geschenkt.

(5) Das oneiroide Erleben wurde bereits 1924 präzise beschrieben. Die Erforschung dieses Phänomens wird jedoch in der klinischen Praxis bisher nur unzureichend wahrgenommen. Im klinischen Kontext wird das oneiroide Erleben normalerweise als Delir oder ICU-Syndrom[7] klassifiziert.[8]

---

4 Kerr et al., *End-of-Life Dreams and Visions*; Kellehear, *Sterbebett-Visionen*.

5 Enck, *Connecting the medical and spiritual models in patients nearing death*, 89 spricht vom „preterminal delirium".

6 Vgl. Kellehear, *Unusual perceptions at the end of life*.

7 So sogar in der umsichtigen Einzelfallanalyse von Strätling/Simon, *„50 Tage intensiv"*, wo das breit dokumentierte oneiroide Erleben als Durchgangssyndrom diagnostiziert und als „vorübergehende Funktionsstörung des Gehirns" charakterisiert wird (ebd. 171).

8 Vgl. Claussen, *Phänomenologie und Sinn oneiroiden Erlebens*, 145.

2 Methodik und Quellen

In methodischer Hinsicht ist die hier vorgelegte Untersuchung einer Hermeneutik verpflichtet, die der Frage nach dem Sinn in einem religiösen Deutungshorizont nachgeht. Was es im Folgenden in methodischer Weise zu erschließen gilt, sind *einerseits* Texte, die visionäres Erleben in Todesnähe bezeugen, *andererseits* das bezeugte Erleben selbst. Daraus ergibt sich die hermeneutische Aufgabe, Text- *und* Bildverstehen in reflektierter Weise miteinander zu verbinden. Wichtige methodische Bezugspunkte für diese Aufgabe finden sich in der jüngeren Diskussion zur Traumhermeneutik, die sich in einer ähnlichen Konstellation bewegt.[9] Den imaginativen Charakter der bezeugten Erlebnisse ebenso in den Blick zu nehmen wie ihre textuelle Vermittlung verspricht einen doppelten Erkenntnisgewinn: Zum einen wird auf diese Weise ein Aspekt ins Zentrum der Aufmerksamkeit gerückt, der in der bisherigen, weitgehend auf empirische Fragen fokussierten Forschung zu visionärem Erleben in Todesnähe vernachlässigt wurde. Während die Frage nach einem angemessenen Verstehen von Träumen seit Freud eine Fülle von Literatur hervorgebracht hat, sucht man vergebens nach einer Hermeneutik, die sich in ähnlicher Weise mit visionärem Erleben beschäftigt, das in Todesnähe auftritt. Zum anderen erlaubt es ein solcher hermeneutischer Zugang, in zweifache Richtung Brücken zu schlagen: zur theologischen Hermeneutik religiöser Visionen ebenso wie zur hermeneutischen Praxis interprofessioneller Spiritual Care. Um Menschen, die von solchem Erleben berichten, angemessen zu begleiteten, bedarf es zumindest eines elementaren Verständnisses für die betreffenden Erlebnisformen und -inhalte sowie der Fähigkeit, Vorverständnisse zu thematisieren und ggf. auch zu problematisieren.

Die Zeugnisse, die analysiert werden sollen, entstammen unterschiedlichen Quellen: Zum kleineren Teil handelt es sich um Texte, die von Betroffenen selbst veröffentlicht wurden. Zum größeren Teil entstammen sie einer von uns zwischen 2013 und 2015 im Rahmen unseres NFP-67-Forschungsprojekts durchgeführten Studie. Sie untersuchte, wie häufig Krankenhausseelsorger(innen) im Patientenkontakt Erzählungen von visionärem Erleben begegnen und welche Bedeutung sie diesen Phänomenen zumessen.

Die Eckpunkte dieser bereits veröffentlichten Studie seien an dieser Stelle kurz vermerkt:[10] Die Untersuchung umfasste im Abstand eines Jahres zwei Datener-

9 Ausführlichere Hinweise dazu in Teil II, Kap. 1.
10 Eine detaillierte Beschreibung findet sich in: Peng-Keller/Köster/Rodenkirch, *Lebensend-Phänomene im Arbeitsfeld klinischer Seelsorge.*

hebungen: Mit einem ersten Fragebogen wurden die Beobachtungen der zurückliegenden zwölf Monate erhoben; der zweite Fragebogen, der ein Jahr später versandt wurde, erhob die Beobachtungen der dazwischenliegenden Periode. Der Fragebogen wurde im Herbst 2013 den insgesamt 278 Mitgliedern der beiden Vereinigungen der reformierten und der katholischen Spital- und Heimseelsorger der Schweiz versandt (140 reformiert, 138 katholisch). Um die Stichprobengröße zu erhöhen, schrieben wir zusätzlich Seelsorger(innen) aus der Schweiz, Deutschland und Österreich persönlich an. 49 Seelsorger(innen) beteiligten sich an der Umfrage (25 Frauen, 24 Männer; 19 reformiert, 30 katholisch). 8 Probanden nahmen nur an der ersten Erhebung, ein Proband nur an der zweiten teil und ein bereits pensionierter Seelsorger stellte uns seine Notizen zur Verfügung, ohne sich an der Fragebogenuntersuchung zu beteiligen. Probanden, die nur an einer der zwei Erhebungen teilnahmen, wurden für die quantitative Auswertung aus der Stichprobe ausgeschlossen. Die finale Stichprobe für die quantitative Auswertung bestand aus 21 Frauen und 19 Männern (M_{Alter} = 53.18, Altersrange 43–64 Jahre). Die Berufserfahrung in der seelsorglichen Begleitung von Sterbenden weist eine Range von 1–35 Jahren auf (M_{BEr} =. 13.91). Für die vorliegende Untersuchung werden zum einen auch die Vignetten jener Seelsorger(innen) einbezogen, die aus den genannten Gründen nicht in die quantitative Auswertung eingeschlossen wurden, zum anderen solche, die die an der Umfrage beteiligten Seelsorgenden nicht auf dem Fragebogen notierten, sondern uns direkt mitteilten (z. B. Vignette 3.9). Die bereits anonymisierten Vignetten wurden, um die Referenzen zu erleichtern, mit fiktiven Namenskürzeln versehen und in orthografischer und grammatikalischer Hinsicht korrigiert.

Wir baten die Seelsorgenden, Einzelerfahrungen zu notieren, die ihnen im Gedächtnis geblieben waren, und uns ggf. bereits vorhandene Aufzeichnungen zur Verfügung zu stellen. Die meisten der im ersten Teil zitierten Vignetten entstammen den Rückmeldungen, die wir im Rahmen dieser Umfrage bekommen haben.[11] Zur besseren Orientierung wurden die Vignetten nummeriert und im Anhang mit einer summarischen Inhaltsangabe aufgelistet. Konversationsanalytisch betrachtet handelt es sich um Zeugnisse aus zweiter oder dritter Hand. Die sich an dieser Stelle nahelegende Frage nach der Verlässlichkeit solcher Zeugnisse werde ich im ersten Kapitel des zweiten Teils aufgreifen. Die visionären Erlebnisse wurden den Seelsorgenden entweder von den Betroffenen selbst oder von An-

11 Die Vignetten 2.6, 2.8, 3.2, 4.4 und 4.5.2f. basieren auf narrativen Interviews mit Betroffenen, die wir ergänzend zu unserer Fragebogenumfrage durchführten. Zur Methodik vgl. Boothe, *Imaginatives Erleben und seine Darstellung im Gespräch.*

oder Zugehörigen erzählt. In einem Fall teilte uns eine Seelsorgerin einen Bericht mit, den eine von ihr begleitete Person selbst verfasst hatte, und ergänzte ihn um Informationen über den Kontext (Vignette 3.14). In manchen Vignetten kommen neben den visionären Erlebnissen auch Beobachtungen von Seelsorgenden und die seelsorgliche Begleitung zur Sprache. Zum Zeitpunkt des mündlichen Erzählens lagen die visionären Erlebnisse in einigen Fällen bereits Jahre zurück (z. B. in Vignette 3.9), während in anderen Vignetten Patienten von kurz zuvor Erlebtem berichten (vgl. Vignette 1.6). Eine zeitliche Streuung findet sich auch bei den seelsorglichen Nacherzählungen. Einige der seelsorglichen Gespräche lagen zum Zeitpunkt des schriftlichen Nacherzählens schon länger zurück, doch wurden uns auch Berichte übermittelt, die in zeitlicher Nähe zur seelsorglichen Begegnung verfasst wurden.

Für die vorliegende Untersuchung wurde aus dem sehr heterogenen Textmaterial eine Auswahl getroffen. Bevorzugt wurden zum einen detailreiche Berichte, zum andern solche, die das motivische Spektrum vergrößern. Für jede visionäre Erlebnisform wurde eine möglichst große Bandbreite an Beispielen angezielt. Da die von uns durchgeführte Studie auf die Wahrnehmungen und Einschätzungen der Seelsorgenden fokussiert war, verbietet es sich, aus den von ihnen mitgeteilten Berichten empirische Aussagen über die von ihnen bezeugten Phänomene abzuleiten. Wenn mit der vorliegenden, auf hermeneutische Fragen begrenzten Untersuchung ein empirischer Anspruch verbunden ist, dann einzig der, den aktuellen Forschungsstand zu vergegenwärtigen und auf konzeptionelle Probleme aufmerksam zu machen, die auch die empirische Forschung betreffen.

3 Leitunterscheidungen und Schlüsselkonzepte

Die unterschiedlichen Forschungsperspektiven auf visionäres Erleben in Todesnähe treffen sich in der Aufgabe, ein begriffliches Instrumentarium zu erarbeiten, das die Vielfalt der zu beschreibenden Phänomene differenziert zu erfassen vermag. In den folgenden Kapiteln wird versucht, die verwendeten Begriffe in Auseinandersetzung mit der Forschungsliteratur zu schärfen. Was im Folgenden als „visionäres Erleben"[12] beschrieben und analysiert wird, berührt sich mit Erlebnisformen, die uns vertraut sind: Nachtträume aller Art und ebenso jene unwillkürlichen Wachphantasien, die wir Tagträume nennen. In all diesen Formen wird

12 „Visionär" ist im vorliegenden Zusammenhang in einem umfassenden Sinne zu verstehen: Es bezieht sich nicht allein auf bildhafte, sondern auch auf auditive, taktile und olfaktorische Erlebnisformen.

unsere Aufmerksamkeit auf ein Erleben gelenkt, das in der Regel ungesucht und überraschend auftritt. Was visionäres Erleben vom Träumen unterscheidet, ist ein intensives Wirklichkeitsempfinden, das sich mit einer hohen Bewusstseinsklarheit verbindet. Visionär Erlebtes wird als *hyperreal* empfunden. Und es prägt sich überdeutlich ins Gedächtnis ein. Anders als flüchtige Träume sind Visionen *hypermnestisch.*

Auch die zentrale Eingrenzung auf visionäres Erleben *in Todesnähe* bedarf der näheren Bestimmung. Zu unterscheiden ist zunächst zwischen *finaler* und *episodischer* Todesnähe. Im ersten Fall handelt sich um visionäre Erlebnisse, die (zumindest im Rückblick) als einem Sterbeprozess zugehörig betrachtet werden können, im zweiten Fall um solche, die von Menschen berichtet werden, die vorübergehend in einem lebensbedrohlichen Zustand schwebten bzw. der Überzeugung waren, sich in einem solchen Zustand zu befinden. Die unterschiedlichen Formen der Todesnähe sind mit unterschiedlichen Formen visionären Erlebens verknüpft, die in den folgenden Kapiteln näher beschrieben werden. Typisch für Lebensendsituationen sind *Traum-* und *Wachvisionen* (1.1 und 1.2). Die beiden Erlebnisformen, die in episodischer Todesnähe auftreten, unterscheiden sich deutlich von solchen Traum- und Wachvisionen. Bekannt, wenn auch nicht in all seinen Facetten, ist der Typus der *Nahtoderfahrungen* (2.1). Im Unterschied dazu ist das sogenannte *oneiroide Erleben* (2.2), das Menschen in komatösen Zuständen begegnet, nur wenig bekannt.[13]

Erkenntnisleitend ist im Folgenden die hermeneutische Prämisse, dass die betrachteten Phänomene *Sinnereignisse* darstellen. Im Anschluss an die jüngere phänomenologische Diskussion wird damit „das Aufkommen eines neuen Sinnes in einem Bildungsprozess" bezeichnet, „der sich der Verfügungsgewalt des Bewusstseins in wesentlichen Momenten entzieht".[14] Sinnereignisse haben Widerfahrnischarakter. Sie durchkreuzen Erwartungen und eröffnen überraschende Zusammenhänge. In der Kontinuität des Erfahrungsprozesses bilden sie irritierende und kreative Bruchstellen. Sie unterscheiden sich von reflexiver *Sinngebung.*

---

13 Am Rand werde ich auch das visionäre Erleben von Hinterbliebenen thematisieren. Vgl. dazu ausführlich: Boothe, *Imaginatives Erleben und seine Darstellung im Gespräch*; Peng-Keller, *Visionäres Erleben im Horizont eines tödlichen Unglücks.*

14 Gondek/Klass/Tengelyi, *Phänomenologie der Sinnereignisse*, 9. Vgl. auch ebd. 11: „Sinnereignisse gehören in eine Erfahrung, in der ein neuer Sinn dem Bewusstsein zugänglich wird. Überall dort, wo man etwas einsieht, wo einem auch nur etwas einfällt, oder wo man – in welchem Sinne des Wortes auch immer – etwas erfährt, begegnen uns Sinnereignisse." Der Begriff geht auf Husserls Untersuchungen über die passivischen Dimensionen menschlichen Bewusstseins zurück.

Der Sinn, der sich in ihnen auf spontane Weise erfahrungshaft erschließt, läuft aller aktiven Sinngebung voraus und macht diese erst möglich.

Um die Deutungsoffenheit der Texte und der von ihnen bezeugten visionären Erlebnisse zu wahren, werde ich mich darauf beschränken, die durch sie hervorgerufenen Verstehensprobleme zu befragen, ihr Sinnpotenzial zu erschließen und divergierende Deutungsmöglichkeiten zu erkunden. Um einem naheliegenden Missverständnis zuvorzukommen, sei vorneweg betont: Die zitierten Erlebnisse als Sinnereignisse zu verstehen, bedeutet nicht, sie von vornherein religiös zu deuten. Der Sinn, der in ihnen zum Ausdruck kommt, hat in vielen Fällen keinen offenkundig religiösen Bezug. Um den Eigensinn der angeführten Zeugnisse zur Geltung zu bringen und Überinterpretationen zu vermeiden, werde ich die Frage nach einer möglichen religiösen Sinngebung bis ans Ende des zweiten Teils zurückstellen.

I Erlebnisformen

1 Visionäres Erleben im Sterbeprozess

Ab wann visionäre Erlebnisse als Teil eines Sterbeprozesses zu betrachten sind, lässt sich nicht präzise beantworten. Selbst in Fachkreisen ist umstritten, wann das Sterben einsetzt. Das hat auch damit zu tun, dass die subjektive Wahrnehmung von der medizinischen Einschätzung erheblich abweichen kann. Nach Allan Kellehear beginnt der Sterbeprozess dann, wenn jemand realisiert, dass er in absehbarer Zeit sterben wird.[15] So gesehen dauert das Sterben für den in die Tiefe stürzenden Bergsteiger nur wenige Sekunden, bei gewissen Krankheiten hingegen mehrere Jahre. Visionäres Erleben widerspiegelt, dass jemand sich seines baldigen Endes bewusst wird. Die im Sterbeverlauf auftretenden visionären Phänomene wandeln sich in auffälliger Weise. Studien zeigen, dass sie sich mit wachsender Todesnähe nicht nur häufiger einstellen, sondern dabei auch an Intensität gewinnen und die Anzahl an tröstlichen Inhalten zunimmt.[16] Gelegentlich tauchen sie jedoch schon zu einem Zeitpunkt auf, in dem ein baldiges Sterben noch nicht absehbar ist. Dass solches Erleben Menschen die Gelegenheit gibt, ihr Sterben aktiv und bewusst mitzugestalten, macht es nach Kellehear nicht allein für die Sterbenden selbst, sondern auch für ein genaueres Verstehen des Sterbeprozesses und dessen professionelle Begleitung bedeutsam.[17]

Visionäre Erlebnisse treten, anders als allgemein wahrgenommen wird, sehr häufig auf. In der Untersuchung von Christopher W. Kerr berichteten 88,1 % der befragten Hospizpatienten von solchen Erlebnissen, wobei 60 % als tröstlich, 19 % als bedrängend und 21 % als gleichzeitig tröstlich und bedrängend beschrieben wurden.[18] Berücksichtigt man, dass solches Erleben kurz vor dem Tod zunimmt und damit in eine Zeitspanne fällt, in der viele Betroffene nicht mehr verbal zu

---

15 Kellehear, *The Inner Life of the Dying Person*, IX.

16 Kerr et al., *End-of-Life Dreams and Visions*, 302.

17 Kellehear et al., *Deathbed visions from the Republic of Moldova*, 315: „These experiences of agency and control in experiences near death itself illustrate that common conceptions of dying people as disintegrating and collapsing machines [...] tell only part of the human story of dying. The image of dying people exerting some control over the early part of their dying [...] may need to be extended much later into the dying trajectory than we have hitherto believed possible."

18 Kerr et al., *End-of-Life Dreams and Visions*, 298. Im Unterschied zu früheren Studien beruht jene von Kerr et al. auf einer täglichen Befragung der Patienten selbst. Das unterscheidet sie auch von der in Indien durchgeführten Studie von Dam, *Significance of End-of-life Dreams and Visions*, in der die Patienten nur einmal befragt wurden. Hier berichteten 63,3 % der Befragten von Traum- oder Wachvisionen.

DOI 10.1515/9783110539998-002

kommunizieren vermögen, was ihnen widerfährt, dürfte die Zahl noch höher sein. Das widerspricht der verbreiteten Sicht, dass es sich hierbei um marginale und für die klinische Praxis vernachlässigbare Phänomene handelt. Dieser markante Unterschied zwischen faktischem Vorkommen und klinischer Wahrnehmung dürfte mit weltanschaulichen Voreingenommenheiten zu tun haben. Sie führen zu einer Pathologisierung solchen Erlebens und erschweren seine Mitteilung.[19]

Seit Sir William Barretts bahnbrechender Studie, die 1926 posthum erschien, ist die Diskussion um besondere Lebensendphänomene auf Sterbebettvisionen fokussiert. Diese Konzentration führt den Schatten erheblicher Ausblendungen mit sich. Sie lässt übersehen, dass sich visionäres Erleben nicht erst „auf dem Sterbebett" einstellt, sondern oft schon sehr viel früher. Zudem geriet aus dem Blick, dass visionäres Erleben weit häufiger im Schlaf als im Wachbewusstsein auftritt. In der schon zitierten Studie von Kerr handelte es sich bei 45,3 % der berichteten Fälle um Traumvisionen und nur bei 15,7 % um reine Wachvisionen. Dass in 39,1 % der Berichte die Befragten *während* ihres visionären Erlebens erwachten und es im Wachzustand fortdauerte, dokumentiert den fließenden Übergang zwischen den beiden Phänomengruppen, die in den folgenden beiden Abschnitten genauer betrachtet werden.[20] Diese fließenden Übergänge zwischen Traumerleben und Wachbewusstsein entsprechen der Einsicht der jüngeren Traumforschung, dass es zwischen Wachphantasien und nächtlichen Träumen ein bruchloses Kontinuum gibt.[21]

1.1 Traumvisionen

Nach alter Vorstellung sind Schlaf- und Todeserfahrungen eng miteinander verknüpft. Die Seele tritt, nach mythologischer Vorstellung, aus dem ruhenden Körper der Schlafenden oder Toten und wandert durch das geheimnisvolle Reich der Bilder. Es verwundert vor diesem Hintergrund nicht, dass Traumvisionen im Umfeld des Todes große Bedeutung zugemessen wurde. Wie zu zeigen sein wird, vergegenwärtigen auch heutige Traumvisionen nicht allein die Nähe des Todes, sondern bergen oft Verheißungen und stellen mitunter vor Entscheidungen.

19 Hufford, *Visionary Spiritual Experiences in an Enchanted World*; Langlois, *„They all see dead people – but we (do)n't want to tell you about it"*.

20 Dass dasselbe visionäre Erleben sowohl im Schlaf- wie im Wachbewusstsein auftritt und die Betroffenen diese beiden Bewusstseinszustände zu differenzieren vermögen, ist ein weiteres, selten bemerktes Unterscheidungsmerkmal gegenüber halluzinierendem Erleben.

21 Vgl. Strunz, *Funktionen des Traums*; Strauch/Meier, *Den Träumen auf der Spur*; Hartmann, *The Nature and Functions of Dreaming*.

Ins Gedächtnis abendländischer Geistesgeschichte eingeschrieben hat sich jene Traumvision, die nach Platons *Kriton* dem zum Tode verurteilten Sokrates widerfuhr.[22] Eine anmutige, weiß gekleidete Frauengestalt soll darin dem schlafenden Philosophen erschienen sein. In der „Rätselpoesie"[23] des Traums verheißt sie ihm, er werde in drei Tagen in der „fruchtbaren Phthia" sein. Damit spielt sie auf eine Überlieferung an, die Sokrates kennen musste. Im neunten Gesang der Ilias ringt der sagenhafte griechische Held Achilles mit der Entscheidung, ob er sicher in seine Heimat zurückkehren soll – oder kämpfen und einen ehrenvollen Tod auf sich nehmen. *Fight or flight:* Das ist die Entscheidung, vor die auch Sokrates nach der Darstellung seines Schülers gestellt ist. Soll er sich retten und aus seiner Todeszelle fliehen? Kriton, der Freund, drängt ihn dazu. Er eröffnet ihm einen Ausweg aus der tödlichen Gefangenschaft. Doch ist es nicht angemessener für einen Philosophen, Ungerechtigkeit in Kauf zu nehmen, statt selbst zum Gesetzesbrecher zu werden? Das würde bedeuten, auf die mögliche Flucht zu verzichten.

Bemerkenswerterweise gibt die Traumvision selbst keine eindeutige Antwort. Legt die weiß gekleidete Frau Sokrates nicht nahe, zu fliehen? Dieser deutet die Traumvision anders. Er versteht sie als Ankündigung eines Aufschubs: Er wird nicht, wie erwartet, schon am nächsten Morgen, sondern erst in drei Tagen sterben. Dass ihm die Engelsgestalt die „fruchtbare Phthia" vor Augen stellt, versteht er nicht als Ansporn zur Flucht, sondern als Ermutigung, für seine philosophischen Überzeugungen zu sterben. Die Traumvision nimmt Sokrates die Entscheidung nicht ab. Sie bestätigt ihm vielmehr seine längst getroffene Wahl, aus Liebe zur Gerechtigkeit den Tod auf sich zu nehmen.

Was Platon am Beispiel seines Lehrers diskutiert, ist die Grundfrage aller Lebensendentscheidungen: Unter welchen Umständen und zu welchem Preis ist es angemessen, um sein Leben zu kämpfen? Wann ist es die bessere Wahl, es um eines höheren Gutes willen loszulassen? In der weiß gekleideten Frau manifestiert sich zudem die für Sterbevisionen typische Lichtgestalt. Sie ist die Anmut in Person – verkörperte Gnade. Indem sie Sokrates über seine Todesstunde und das verheißungsvolle Ziel der bevorstehenden „Reise" aufklärt, schenkt sie ihm Sicherheit, Trost und Orientierung. In der perimortalen Traumvision des Sokrates tauchen Motive auf, von denen Sterbende noch heute berichten. Zugleich macht der Bericht darauf aufmerksam, dass solches Erleben situativ geprägt ist und nur in seinem (lebens)geschichtlichen Horizont angemessen zu verstehen ist. Nicht

22 Vgl. Kramer, *Socrates' Dream*.

23 Boothe, *Der Traum*, 531.

allein die *Berichte* von visionärem Erleben in Todesnähe gehören zur geschichtlichen Wirklichkeit, sondern auch dieses selbst.[24]

Um dem Eindruck entgegensteuern, beim traumvisionären Erleben des Sokrates handle es sich um eine Erfahrung, die noch den fernen Anfängen abendländischer Rationalität angehöre, sei sogleich ein Erlebnis jüngeren Datums angeführt: die Traumvision, aus der Edmund Husserl im April 1938 wenige Tage vor seinem Tod erwachte. Hermann Leo Van Breda, der Begründer des Husserl-Archivs, notierte:

> Während seiner [Husserls] letzten Krankheit kam Frau Husserl eines Morgens bei Husserl [vorbei]. Er schien aus einem tiefen Schlaf aufzuwachen. Mit einem recht auffallenden Ausdruck von Glück auf seinem Gesicht und mit ausgebreiteten Armen sagte er dann: „Ich habe etwas ganz Wunderbares gesehen. Nein, ich kann es Dir nicht sagen. Nein!"[25]

Der Versuch, perimortale Traumvisionen angemessen zu erfassen und zu beschreiben, ist mit drei Schwierigkeiten konfrontiert:

(1) Dass diese visionären Phänomene in den perimortalen Bereich gehören, kann oft erst im Nachhinein gesagt werden. Die von uns befragten Seelsorgerinnen und Seelsorger wiesen darauf hin, dass sie nicht immer wussten, ob die Patienten, die ihnen von ihrem visionären Erleben erzählten, in zeitlicher Nähe dazu gestorben sind.

(2) Viele Motive, die solches Erleben inhaltlich charakterisieren, treten nicht nur am Lebensende auf. Träume vom Sterben und Tod finden sich in jedem Lebensalter – auch ohne besondere äußere oder innere Gefährdung.[26] Längst nicht immer ist solches Traumerleben ein Vorbote des nahenden Todes.

(3) Nicht nur zwischen Traum- und Wachvisionen gibt es fließende Übergänge, sondern auch zwischen Träumen mit und solchen ohne visionäre Qualitäten. Bei vielen der folgenden Beispiele fällt die genaue Zuordnung schwer. Dass Sterbende sich oft zwischen verschiedenen Bewusstseinszuständen und Wachheitsgraden bewegen und in der von den Betroffenen benutzten Alltagssprache (anders als in der klassischen Traumliteratur[27]) kaum zwischen

24 Das zeigt Koselleck, *Vergangene Zukunft*, 284 ff. am Beispiel von Träumen. Träume erzählen Geschichten *und* sind Teil der Geschichte. Dass das auch für visionäres Erleben in Todesnähe gilt, belegen Kellehear, *Experiences Near Death* und Zaleski, *Nah-Toderlebnisse und Jenseitsreisen*.

25 Schumann, *Husserl-Chronik*, 489.

26 In der Studie von Barrett, *Dreams of Death*, an der sich 115 Studierende beteiligten, enthielten 0,5 % der untersuchten Träume ein Todesmotiv, wobei 86 % als erfreulich und 14 % als neutral beschrieben wurden.

27 Die antike Traumdeutung unterschied zwischen gewöhnlichem Träumen (*enhypnion*) und Traumvisionen (*oneiroi*). Vgl. Gehring, *Traum und Wirklichkeit*.

„Traum" und „Traumvision" unterschieden wird, erschwert eine genaue Abgrenzung.[28]

Für den Gesamtzusammenhang der vorliegenden Studie sind diese Abgrenzungs- und Beschreibungsprobleme nicht nebensächlich. Sie belegen, dass es sich bei den untersuchten Formen visionären Erlebens in Todesnähe um Phänomene handelt, die nicht nur untereinander in vielfältiger Weise verbunden sind, sondern auch mit den vertrauten Formen des (Tag-)Träumens. Wie Träume sind uns Traumvisionen immer nur als erinnerte und versprachlichte zugänglich. Traumgeschehen, Traumerinnerung und Traumkommunikation bilden ein integrales Geschehen, das sich in bestimmten Kontexten vollzieht.[29] In den folgenden Beispielen handelt es sich um visionäres Traumerleben, das sich meist in klinischen Kontexten einstellte und im Rahmen seelsorglicher Kommunikation mitgeteilt wurde. Wie in der Traumvision des Sokrates widerspiegeln sich in den zitierten Beispielen nicht selten Lebensendentscheidungen. Sie machen Wahlmöglichkeiten wahrnehmbar.

In der ersten Vignette, die den fließenden Übergang zwischen Träumen und Traumvisionen markiert, symbolisiert sich das Entscheidungsmotiv in besonders prägnanter Weise:

> [1.1] Herr P., ein schwer kranker Patient träumt vier Monate vor seinem Tod davon, an eine Kreuzung zu kommen, wo er sich entscheiden kann, in welche Richtung er weitergehen möchte. Er deutet das Traumbild als Aufforderung, sich zu entscheiden, wie es mit ihm weitergehen soll. Der Traum gibt ihm die Kraft, nochmals nach Hause zu gehen.

Der Traum, über dessen visionäre Qualität der Bericht sich ausschweigt, widerspiegelt Herrn P. die Notwendigkeit, eine klare Entscheidung zu treffen, jedoch ohne einen direkten Hinweis, in welche Richtung sie gehen soll. Wie viele Nachtträume haben visionäre Erlebnisse oft ein offenes Ende und bleiben in ihrer narrativen Struktur fragmentarisch. Sie haben Aufforderungscharakter, lassen jedoch viel Freiraum zur Ausdeutung. So auch das folgende Beispiel, das eine Seelsorgerin berichtete:

> [1.2] Ein etwa 65-jähriger Patient mit einer Krebserkrankung im Terminalstadium träumte, dass die Heizung in seinem Haus kaputt sei und nicht mehr geflickt werden könne. Mir gegenüber zeigte er sich nicht irritiert über diesen Traum, sondern fand ihn interessant. Er

28 Das zeigt auch die Studie von Kellehear et al., *Deathbed visions from the Republic of Moldova*. Unter den in dieser Studie untersuchten Sterbebettvisionen finden sich auch einige Träume. Vgl. auch das Fallbeispiel in: Peng-Keller, *Imaginatives Erleben in Todesnähe*.

29 Vgl. dazu die im Literaturverzeichnis aufgeführten Beiträge von B. Boothe.

war versöhnt mit seinem baldigen Sterben und sogar ein wenig neugierig auf diese Erfahrung. Gegen den Vorschlag der Ärzte hatte er gewisse Therapien abgelehnt.

Unter gewöhnlichen Umständen würde ein solcher Traum nicht als Hinweis auf einen baldigen Tod verstanden werden. Für diesen Patienten hingegen bestätigte er, dass er sich richtig entschieden hatte, weitere Therapien abzulehnen und die ihm verbleibende Energie nicht für etwas aufzubrauchen, was nicht mehr zu reparieren war. Dass der sterbenskranke Patient durch dieses Traumbild, das auf ein gravierendes Problem aufmerksam macht, bestärkt wird und es bei ihm keine Verzweiflung auslöst, macht darauf aufmerksam, dass ähnliche visionäre Motive sehr unterschiedliche Reaktionen hervorrufen können. Auch wenn die uns mitgeteilten Traumvisionen gelegentlich auf Schwierigkeiten hinweisen, so überwiegen doch Motive erfreulicher Art:[30] Frühlingswiesen, blühende Bäume und Erscheinungen von nahestehenden Verstorbenen[31] oder Lichtgestalten. Ein durch seine Schlichtheit beeindruckendes Beispiel einer natursymbolisch geprägten Traumvision ist das folgende:

[1.3] Ein Gärtnermeister, der im August starb, träumt intensiv vom Pflanzen im Frühjahr. Im Traum lag seine Gärtnerei auf einem Berg, während sie in Wirklichkeit an der Donau lag.

Im Unterschied zu den ersten beiden Beispielen findet sich in dieser Vignette ein ausdrücklicher, wenn auch nicht eindeutiger Hinweis auf eine mögliche visionäre Qualität: Der Gärtnermeister träumte *intensiv* vom Pflanzen. Das lässt sich doppelt verstehen: als mehrfaches Auftreten dieses Traumes oder aber als besonders intensive Qualität des Erlebten. Im letzteren Fall handelte es sich um eine Traumvision im engeren Sinne.

Zu den häufigsten Motiven gehört jenes der Visitation. Oft sind es Verstorbene, die „auf Besuch" kommen, gelegentlich aber auch andere, meist freundlich gesinnte Gestalten. Solche Träume werden bemerkenswerterweise fast immer als tröstlich empfunden. Die Botschaft, erwartet zu werden, erleichtert den Abschied und vermindert das Gefühl von Einsamkeit. Hier ein typisches Beispiel für eine solche Traumvision:

30 Die Rückmeldungen der von uns befragten Seelsorger(innen) entsprechen der Studie von Nosek et al., *End-of-Life Dreams and Visions*.

31 Nach Hark, *Träume vom Tod* erscheint die Beziehung zu den Verstorbenen in diesen Träumen meist herzlicher als zu Lebenszeiten. Auf diese Weise können sie zu einer Beziehungsklärung beitragen oder neue Beziehungsmöglichkeiten eröffnen.

[1.4] Eine dem Tode nahe Patientin träumte, dass ihre verstorbene Schwester sie besuchen komme: „Wir saßen auf einer Bank. Plötzlich sagte sie: ‚Bald hole ich dich ab, aber jetzt ist es noch nicht so weit.'"

Es ist eine Begegnung in großer Schlichtheit, die dieser Bericht dokumentiert. Die Ruhe und die altvertraute und zugleich neue Gemeinschaft verdichten sich im Symbol der Sitzbank. Kennzeichnend ist auch, dass die verstorbene Schwester ihr Wiederkommen ankündigt. Ob diese Traumvision an dieser Stelle unvermittelt abgebrochen ist, lässt sich dem Erzählfragment nicht entnehmen. Nicht immer artikuliert sich die Botschaft solcher Visitationsträume in ausdrücklicher Mitteilung. Die erscheinenden Gestalten stehen manchmal still da oder winken aus der Ferne. So in den folgenden drei Vignetten. In der ersten begegnet uns erstmals das Phänomen der terminalen Luzidität:

[1.5] In einem Pflegeheim liegt Frau G., eine 92-jährige Patientin, im Sterben. Bis vor kurzem war sie sehr lebhaft, hat am Leben teilgenommen. Dann hat sie aufgehört zu essen und blieb im Bett. Nach drei oder vier Tagen, an denen sie kaum ansprechbar war, wacht sie plötzlich auf, ist glasklar. Die Pflege bietet ihr an, die Seelsorgerin[32] zu holen. Das will sie. Sie unterhalten sich eine Stunde, in der sie ihr „ganzes Leben" erzählt. Sie erzählt auch, sie habe geträumt, ihr Bruder und ihre Eltern (sie selbst ist ledig geblieben) seien da gewesen und hätten ihr freundlich zugewinkt. Jetzt sei sie bereit, hinüberzugehen. Sie beten noch gemeinsam. Die Seelsorgerin verspricht, nach zwei Tagen nochmals zu kommen. Aber am folgenden Tag ist Frau G. friedlich eingeschlafen.

Die terminale Luzidität gibt Frau G. die Gelegenheit, ihr „ganzes Leben" erzählend zu rekapitulieren und bewusst abzuschließen. Dass ihr die vermutlich wichtigsten Bezugspersonen ihres Lebens, die Eltern und der Bruder, zuvor in einer Traumvision erschienen waren und ihr zugewinkt hatten, dürfte wesentlich zu dieser Abrundung eines langen Lebens beigetragen haben.

[1.6] Frau B., Jg. 52, an einem schlimmen Krebs erkrankt, der eine ganze Gesichtshälfte betraf, ließ mich im Rahmen des Pikettdienstes rufen, weil sie von einer diffusen Angst überfallen wurde. Es entstand eine Nähe zwischen uns, so dass ich sie weiterhin begleitete. Ich ging jeweils am Abend vorbei. Manchmal wünschte sie ein Abendgebet mit Segen, manchmal mochte sie erzählen, wie es ihr ging. Einmal zog sie Bilanz über ihr Leben. Sie meinte, sie sei eigentlich zufrieden, aber sie sei zu pflichtbewusst gewesen. Aus heutiger Sicht würde sie häufiger auf einen nahegelegenen Aussichtsberg gehen. Was sie stark beschäftigte: Sie hatte ihre kranke Mutter gepflegt, die auf keinen Fall in ein Heim oder ins Spital wollte. Als es der Mutter wieder einmal schlecht ging, brachte sie diese gegen ihren Willen ins Spital, wo sie einige Zeit später starb. Die Patientin sagte: „Jetzt, wo ich selber so krank bin und im Spital liege, sehe ich, was ich der Mutter angetan habe." Wir sprachen über

32 Die Seelsorgerin, die uns diese Vignette mitgeteilt hat, spricht von sich selbst in der 3. Person.

ihre Schuldgefühle und am Ende des Gesprächs richtete sie sich auf, nahm meine Hand in ihre Hände und sagte: „Danke vielmal, Sie haben mir so geholfen." In derselben Nacht träumte sie von ihrer Mutter, die ihr lächelnd zuwinkte. Frau B. deutete diese Erfahrung als Hinweis darauf, dass ihr die Mutter die Einweisung ins Spital verziehen hatte. Ungefähr einen Monat später ist sie auf einer Palliativ-Care-Station gestorben.

Die Traumvisionen von Frau G. und Frau B. ähneln sich in hohem Maße. Die bereits Verstorbenen stehen gewissermaßen am anderen Ufer und winken den Sterbenden ermutigend zu. Doch während im ersten Fall die Visitation der berichteten Lebensbilanz vorausgeht, scheint sie im zweiten Fall darauf zu antworten. Sie bedeutet für Frau G. ein Zeichen finaler Versöhnung.

Dass ein verstorbener Ehepartner erscheint, ist ebenfalls ein häufiges Motiv:

[1.7] Eine 82-jährige Patientin lag mit einer schweren Pneumonie auf der Intensivstation. Sie war sehr unruhig und versuchte immer wieder, die Infusionen herauszuziehen. Die Angehörigen, die oft bei ihr waren, beunruhigte dies sehr. Zwei Tage vor ihrem Tod öffnete die Patientin plötzlich mit einem strahlenden Gesicht die Augen. Sie erzählte den anwesenden Kindern, dass sie ein wunderbares, überirdisches Licht gesehen habe und ihrem verstorbenen Mann begegnet sei. Sie habe jetzt keine Angst mehr vor dem, was kommt. Es stimme sie nur traurig, dass ihre Kinder nicht mit ihr kommen können. Danach war die Patientin ganz ruhig und verstarb zwei Tage später.

Die unterstützende Wirkung, die solchem visionären Erleben oft innewohnt, tritt hier besonders deutlich hervor. Anders als in den bisherigen Beispielen erzählt die 82-jährige Frau nicht allein, *was* sie gesehen hat, sondern auch, *wie* das visionär Geschaute auf sie wirkte. Die berichtete Lichtschau erinnert an Nahtoderfahrungen.

Neben Angehörigen tauchen in visionärem Erleben in Todesnähe gelegentlich auch Freunde auf:

[1.8] Herr N., anfangs 70, erfährt, dass sich Metastasen gebildet haben und man die fortschreitende Erkrankung nicht mehr aufhalten kann. Der Schock ist groß. Da der Hausarzt zwei Wochen zuvor gesagt hatte, es sei alles in Ordnung, hatte er nicht damit gerechnet. In der Nacht träumte er von T., einem verstorbenen Freund. Dieser erzählte ihm etwas Lustiges und lachte ihn an. Danach erwachte Herr N. Er sagte zu mir: „Wenn ich nicht erwacht wäre, hätte ich ihn etwas fragen wollen: ‚T., kommst du mich holen?'" Wir sprachen über die Gefühle, die er dabei hatte. Er meinte, es sei nicht bedrohlich gewesen, die Stimmung im Traum habe er als heiter erlebt. Er erzählte dann, wie er sich mit dem Sterben auseinandersetzt. Er schwankte zwischen Hoffnung und Angst. Er hatte viele Beschwerden, konnte dann schließlich noch für eine Woche nach Hause. Aufgrund großer Schmerzen kam er zurück ins Spital, wo er innerhalb von drei Tagen starb – etwa sechs Wochen nach dem Traum, in dem ihm sein Freund erschienen war.

Viele der Traumvisionen, die die Seelsorgenden im Rahmen unserer Umfrage notierten, zeichnen sich durch ein Moment der Überraschung oder durch eine originelle Wendung aus. So auch die eben zitierte: Ausgerechnet in der Nacht nachdem sein Arzt ihm etwas ganz und gar nicht Lustiges mitteilte, erscheint Herrn N. ein verstorbener Freund, der ihn anlacht und ihm etwas „Lustiges" erzählt. Anders als Frau B., die sich während eines längeren Prozesses auf ihren Tod einstellen konnte, steht Herr N. noch unter Schock. An die Frage, die er seinem Freund noch stellen wollte, schließt sich jene an, ob es denn wirklich schon so weit ist. Möglich auch, dass in der Frage „T., kommst Du mich holen?" auch eine Bitte mitschwingt: „Wenn es so weit mit mir ist, kommst Du mich dann holen – bitte?" Die Unfertigkeit der Traumvision entspricht der aktuellen Situation von Herrn N., seinen offenen Fragen, dem Schwanken zwischen Hoffnung und Angst.

Längst nicht immer ist visionäres Erleben in Todesnähe mit dem Erscheinen von Verstorbenen verknüpft. Nach der zuverlässigen Studie von Kerr und Kollegen finden sich solche Erscheinungen in 46 % der Berichte.[33] Die Ankündigung des Lebensendes kennt auch andere Symbolisierungen. Das zeigt die folgende Traumvision einer über 100 Jahre alten Patientin, die einige Wochen später starb. Sie wurde uns in direkter Rede übermittelt:

> [1.9] Ich sehe ein neues Haus, das im Bau ist. Zuoberst hat es eine Wohnung, die ganz schön und licht ist. Ich weiß genau: Dort werde ich wohnen. Ich schaue es an, und es ist Vorfreude spürbar. Doch ist es noch nicht ganz bereit, es ist noch eine Baustelle. So gehe ich zurück ins Provisorium, das ich momentan bewohne.

Dass Sterbende sich oft zwischen zwei Welten bewegen, ist häufig zu beobachten. Im Traum der über 100-jährigen Frau, die sich ganz behutsam auf den Tod zu bewegte, spiegelt sich dieser Wechsel in einem visionären Ausblick auf ein im Bau befindliches Haus und der Rückkehr ins „Provisorium". Dass die Frau zurückkehren muss, zeigt an, dass mit ihrer visionären Schau auch eine Art Ortsveränderung verbunden war, eine Baustellenbesichtigung, die ihre Vorfreude weckte.

Die bisher angeführten Beispiele hatten einen tröstlichen Charakter. Unter den von den Seelsorgenden berichteten Erlebnissen finden sich jedoch auch solche mit belastenden Inhalten.[34] Nach einer jüngeren Studie gehört das Thema „un-

33 Kerr et al., *End-of-Live Dreams and Visions*, 300.

34 Das bestätigt auch ein Blick in die Literatur. So berichtet Simone de Beauvoir von den Albträumen ihrer sterbenden Mutter (dies., *Ein sanfter Tod*, 71 f.). Auch die im Alter von drei Jahren sterbende Maja Käch litt unter Albträumen (Käch, *Schmetterlingskind*, 90). Eine Studie, die die Träume von terminal erkrankten Krebspatienten mit einer Kontrollgruppe verglich, kam zum Ergebnis, dass bei den an Krebs Erkrankten mehr belastende Träume auftauchten. Gleichzeitig kamen bei ihnen auch die Themen Schwangerschaft, Geburt und Babys häufiger vor (Coolidge/

erledigte Geschäfte" zu den Hauptinhalten visionären Erlebens im Sterbeprozess.[35] In den uns mitgeteilten Erlebnissen tauchen vor allem Bilder auf, die man als Reaktion oder Verarbeitung der als bedrohlich wahrgenommenen Todesnähe verstehen kann:

> [1.10] Ein 43-jähriger, nicht suizidgefährdeter Patient erzählte kurz vor seinem Tod, er habe geträumt, er müsse sich vom Spitalbalkon stürzen.[36]

Etwas weniger dramatisch ist die Vorahnung des nahen Todes in der folgenden Vignette:

> [1.11] Frau Q., die an einer fortgeschrittenen Krebserkrankung litt, erzählte mir, sie hätte jede Nacht denselben Traum: Sie sehe Hundekot auf einer schönen grünen Wiese. Plötzlich öffnet sich ein Loch und der Hundekot verschwindet. Dann ist die Wiese wieder wunderschön und unversehrt. Die Frau hatte den Traum zum ersten Mal kurz bevor eine Diagnose gestellt wurde, danach lange nicht mehr. Als Metastasen auftraten, träumte sie ihn wieder jede Nacht (wenn ich mich recht erinnere, war das in einer Zeitspanne von etwa drei Wochen). Nach der Diagnose lebte sie noch knapp zwei Jahre. Sie erzählte, dass im Traum die Wiese plötzlich zu vibrieren anfing, dann öffnete sich ein Loch, verschluckte die Kegel, und danach war gar nichts mehr sichtbar von diesem Loch, einfach nur die schöne, unversehrte grüne Wiese. Ich fragte sie nach ihren Gefühlen. Sie sagte, sie sei sehr aufgeregt, weil der Hundekot die schöne Wiese kaputt mache. Sie meinte, der Hundekot könnte ein Symbol für ihren Krebs sein. Und wenn sie gestorben sei, wäre sie befreit von allem Schmerz auf der schönen grünen Wiese.

Aus psychoanalytischer Perspektive ließe sich dieser Traum als Wunscherfüllungsphantasie deuten. Zum Zeitpunkt, in dem das seelsorgliche Gespräch stattfindet, deutet die Frau selbst das plötzliche Verschwinden des Hundedrecks nicht als Verheißung medizinischer Heilung, sondern als nachtodliche Wiederherstellung ihrer „grünen Wiese". Die Seelsorgerin schrieb dazu: „Ich hatte den Eindruck, der Traum trat auf, sobald die Krankheit bedrohlich wurde – vor der Diagnose hatte sie Beschwerden, der Arzt sagte aber immer, es sei alles in Ordnung. Ich denke, sie hat unbewusst gespürt, dass etwas nicht stimmt."

Fish, *Dreams of the Dying*; kritisch dazu: Prince/Hoffmann, *Dreams of the dying patient*). Vgl. auch Shinar/Marks, *Distressing Visions at the End of Life.*

35 Nosek et al., *End-of-Life Dreams and Visions.*

36 Das Motiv des Sturzes oder des Fallens ist ein häufiges Motiv in der Traumliteratur. Es taucht nicht nur in Todesnähe auf. Ein eindrückliches Beispiel findet sich in Klara Obermüllers Bericht über einen an Aids sterbenden Bekannten, der nach Ausbruch der Krankheit wiederholt davon träumt, an einem Felsvorsprung über dem Meer zu stehen und dabei zuzusehen, wie ein Freund zu Tode stürzt. Er habe lange gebraucht, um zu begreifen, dass er selbst dieser Mann war (dies., *Weder Tag noch Stunde*, 57).

In vielen der uns berichteten Traumvisionen tauchen verschiedenartige Transportmittel auf: Autos aller Art, Schiffe, ein Helikopter und andere Gefährte. Auch Gegenstände, die zunächst keine Transportmittel zu sein scheinen, können sich bei näherem Hinsehen als solche erweisen. In einem von Terrence P. McGillicuddy aufgezeichneten Traum einer Frau mit einer ALS-Erkrankung sieht die Träumende zwei farbige, vom Wind bewegte Tücher, die einen Vorhang zu einem Fenster bilden.[37] Sie deutet sie als symbolische Präsenz ihrer verstorbenen Mutter, die sie wie ein schützendes Tuch umgibt und sie hinwegträgt. In diesem Traum verschmelzen die beiden Motive „Visitation" und „Gefährt" zu einem einzigen Bild. In den meisten Fällen haben die visionierten Transportmittel einen unproblematischen Charakter. Doch gelegentlich gibt es auch kleinere Irritationen:

> [1.12] Herr Z., ein über 80-jähriger Patient, der unter Atemnot litt und erschöpft und schwach war, äußerte mir gegenüber, sterben zu wollen. Er erzählte mir auch, geträumt zu haben, einen Zug zu besteigen, ohne dessen Ziel zu kennen. Das irritierte ihn, weil er sonst im Leben immer ein Ziel hatte. Der Patient ist wenig später gestorben.

Im erzählten Traum kündigt sich eine baldige Erfüllung des geäußerten Sterbewunsches an. Dennoch ist Herr Z. irritiert. Auch wenn er das Sterben herbeisehnt, fällt es im schwer, seine lebenslang praktizierte Zielorientierung zurückzulassen und einen Zug zu besteigen, dessen Zielort er nicht kennt. Der Traum könnte als Ermutigung wahrgenommen werden, das Neue zu wagen.

Mit einer anders gelagerten Irritation wurde Herr W. konfrontiert:

> [1.13] Herr W. träumt in Todesnähe davon, in einem Citroën 2CV genussvoll in einer alten Stadt herumzufahren, bis er merkt, dass er für jemand anderen bestimmt ist.

Das Motiv „in einer Stadt herumfahren" wird von Cheryl Nosek der Kategorie „Vorbereitung fürs Weggehen" zugeordnet.[38] Es könnte sein, dass das genussvolle Herumfahren in einer alten Stadt die Weise ist, wie Herr W. nochmals würdigt, was ihm in seinem Leben wichtig war. Dem Citroën 2CV und der alten Stadt eignet, so darf man vermuten, ein Hauch des Altehrwürdigen.

Während der biografische Hintergrund von Vignette 1.13 nur erahnt werden kann, zeigt er sich in der nächsten mit großer Deutlichkeit. Die Seelsorgerin, die sie uns mitteilte, war sowohl mit der Patientin selbst vertraut als auch mit den Orten, die für sie wichtig waren:

---

37 McGillicuddy, *Sacred dreams & life limiting illness*, 76 – 81.

38 Nosek et al., *End-of-Life Dreams and Visions.*

[1.14] Im April dieses Jahres wurde Frau F. (75-jährig und verwitwet) mit der katastrophalen Diagnose „metastasierendes Ovarialkarzinom“ hospitalisiert. Die Krankheit war spät entdeckt worden. Bei meinen ersten zwei Besuchen ging es Frau F. körperlich und seelisch gar nicht gut. Bei meinem dritten Besuch an einem Dienstag ging es ihr zwar somatisch nach wie vor schlecht, jedoch psychisch sichtbar viel besser. Sie nannte mir den Grund, nämlich einen Traum, den sie in der vorangehenden Nacht gehabt hatte. Zum Verständnis dieses Traums ist folgende Information hilfreich: In der nahegelegenen Gemeinde P. befindet sich ein großes Regulierwehr mit einer Schleuse für die Kursschifffahrt und den privaten Bootsverkehr. Das Wehr und die Schleuse sind von weitem signalisiert. Über der Schleuse befinden sich zwei große Signallichter, ein grünes und ein rotes (d. h. Einfahrt in die Schleuse erlaubt oder nicht erlaubt). Frau F. besaß ein kleines Boot und war mit ihrem verstorbenen Mann oft und gerne auf dem See unterwegs. Vor der großen Schleuse hatten beide aber Respekt. Sie seien deshalb wenig auf dem Fluss unterwegs gewesen, der bei P. aus dem See abfließt.

Frau F. erzählte mir Folgendes: Im Traum habe sie über der Schleuse bei P. *drei rote Lichter* stark und intensiv leuchten sehen. Sie wisse, dass jedes Licht für eine Woche stehe, welche sie noch zu leben habe. Nach drei Wochen werde sie sterben. Dies mache ihr nichts aus, ganz im Gegenteil: Sie wisse jetzt, dass sie nicht mehr lange leiden müsse. Eine begrenzte Zeit von drei Wochen könne sie durchhalten. Sie habe zudem geträumt, dass sich nach drei Wochen die Schleusentore weit öffnen würden und dann *drei grüne Lichter* sichtbar würden. Auf der anderen Seite der Schleuse, im ruhigen und smaragdgrünen breiten Fluss, sah sie in ihrem Boot den verstorbenen Mann. Er habe seinen Lieblingshut aufgehabt, stand im Boot und breitete die Arme aus. Sie träumte ebenfalls, dass viel Wasser über das Wehr abfloss. Sie interpretierte dies als Abfließen ihrer Lebenszeit und Lebensenergie.

In der zweiten Woche am Dienstag erzählte sie, dass sie wieder den ganz genau gleichen Traum gehabt habe mit dem Unterschied, dass *zwei rote* Signallichter leuchteten. Es sei noch mehr Wasser über das Wehr abgeflossen, ihre Lebensenergie würde stark schwinden. Sie hänge nicht am Leben, es sei alles gut. Der Traum sei für sie sehr schön und beruhigend gewesen. Zwei Tage nach meinem Besuch verschlechterte sich der Zustand der Patientin massiv, man verabreichte hohe Dosen Morphium und andere Medikamente und sie verlor das Bewusstsein. Genau nach drei Wochen (und mit Anbruch der vierten Woche) nachdem sie den ersten Traum hatte, verstarb die Frau an einem Dienstag.

In Frau F.s Traumvision verweben sich mehrere der typischen Motive solchen Erlebens: die Begegnung mit Verstorbenen, das Gefährt, die Anknüpfung an bedeutsame Lebensinhalte, die Vorahnung des Todeszeitpunkts. Ob die Gewissheit darüber, dass die drei Lichter den Todeszeitpunkt in drei Wochen „signalisierten“, dem Traumerleben selbst entstammte oder sich erst nachträglich einstellte, bleibt offen. Die Traumvision knüpfte an ein wiederkehrendes Erlebnis an: an den Respekt vor dem genannten Wehr. Er bewirkte, dass Frau F. und ihr Mann den See nie an dieser Stelle verließen. Diese Ab*wehr* war nun überflüssig geworden. Markant ist der Übergang nicht nur im visionären Erleben der Frau, sondern auch in ihrer seelischen Befindlichkeit. Die Seelsorgerin fand sie bei ihrem Besuch bereits an einem anderen Ort. Die Traumvision, die sich der Patientin selbst unmittelbar erschloss, hatte die Schleusen geöffnet. Was sie einst fürchtete, hatte seine Bedrohlichkeit verloren. Durch das visionäre Erleben waren anstelle des durch die katastrophale Diagnose geweckten Gefühls von Kontrollverlust eine neue Gelassenheit und Ruhe getreten. Die Traumvision vermittelte Frau F. Gewissheit und Orientierung. Sie konnte sich nun auf das Kommende einstellen.

Eine Kombination charakteristischer Motive findet sich auch in der Traumvision von Frau H.:

> [1.15] Eine zwischen achtzig und neunzig Jahre alte Patientin mit katholischem Hintergrund erzählte, sie habe von einer Autofahrt mit einem Chauffeur geträumt. Es sei eine kurvenreiche Strecke gewesen und Kurve um Kurve bergauf gegangen. Schließlich sei sie auf eine herrlich weite und schöne Ebene gekommen, wo sie von einer Lichtgestalt empfangen wurde, vielleicht von der „Mutter Maria". Sie habe sie eingeladen, Platz zu nehmen. Sie habe erstaunt gefragt: „Was – ich? Ich soll hier oben Platz nehmen?"

Das Erscheinen himmlischer Wesenheiten gehört seit Sokrates' Nachtvision zu den durchgängigen Motiven dessen, was Menschen in Todesnähe begegnet. Es hat, wie im vorliegenden Beispiel, die Gestalt einer großen Überraschung. Mit ungläubigem Staunen antwortet Frau H. auf das, was ihr widerfährt: Zuerst wird sie auf eine herrlich weite und schöne Ebene hinaufchauffiert, danach von einer Lichtgestalt empfangen, die sie schließlich sogar einlädt, ihren Platz dort oben einzunehmen. Die Traumvision endet mit ungläubigem Staunen und einer (rhetorischen) Frage. Auch das ist nicht untypisch (vgl. Vignette 1.1). Traumvisionen in Todesnähe wecken Fragen und rufen nach reflexiver Integration.

Das Überraschungsmoment wiederholt sich manchmal bei den Begleitpersonen. Mehrere der von uns befragten Seelsorgerinnen und Seelsorger äußerten sich überrascht darüber, dass nicht nur katholische, sondern auch reformierte Patienten und Patientinnen von Erscheinungen von Heiligen und Engeln berichteten. In einem Fall sorgte auch das Verhalten der visionierten Heiligengestalt für Überraschung:

> [1.16] Eine katholische Patientin erzählte, sie habe von Padre Pio geträumt, den sie verehrte und in schwierigen Lebenssituationen als Fürbitter anrief. In ihrem Traum sei er bei ihr auf der Bettkante gesessen und habe ihr Schokolade gegeben. Dazu habe er gesagt: „Schokolade bekommen nur diejenigen, die mir nahe sind." Die Patientin ist etwa eine Woche später gestorben.

Das erheiternde Moment, das sich in vielen Beispielen findet, mag überraschen. Die palliative Wirkung ist in ihnen besonders deutlich greifbar. Die originelle Pointe der eben zitierten Traumvision, dass Padre Pio jenen, die ihm nahe sind, das Lebensende mit Schokolade versüßt, unterstreicht in visionärer Bildsprache die breit bezeugte Erfahrung, dass Humor und Ironie auch in Todesnähe ihren Platz haben.[39]

Gelegentlich tritt visionäres Erleben in Todesnähe auch bei Begleitpersonen auf. In einer uns überraschenden Weise bestätigte sich in unserer Umfrage Christoph Morgenthalers Vermutung, dass das Traumerleben in Todesnähe „auch als Ausdruck einer bestimmten Matrix von Beziehungen, Deutungen und Kommunikationen verstanden werden" kann.[40] Gleich mehrfach berichteten uns Seelsorgende vom visionären Erleben von Angehörigen und nahestehenden Begleitern.[41] In der folgenden Vignette wird das traumvisionäre Erleben eines sterbenden Mannes durch einen Traum seiner Frau ergänzt, der auf seine Weise die von ihr erlebte Todesnähe widerspiegelt:

> [1.17] Herr S., ein 66-jähriger Patient mit einem Tumorleiden im Terminalstadium, erzählte in Anwesenheit seiner Frau von einer Traumvision, in der er sich wie in einem Wasserkanal vorkam und von beiden Seiten an ihm gezogen wurde. Er sei wie Moses und das Volk der Israeliten durch ein Meer gegangen, wobei das Wasser zu beiden Seiten emporragte. Für Herrn S., der religiös gut verwurzelt war, bedeutete diese Erfahrung eine Ermutigung, den Weg mit Gott auch in der Zeit der Krankheit weiter zu gehen. In demselben Seelsorgegespräch erzählte Frau S., gleichzeitig zur Erfahrung ihres Mannes einen für sie tröstlichen Traum gehabt zu haben. Sie habe darin die Totenglocken ihrer Heimatkirche läuten hören. Dann habe sich die Stimmung verändert und ein warmes Licht die Landschaft erfüllt, was sehr wohltuend gewesen sei. Herr S. starb etwa sieben Wochen nach seiner Traumvision. In den letzten Tagen vor seinem Tod sank Herr S. in einen komatösen Zustand. Seine Frau berichtete später, dass sie und ihre Söhne an seinem Sterbebett noch ausgesprochen hätten, was ihnen auf dem Herzen lag. Herr S. habe darauf zwar nicht mehr bewusst reagiert. Doch wenige Stunden vor seinem Tod habe sich auf seinem Gesicht ein Lächeln gezeigt, und alle Anwesenden seien überzeugt davon gewesen, dass er etwas Wunderschönes gesehen haben musste. Er sei in diesem Augenblick wohl zu Gott gegangen.

In inhaltlicher Hinsicht entspricht die von Herrn S. beschriebene Traumvision dem, was Hubert Knoblauch mit Blick auf gewisse Nahtoderfahrungen als „allegorisches Erleben" beschrieb.[42] Auf symbolische Weise erlebt er seine aktuelle Krankheitssituation als in höchstem Maße bedrängend. Von beiden Seiten wird an ihm gezogen. Er steht zwischen Leben und Tod. Im Durchgang durch den bedrohlichen Wasserkanal erlebt er sich wie Moses, der mit Israel durchs Rote Meer

---

39 Zur ironischen Bedeutung von Träumen vgl. Morgenthaler, *Träume in Todesnähe* 51f.

40 Morgenthaler, *Träume in Todesnähe*, 52.

41 Eine ausführliche Diskussion dieses Phänomens findet sich in einer Einzelfallstudie, die in Zusammenarbeit mit B. Boothe entstanden ist, vgl. Boothe, *Imaginatives Erleben und seine Darstellung im Gespräch*; Peng-Keller, *Visionäres Erleben im Horizont eines tödlichen Unglücks.*

42 Knoblauch, *Gelebte Allegorien.*

zieht. Bei aller noch so großen Bedrängnis überwiegt das Gefühl des Beschütztseins. Dem Seelsorger gegenüber bemerkt er, dass das visionäre Erlebnis für ihn eine Ermutigung darstellte. Der Traum seiner Frau verläuft parallel dazu: Die Atmosphäre des Todes, hervorgerufen durch die Totenglocken, wandelt sich ins warme Licht des Lebens.

Bei der von dieser Vignette bezeugten Synchronizität dürfte es sich um keinen Einzelfall handeln. Unter den uns berichteten Erfahrungen finden sich noch weitere Beispiele, in denen sich das visionäre Erleben auf die Begleitenden ausdehnt:

> [1.18] Frau R. besucht ihre 46-jährige Freundin M., die mit einer sehr schweren Lungenentzündung und einer gefährlichen Influenza schon seit vier Wochen im Spital ist. Sie liegt isoliert. Um sie besuchen zu können, muss man Handschuhe, Mundschutz und einen Mantel anziehen. Die Patientin hat eine Atemmaske auf, was es erschwert, sie zu verstehen. Nachdem die Freundin sich verabschiedet hat und zur Tür gegangen ist, ruft ihr M. etwas nach. Am anderen Tag fragt Frau R., was sie ihr denn noch sagen wollte. Darauf sagt M.: „Ich sah Dich von meinem Grab weggehen." Frau R. kann das nicht einordnen. Kurz darauf muss M. intubiert werden und kann dann nicht mehr sprechen. Zwei Wochen danach stirbt sie. Sie war nie mehr ganz wach. Am Tage ihres Todes reagierte sie nicht, als die Pflegefachfrau und ich sie ansprechen. Als Frau R. kommt und sie laut begrüßt, öffnet sie ihre Augen und schaut ihre Freundin für eine Weile mit intensivem Blick an, bevor sie wieder wegdämmert. Sie versucht zu reden, aber das geht nicht. Am Tag nach ihrem Tod erzählt mir Frau R., sie habe einen Traum gehabt. M. sei plötzlich bei ihr und ihrer Tochter gewesen. Sie sei herumgetanzt, froh und glücklich, und habe gesagt, es gehe ihr sehr gut. Zum Zeitpunkt des Traumes wusste Frau R. noch nicht, dass M. gestorben war.

Die Vignette berichtet von zwei miteinander verbundenen visionären Erfahrungen: vom Erlebnis der Sterbenden selbst und von der Traumvision ihrer Freundin. M. sieht in ihrer Traum- oder Wachvision ihre Freundin von ihrem Grab weggehen. Ein Abschiedsbild: Es nimmt den bevorstehenden Tod und die Trennung vorweg und gibt den eng miteinander befreundeten Frauen die Gelegenheit, darüber zu kommunizieren. Das äußere Geschehen entspricht dem visionär Geschauten und der kommunikativen Situation: Frau R. hat sich verabschiedet und ist daran, das Zimmer zu verlassen. Das visionäre Bild kann doppelt gelesen werden: Das Weggehen vom Grab bedeutet schmerzlichen Abschied; doch enthält es auch eine Verheißung: Die Freundin muss nicht am Grab stehen bleiben. Sie kann und darf ins Leben zurückgehen. Die Traumvision, die Frau R. in der Nacht nach M.s Sterben hat, bestätigt das. Sie muss sich nicht mehr um ihre Freundin sorgen. Diese ist fröhlich und tanzt. Anders als im visionären Erlebnis von M. thematisiert das zweite visionäre Erlebnis nicht den Abschied, sondern eine neue Verbundenheit. M. ist bei ihr und ihrer Tochter. Bei Frau R.s Traumvision handelt es sich um einen Typus visionären Erlebens in Todesnähe, der in der Forschungsliteratur als *Peak in Darien Experience*[43] genannt wird. Kennzeichnend dafür ist das Erscheinen eines Verstorbenen zu einem Zeitpunkt, in dem der Erlebende noch nichts vom Tod der erscheinenden Person weiß.[44]

1.2 Wachvisionen: Sterbebettvisionen und andere Erlebnisformen

Sterbebettvisionen erlangten weit größere mediale und wissenschaftliche Aufmerksamkeit als die eben betrachteten Traumvisionen. Ein jüngeres Beispiel dafür ist das Sterben von Steve Jobs. Nach dem Bericht seiner Schwester sollen die letzten Worte des „visionären" Apple-Pioniers aus einem dreifachen Ausruf des Erstaunens bestanden haben: „Oh wow! Oh wow! Oh wow!"[45] Die Rede von „Sterbebettvisionen" ist für dieses Beispiel zwar passend, doch insgesamt nicht unproblematisch. Wenn damit nur jene wachvisionäre Erlebnisform bezeichnet wird, die in der Endphase eines Sterbeprozesses unmittelbar vor dem Tod auftritt, werden damit all jene Wachvisionen von Sterbenden ausgeklammert, die sich schon Tage oder Wochen vor dem Tod einstellen können.

Dass Sterbebettvisionen im engeren Sinne besonderes Interesse auf sich ziehen, dürfte damit zu tun haben, dass sie dem Sterben einen dramatischen Schlusspunkt verleihen. Nicht nur die 1926 veröffentlichte Studie von William Barrett,[46] die die Forschungsperspektive für viele Jahrzehnte bestimmte,[47] sondern auch die populärwissenschaftliche Literatur der Gegenwart[48] vermitteln die eingängige Vorstellung einer Dramaturgie des Sterbens, die auf eine finale Überraschung hinausläuft. Im Unterschied zu den Wachvisionen in früheren Stadien des Sterbeprozesses, von denen Sterbende manchmal noch in reflexiver Distanz berichten können, sind Sterbebettvisionen Phänomene, in denen visionäres Erleben *und* spontane Bezeugung zusammenfallen. Letzteres ist wiederum auf anwesende Begleitpersonen angewiesen, die ihrerseits in die Rolle der Zeug(inn)en treten. Im

43 Der Begriff spielt auf eine Szene an, die durch John Keats' Sonnett *On First Looking into Chapman's Homer* berühmt wurde. Es beschreibt das Erstaunen des spanischen Eroberers Cortéz, als dieser von einer Anhöhe in der panamanesischen Region Darién aus zum ersten Mal in die Weite des Pazifiks schaut.

44 Vgl. z. B. Greyson, *Seeing Dead People Not Known to Have Died.*

45 Vgl. Simpson, *A Sister's Eulogy for Steve Jobs.*

46 Barrett, *Deathbed Visions.*

47 So orientieren sich beispielsweise die von Osis und Haraldsson in den USA und Indien durchgeführten Studien an Barretts Zugang zu Sterbebettvisionen.

48 Z. B. Kessler, *Am Ende ist da nur Freude. Was Sterbenden auf dem Weg ins Jenseits begegnet* (der amerikanische Titel ist zurückhaltender: „Vision, Trips and Crowded Rooms. Who or What You See Before You Die").

eingangs zitierten Beispiel ist es Steve Jobs' Schwester, die dessen letzte Worte, sein Testament, veröffentlicht. Solche Berichte vermitteln jedoch lediglich eine Außenperspektive, die über das Erleben der Betroffenen nur mutmaßen kann. Der zuverlässigere Zugang zum wachvisionären Erleben von Sterbenden führt über deren Selbstmitteilung. Für die Erforschung des visionären Erlebens am Lebensende sind damit jene Wachvisionen bedeutsamer, die nicht im engeren Sinne Sterbebettvisionen darstellen, sondern sich Tage oder Wochen vor dem Tod einstellen. Die jüngste und bisher umfassendste Studie zum visionären Erleben in Todesnähe von Kerr und Kollegen wählt deshalb den Weg über das Selbstzeugnis der Sterbenden.[49]

Während sich die Wachvisionen Sterbender von deren Traumvisionen vor allem durch ihre reduziertere Motivik unterscheiden, sind die Unterschiede zu Nahtoderfahrungen deutlich größer. In Wachvisionen ist das visionär Geschaute *innerhalb* des alltäglichen Wahrnehmungsraumes lokalisiert. Die visionär erlebende Person wird nicht aus ihrer Umgebung und ihrem Körper entrückt. Das Umgekehrte ist der Fall: Die visionäre Wirklichkeit tritt in ihren Lebensraum ein. Wie bei Steve Jobs kann das in Gegenwart von Angehörigen und professionellen Begleitern geschehen. Diese berichten dann davon, dass die betroffene Person in verbaler oder averbaler Weise mit einer räumlich ungefähr verortbaren Erscheinung in Kommunikation tritt, was sich unter anderem durch ein intensives und meist nach oben gerichtetes Schauen in eine bestimmte Richtung manifestieren kann.[50]

In klinischer Hinsicht ist es bedeutsam, solche Wachvisionen vom Delirium abzugrenzen. Aus phänomenologischer Sicht fällt diese Abgrenzung im Allgemeinen leichter, als man vermuten könnte. Da es, wie zu zeigen sein wird, auch hier Grenzfälle und Gegenbeispiele gibt, sind allgemeine Aussagen mit Einschränkungen zu versehen. Die meisten Augenzeugen geben jedoch an, es gebe zwischen Sterbebettvisionen und deliranten Halluzinationen so deutliche Unterschiede, dass sie kaum miteinander zu verwechseln seien.[51] Während Erstere oft mit mentaler Luzidität verbunden sind und meist beruhigend und klärend wirken,[52] ist bei Letzteren das Gegenteil der Fall: Die Betroffenen wirken – im Erleben selbst und danach – verwirrt und unruhig. Wachvisionen von Sterbenden unter-

---

49 Kerr et al., *End-of-Life Dreams and Visions.*

50 Fenwick, *Art of Dying*, 24 f., 28 f.

51 Kellehear, *Sterbebett-Visionen*; Curtis, *Deathbed Visions.*

52 Vgl. Lawrence/Repede, *The Incidence of Deathbed Communications*; Mazzarino-Willett, *Deathbed Phenomena.*

scheiden sich von halluzinogenem Erleben auch darin, dass sie meist nur sehr kurz dauern, in der Mehrheit der dokumentierten Fälle nur wenige Minuten.[53]

Die Unterscheidung zwischen Wachvisionen und deliranten Halluzinationen ist keine rein deskriptive oder diagnostische Frage, sondern rührt an weltanschauliche Vorannahmen. Wenn von vornherein feststeht, dass solche Wachvisionen unabhängig von ihrer inhaltlichen Qualität neurologisch zu erklärende Reaktionen eines bedrohten Organismus darstellen, dann handelt es sich *per definitionem* in jedem Fall um Halluzinationen. Ich werde auf diesen Punkt im zweiten und dritten Teil weiter eingehen.[54] Für den Moment genügt es, die phänomenologische Unterscheidbarkeit zwischen Sterbebettvisionen und Delir hervorzuheben.

Die inhaltlichen Charakteristika von Wachvisionen in Todesnähe, bei denen es in den vorhandenen Studien eine große Übereinstimmung gibt, finden sich auch in den Rückmeldungen, die wir bekommen haben. Ihre thematische Variationsbreite ist deutlich eingeschränkter als bei Nahtoderfahrungen und Traumvisionen. Die beiden Leitmotive sind das Erscheinen von Verstorbenen sowie die Ankündigung des baldigen Todes bzw. eines kurzen Aufschubs.[55] In der Mehrzahl erleben Sterbende solche Erscheinungen als trostspendend und unterstützend. Sie vermitteln die Gewissheit, im Sterben nicht alleine gelassen zu werden, sondern begleitet und behütet zu sein. In vielen Fällen wecken sie auch die Vorfreude, bald mit geliebten Menschen wiedervereinigt zu werden. Nicht zu unterschätzen ist auch, dass der Aufschub, den die visionären Gestalten den Sterbenden gewähren, die Gelegenheit für letzte Klärungen und Vorbereitungen eröffnet.

Was die Erscheinungen angeht, handelt es sich am häufigsten um eine nahestehende, bereits verstorbene[56] Person. Gelegentlich melden sich auch religiöse Gestalten sowie verstorbene Tiere. Statistisch ist das Erscheinen der verstorbenen Mutter am häufigsten. In den meisten Fällen tritt in solchen Visionen nur eine

---

53 Nach Osis/Haraldsson dauerte ungefähr die Hälfte der Visionen nur 5 Minuten oder weniger; 17 % dauerten 6 bis 15 Minuten; 18 % 16 bis 60 Minuten; 17 % länger als eine Stunde (*Der Tod – ein neuer Anfang*, 78 und 250).

54 Vgl. dazu auch die Überlegungen von Betty, *Are they hallucinations or are they real?* Zur Frage nach einer möglichen medimentakösen Beeinflussung vgl. Fountain/Kellehear, *On Prevalence Disparities in Recent Empirical Studies of Deathbed Visions* und Kellehear, *Sterbebett-Visionen*.

55 Nach Kellehear et al., *Deathbed visions from the Republic of Moldova* lassen sich die folgenden Themen herauskristallisieren: *support* (eine wichtige verstorbene Bezugsperson wartet bzw. besucht die sterbende Person), *comfort* (z. B. Mitteilung, dass es einer geliebten Person gut geht), *companionship* (längere Gespräche mit Verstorbenen), *reunion* (Ruf von Verstorbenen nach Heimkehr), *prognosis/choice/control* (Ankündigung des bevorstehenden Todes).

56 Dass es beinahe immer verstorbene Personen sind, die erscheinen, ist ein zentraler Punkt in der Diskussion um den ontologischen Status solcher Visionen. Vgl. Betty, *Are they hallucinations or are they real?* Ich komme weiter unten auf diese Frage zurück.

einzige Gestalt auf. Das von David Kessler und anderen berichtete Phänomen, dass Sterbende sich von Menschengruppen umgeben fühlen,[57] fand sich in den von uns gesammelten Beispielen nur einmal. Ein Patient berichtete einer Seelsorgerin, nachts verstorbene Verwandte oder Freunde im Zimmer getroffen zu haben.

Wie die folgenden Beispiele zeigen, tragen Wachvisionen trotz reduzierter Motivik den Stempel einzigartiger Beziehungsgeschichten. Bei den meisten Beispielen handelt es sich um Sterbebettvisionen im engeren Sinne. Das dürfte mit der eingangs erwähnten Auffälligkeit dieses visionären Erlebens, aber auch mit dem von uns benutzten Fragebogen zu tun haben. Dieser fragte ausdrücklich nach Sterbebettvisionen. In der ersten Vignette, die uns von einer Seelsorgerin zeitnah berichtet wurde, kommen fast alle eben erwähnten Charakteristika zusammen:

> [2.1] Ein 86-jähriger Patient war während Tagen nicht mehr ansprechbar. Am Tag, bevor er starb, hörte seine Tochter N., die im Gang stand und die Türe zum Patientenzimmer einen Spalt breit offen gelassen hatte, wie ihr Vater deutlich und laut sprach. Sie ging ins Zimmer und sah, wie der Vater offensichtlich mit jemandem sprach, obwohl sich niemand im Zimmer befand: „Ja, der N. geht es gut, ja, ja, ihr geht es gut." Danach war er nicht mehr ansprechbar und starb in der darauf folgenden Nacht. Die Tochter stellte sich vor, dass ihr Vater mit Verstorbenen aus der Familie gesprochen hatte. Seine Frau sagte mir, N. sei sein „Ein und Alles" gewesen, und das hätte auch die ganze Familie gewusst. Deshalb hätten die verstorbenen Verwandten, wahrscheinlich die Großeltern, nach dieser Tochter gefragt.

Auch im vorliegenden Fall verband sich das visionäre Erleben mit einem Zustand terminaler Luzidität. Dass die zurückbleibende Tochter, nach deren Wohlbefinden der sterbende Vater gefragt wird, selbst Zeugin der visionären Kommunikation wird, gibt dieser Vignette einen originellen Zug. Insofern die Tochter das „Ein und Alles" des Verstorbenen war, erscheint es kongruent, dass sie auch zum Inhalt des letzten wachbewussten Augenblicks seines Lebens, seiner letzten väterlichen Sorge wurde. Oder umgekehrt betrachtet: Indem die Vision dem Vater Gelegenheit gab, das Wohlbefinden seiner geliebten Tochter zu artikulieren, wurde es ihm möglich, sein „Ein und Alles" loszulassen und zu sterben.

Ebenfalls zeitnah berichtete uns eine andere Seelsorgerin von einem visionären Erlebnis, das als spiegelverkehrte Variante des eben berichteten erscheint. Der Bericht lässt offen, ob es eine Wach- oder eine Traumvision war:

> [2.2] Gestern erzählte mir die Tochter einer 88-jährigen sterbenden Frau Folgendes: Die Mutter habe ihr berichtet, sie sei auf einer nach oben gewölbten Brücke gewesen und wollte auf die andere Seite gehen. Da sieht sie auf der anderen Seite ihren Vater auf sie warten. Sie hatte aber ihren Ehemann erwartet und ist so erschrocken, dass sie wieder umkehrt. Zum medizinischen Hintergrund: Man stimulierte an diesem Tag mit sehr starken Medikamenten

57 Kessler, *Am Ende ist da nur Freude*; Wooten-Green, *When the dying speak*, 110 ff.

ihren Kreislauf und ihr Herz. Am Tag danach sah man, dass das Herz sich nicht erholt und stoppte die Medikamente. Ich nehme an, sie ist gestern noch gestorben.

Das visionäre Erscheinen von verstorbenen Angehörigen ist nicht in jedem Fall eine uneingeschränkt erfreuliche Überraschung. Das Beispiel macht auf die Schwierigkeit aufmerksam, solche Erfahrungen in das allzu einfache klassifikatorische Schema von positiv-tröstlichen versus negativ-erschreckenden Erfahrungsinhalten einzuordnen. Im berichteten Erlebnis verbinden sich Verheißung und Zurückschrecken. Die gewölbte Brücke signalisiert einen runden Übergang ans andere Ufer. Weshalb genau die Begegnung mit ihrem Vater für die Frau erschreckend ist, bleibt unklar. Die Auskunft, die sie ihrer Tochter gibt, verweist auf die Durchkreuzung ihrer Erwartung, ihren verstorbenen Ehemann anzutreffen. Genau diese Erwartung erfüllte sich bei Frau P.:

[2.3] Im Gespräch sagte mir Frau P., dass sie ein Rendez-vous mit ihrem Mann hatte. Ich fragte, ob sie sich erinnere, dass ihr Mann vor 20 Jahren gestorben sei. Sie sagte mir: „Ja, natürlich. Doch habe ich ein Rendez-vous mit ihm." Zwei Tage danach starb sie.

Wie genau das Rendezvous mit ihrem verstorbenen Mann stattfand, berichtete Frau P. nicht. Kontext und Inhalt des Berichts legen nahe, dass es eine Wiederbegegnung visionärer Art war.

Wie schon erwähnt finden sich unter den hier untersuchten Phänomenen viele Mischformen. Die folgende Vignette ist ein Beispiel dafür:

[2.4] Die über 80-jährige Frau I. lag im Sterben und war bereits seit mehreren Tagen nicht mehr ansprechbar. Unmittelbar vor ihrem Tod wurde sie nochmals wach und starb im Beisein ihrer Enkelin mit den Worten: „Siehst Du diesen Tunnel und dieses wunderschöne Licht?"

Diese schlichte Sterbebettvision im Zustand terminaler Luzidität trägt inhaltlich betrachtet Züge einer Nahtoderfahrung: Neben der Lichtschau taucht auch das häufige Motiv des Tunnels auf. Was in den meisten Nahtoderfahrungen auseinander liegt, visionäres Erleben und Zeugnisbericht, fallen hier in eins. Dass die sterbende Großmutter für ihre Mitteilung die Frageform wählt, ist bedenkenswert. Aus anderen Beispielen lässt sich schließen, dass Sterbende sich manchmal, aber nicht immer im Klaren darüber sind, dass die von ihnen geschauten Inhalte für andere nicht wahrnehmbar sind. Im vorliegenden Bericht scheint es so zu sein, dass die Großmutter sich nicht nur der Gegenwart ihrer Enkelin bewusst war, sondern auch der Besonderheit ihres eigenen Erlebens. Der fragende Charakter ihrer letzten Worte könnte auch als appellatives Vermächtnis an die zurückbleibende Enkelin gedeutet werden.

Während das geschaute Licht in den bislang zitierten Vignetten keine personalen Züge trägt, ist es im folgenden Bericht eine Lichtgestalt, die eine 51-jährige Frau drei Tage vor ihrem Tod „heimsucht". Die Vignette dokumentiert eine längere seelsorgliche Begleitung:

> [2.5] Bei Frau E., die allein stehend lebte, wurde mit 50 eine unheilbare Krebskrankheit diagnostiziert. Sie haderte heftig mit ihrem Schicksal. Zudem litt sie schon lange unter schwierigen familiären Beziehungen zur Mutter und zu ihrer Schwester. Ich besuchte sie während rund eineinhalb Jahren regelmäßig bis zu ihrem Tod. Anfänglich war sie nur wochenweise, gegen das Ende permanent im Spital. Sie war zwar reformiert getauft worden, aber nicht religiös oder kirchlich sozialisiert. Die Gesprächsthemen konzentrierten sich bis fast an ihr Lebensende auf die Krankheit und noch mehr auf ihre familiären Probleme. Wichtig wurden mit der Zeit auch Gespräche mit der Schwester, die der Krankheit ihrer Schwester hilflos und verunsichert gegenüberstand. Entgegen den Erwartungen fanden die beiden Schwestern in den letzten Monaten wieder zueinander.
>
> Das Thema Sterben kam erst in den allerletzten Wochen zur Sprache. Es ging dabei vor allem darum, wie der Sterbeprozess verlaufen und was sie dabei erleiden werde. Sie sprach darüber auch mit dem Arzt und mit dem Pflegepersonal. Das Spital war eines der ersten, das auf die Palliativpflege von Onkologie-Patienten großen Wert legte. All das trug offensichtlich dazu bei, dass Frau E. schließlich ihr Schicksal annehmen konnte. Die letzten zwei Wochen vor ihrem Tod wartete sie ruhig und irgendwie gespannt darauf, was mit ihr geschehen werde. Zwar tauchte gelegentlich auch die Frage nach dem Nachher auf, aber sie schien nicht so wichtig zu sein. Eines Tages überraschte sie mich mit der Schilderung eines eindrücklichen Erlebnisses. Am Abend zuvor sah sie auf einmal eine weiße Gestalt an ihrem Bett stehen, die sie am Ärmel ihres Hemdes zupfte. Und so plötzlich, wie sie gekommen war, verschwand die Gestalt wieder. „Bedeutet das, dass ich bald abgeholt werde?", fragte sie mich. Es war nahe liegend, das so zu verstehen. Drei Tage später starb sie.

Sowohl die weiße Gestalt als auch ihre schlichte Erscheinungsweise gehören zu den Motiven, die häufig in den Berichten von Wachvisionen Sterbender auftauchen. Originell an diesem Beispiel ist die Qualität der berührenden Geste. Sie wurde von der Frau und dem Seelsorger als zarter Hinweis auf das nahe Ende gedeutet.

Bei unserer Befragung klinischer Seelsorger(innen) interessierte es uns, ob diese auch Visionen mit belastenden Inhalten begegneten. Gibt es beim visionären Erleben in Todesnähe eine ähnliche Marginalisierung der disharmonischen Aspekte wie bei Nahtoderfahrung? Oder sind sie tatsächlich fast ausschließlich tröstlicher Art? Nach den Untersuchungen von Osis und Haraldsson erlebten 28 % der von ihnen erfassten Sterbenden diese Visionen als bedrängend und reagierten abwehrend auf die erscheinenden Wesenheiten.[58] Es fanden sich markante länderspezifische Unterschiede. Während fast alle Sterbenden in den USA erfreut auf

58 Osis/Haraldsson, *Der Tod – ein neuer Anfang*, 84 f.

die ihnen erscheinenden Gestalten reagierten, zeigten in Indien 34 % eine deutliche Abwehr.[59] Als Beispiel zitieren die beiden Forscher den Fall eines an Blutvergiftung sterbenden jungen Hindu:

> „‚Dort steht jemand! Er führt ein Karren mit sich, also muss es ein Yamadut sein. Er muss gekommen sein, um jemanden zu holen. Er belästigt mich damit, dass er *mich* mitnehmen will! Aber Mama, ich will nicht gehen; ich will bei dir bleiben!‘ Dann rief er, dass jemand ihn aus dem Bett herauszöge. Er flehte: ‚Bitte, haltet mich fest, ich will nicht gehen!‘ Seine Not nahm noch zu, und er starb."[60]

Um den auffälligen Unterschied zu nordamerikanischen Sterbebettvisionen zu erklären, verglichen Osis und Haraldsson die demographischen Daten. Sie fanden heraus, dass das Alter keine Rolle spielte, jedoch die Religionszugehörigkeit einen gewissen Einfluss hatte.[61] Als Hauptgrund vermuten die beiden Forscher unterschiedliche weltanschauliche Hintergründe: „Die indischen Sagen über den König des Todes, Yama oder Yamaraj, und seine Boten, die Yamaduts, können ein Grund dafür sein, dass die Inder sich dagegen wehren, dem Ruf der Erscheinung Folge zu leisten, die kommt, um sie wegzuholen."[62] Zwar gebe es in der westlichen Mythologie ähnliche Vorstellungen, doch seien diese hier nicht mehr so wirksam wie in Indien.

Die klinische Praxis[63] und die jüngere Forschungsliteratur lassen vermuten, dass fast alle Sterbebettvisionen ein tröstliches Moment beinhalten und auf diese Weise den Sterbeprozess erleichtern. Die Studie von Kerr und Nosek präzisiert das in zeitlicher Hinsicht: Die positiven Inhalte solchen Erlebens nehmen mit wachsender Todesnähe zu.[64] Doch finden sich auch aufschlussreiche Gegenbeispiele. So werden zwar das Erscheinen von verstorbenen Angehörigen und das Gefühl, dass man von diesen erwartet wird, von der Mehrheit der Befragten als tröstlich wahrgenommen. Doch fanden sich auch einige, die zum Ausdruck brachten, dass sie noch nicht bereit waren zu sterben, und die dieses Erwartet-Werden deshalb als

---

59 Der von Osis und Haraldsson vermerkte länderspezifische Unterschied wird in jüngeren Studien bestätigt. Während nach Kerr et al., *End-of-Life Dreams and Visions* lediglich 19 % der befragten US-amerikanischen Hospizbewohner ihre visionären Erlebnisse als bedrängend empfanden (und 21 % als gleichzeitig tröstlich und bedrängend), bewerteten nach Dam, *Significance of End-of-life Dreams and Visions* 84,2 % der befragten indischen Patienten ihre visionären Erlebnisse als bedrängend.

60 Osis/Haraldsson, *Der Tod – ein neuer Anfang*, 111.

61 Unter den indischen Sterbenden reagierten die Christen weniger abwehrend (14 %).

62 Osis/Haraldsson, *Der Tod – ein neuer Anfang*, 110.

63 Barbato berichtet, dass er während 20 Jahren nur einmal eine angstbesetzte Sterbebettvision miterlebte (ders., *Reflexions of a Setting Sun*, 37).

64 Kerr et al. , *End-of-Life Dreams and Visions*, 301 f.

bedrängend empfanden.[65] Ausnahmen, die möglicherweise ebenfalls auf eine Abwehr gegenüber dem Tod zurückzuführen sind, finden sich auch in der von Marilyn A. Mendoza in einem US-amerikanischen Hochsicherheitsgefängnis durchgeführten Befragung, an der 29 Mitarbeiter des dortigen Hospizes teilnahmen. Sie führte zum überraschenden Ergebnis, dass 98 % der Sterbebettvisionen der von ihnen begleiteten Schwerverbrecher einen tröstlichen Charakter hatten.[66] In einem der wenigen Berichte von bedrängenden Erlebnissen sah ein sterbender Häftling dunkle Wesenheiten von der Zellenwand heruntersteigen – offenkundig mit der Absicht, ihn mitzunehmen, wogegen er sich heftig wehrte.

Auch unter den uns mitgeteilten Berichten findet sich ein Beispiel eines solchen Erlebnisses. Es entstammt aus einem der Interviews, die wir ergänzend zu unserer Fragebogenuntersuchung durchführten. Darin berichtete Frau T. vom Sterben ihrer Großmutter:

> [2.6] Die über 80-jährige Frau K. lebte in der Nähe ihrer Tochter und ihrer Enkelin. Etwa ein halbes Jahr vor ihrem Tod begann sie, starke Ängste vor der Finsternis zu entwickeln. Eine medizinische Untersuchung brachte nichts zutage und schloss eine Demenz aus. Ihrer Tochter gegenüber äußerte sie schließlich den dringlichen Wunsch, zu ihr ziehen zu können, was für diese jedoch nicht vorstellbar war. Wenige Tage später stürzte sie beim Überqueren der Straße und wurde mit einem Schenkelhalsbruch ins Krankenhaus eingeliefert. Nach der Operation verschlechterte sich ihr gesundheitlicher Zustand zunehmend. Als ihre Enkelin sie drei Tage vor ihrem Tod besuchte, wirkte sie zunächst gefasst. Doch dann brach sie unvermittelt in Tränen aus, klammerte sich an ihre Enkelin und sagte ihr, dass sie Dämonen sehen würde und sie dies mit panischer Angst erfülle. Dasselbe wiederholte sich später noch einmal. Ihrer Tochter erzählte Frau K., von einem Feuer bedrängt zu werden. Als das medizinische Personal sie für eine Behandlung holte, versuchte sie verzweifelt, sich am Arm ihrer Tochter festzuhalten. Einige Minuten später starb sie ohne Beisein ihrer Angehörigen.

Frau T. äußerte im Gespräch die Vermutung, dass ihre Großmutter in den letzten Lebensmonaten von nicht integrierten Erfahrungen ihrer Vergangenheit eingeholt wurde. Sie war als uneheliches Kind in einer streng-religiösen Umgebung aufgewachsen. Später hatte sie sich davon distanziert, ohne jedoch die belastenden Kindheitserfahrungen aufzuarbeiten. Die beschriebenen albtraumartigen Wachvisionen tragen, strukturell betrachtet, ähnliche Züge wie ihre helleren Varianten. Doch anstelle des Lichts nimmt Frau K. bedrohliches Feuer wahr. Die Präsenz der

---

65 Nosek et al., *End-of-Live Dreams and Visions*, 271.

66 Mendoza, *Deathbed Visions of Prisoners*. Die geschauten Motive decken sich mit denjenigen anderer Untersuchungen. Die Gefangenen berichteten sowohl von Visitationen verstorbener Verwandter als auch von symbolischen Motiven: Licht, Gärten, Gefährte, Tore.

erscheinenden Gestalten nimmt sie nicht als wohlwollend und tröstlich wahr, sondern als dämonisch und bedrängend.[67]

Der starke Kontrast zwischen luziden Wachvisionen und dunkleren Varianten sticht ins Auge. Erweitert man das Spektrum an Beispielen, zeigt sich allerdings, dass es dazwischen Übergänge gibt. Möglicherweise ist der Gegensatz weniger groß, als er sich zunächst ausnimmt. In manchen visionären Erfahrungen mischen sich erfreuliche und erschreckende Momente. Zudem reagieren Menschen unterschiedlich auf ähnliche Erlebnisinhalte. So kann, wie Vignette 2.2 zeigt, das Erscheinen eines nahestehenden Angehörigen auch Erschrecken hervorrufen, und sei es nur deswegen, weil eine bestimmte Erwartung durchkreuzt wurde. Umgekehrt kann die visionäre Schau von Feuer auch als erhebend empfunden werden wie im folgenden Beispiel:

> [2.7] Herr H. war ein alter Mann, der an fortschreitender Demenz litt. Seine Lebenskraft ging immer mehr zurück. Er war sehr behütet. Seine Angehörigen hatten ihn gern. In den letzten Monaten sprach er nicht mehr allzu viel. Diejenigen, die ihm vertraut waren, kannte er jedoch bis zuletzt noch, weniger zwar mit Namen, aber mit dem Körper – den Augen, den Gesten und dem Geruch. Er wirkte jedenfalls entspannt, zugewandt und begann zwischendurch zu erzählen, was er alles gerade erlebte. Im Verlauf seines Sterbens, das langsam, aber nicht qualvoll war, berichtete er von einem wunderbaren Feuerwagen, der vor ihm vorbei gegen den Himmel gezogen sei. Dieses Bild bereitete ihm keine Angst, sondern im Gegenteil große Freude, wenn nicht gar Begeisterung.

Was Herr H. visioniert, erinnert an den Feuerwagen Elijas (2 Kön 2,11). Das Feuer hat für ihn keine bedrohliche, sondern eine erhebende Qualität, die auf die Seelsorgerin überspringt. Sie kommentiert: „Mir selbst gab dieses Bild Kraft und bewirkte ein tiefes Staunen und Respekt vor der tiefen Weisheit, die sich im Sterben öffnen kann. Ich war selber begeistert."

Dass sich auch Gestalten, die anfänglich bedrohlich wirken, als hilfreich entpuppen können, veranschaulicht ein Fall visionären Erlebens, das in einem weiteren Interview geschildert wurde. Das berichtete Ereignis lag zum Zeitpunkt des Gesprächs bereits 26 Jahre zurück. Beim Zuhören hatte man jedoch den Eindruck, es sei erst einige Wochen her. Ich gebe die ausführlichen und detailreichen Schilderungen stark gerafft wieder, ohne den mündlichen Duktus ganz zu glätten. Die Erzählperspektive ist jene der Tochter des Sterbenden (Frau L.):

> [2.8] Mit 80 Jahren erleidet Frau L.s Vater zum wiederholten Male einen schweren Hirnschlag. Der baldige Tod ist absehbar. Um ihm das Sterben im Krankenhaus zu ersparen,

67 Ein ähnliches Beispiel findet sich bei Käch, *Schmetterlingskind*, 113. Sie berichtet von einer beunruhigenden Sterbebettvision ihrer Tochter.

beschließt Frau L., ihren Vater mit Unterstützung der Spitex und des Hausarztes zuhause zu pflegen. Der Hirnschlag hat seine Glieder entstellt: Die Beine sind gekreuzt, ein Arm ist gelähmt. Das Wasser auf der Lunge bereitet ihm zunehmend Atemprobleme. Um die Lunge zu entlasten, lagert Frau L. ihn halb aufrecht. Während des siebentägigen Sterbeprozesses äußert der Vater auch die Bitte, zu beten. Der Vater nickt ihr dankend zu, ohne selbst mitzubeten. Auch bittet er sie, ihm die Bettsocken nicht auszuziehen. Er hat in seinen letzten Lebenstagen kalte Füße. Frau L. versteht die Bitte auch auf einer symbolischen Ebene: als Wunsch nach Schutz im Übergang. Am dritten Tag beginnt der Vater, seine Augen zu schließen und vor sich hin zu sprechen. Doch plötzlich ist er hellwach und ruft: „Geh hinunter! Geh vor die Haustüre und schicke die drei Männer weg. Und schließe die Türe zu! Sag ihnen, sie müssen noch warten. Ich bin noch nicht bereit." Nachdem sie sich vergewissert hat, ihn richtig verstanden zu haben, geht Frau L. hinunter, um die Haustüre zu schließen. Als sie zurückkommt, wirft ihr Vater ihr einen prüfenden Blick zu und vergewissert sich, ob sie seinen Auftrag ausgeführt hat. Auf die Nachfrage, wer denn diese drei Männer sind, winkt er ab. Frau L. deutet die Handbewegung im Sinne von: „Das brauchst Du nicht zu wissen." Danach setzt die gewohnte Alltagskommunikation wieder ein. Am Abend spät erreicht Frau L. der nächste Auftrag: „Geh die Haustüre öffnen, und schau, ob sie noch da sind!" Auf ihre Frage, was diese drei Männer denn wollen, bekommt sie die Antwort: „Sie wollen mich holen. Doch ist noch nicht Zeit." Danach verstummt der Vater wieder. Am nächsten Morgen soll Frau L. die Männer zur Türe hinaufführen, die in den Wohnraum hineingeht. Sie müssen jedoch noch draußen warten. Ein weiterer Tag verstreicht, bis sie sie in die Küche hineinlassen kann, die an das Sterbezimmer angrenzt: „Hole sie hinein, aber vor dieser Türe müssen sie warten! Ich bin noch nicht so weit." Später bittet er seine Tochter, ihm einen Kaffee zu kochen. Auf ihren Einwand, er könne doch nicht mehr schlucken, antwortet ihr Vater: „Ich weiß, aber ich möchte einen Kaffee. Und tu' Schnaps hinein!" Obwohl der sterbende Vater seinen letzten Kaffee-Schnaps gleich wieder erbricht, strahlen seine Augen. Er nickt und bedankt sich. Am Abend beginnt sich sein Blick zu trüben. Frau L. realisiert, dass er bald sterben wird. Doch dann erhält sie nochmals einen Auftrag: „Du darfst sie in die Stube hineinlassen, doch sag ihnen, sie sollen bei der Türe warten! Aber die Türe musst Du öffnen!" Etwa eine halbe Stunde, bevor der Vater stirbt, dürfen die „drei Männer" an sein Bett treten. Doch setzt er ihnen nochmals eine Grenze: Sie müssen warten, bis er ihnen das Zeichen gibt. Es besteht in einem Nicken. Frau L. richtet ihren Vater im Bett auf. Er schaut in Richtung der geheimnisvollen Besucher, macht einen letzten krampfvollen Atemzug und stirbt.

Das auch im Interview präsentisch berichtete Erleben beeindruckt durch seinen szenischen Charakter. Was in anderen Wachvisionen nur wenige Minuten in Anspruch nimmt, dehnt sich hier über mehrere Tage aus. Der Sterbeprozess vollzieht sich in einem langsamen Tempo, das der sterbende Vater bestimmt und das von den erscheinenden Gestalten ebenso respektiert wird wie von der Tochter. Frau L., die in diesem visionären Psychodrama eine wichtige Rolle zugeteilt bekommt, erfährt bis zum Schluss nicht, wer sich hinter diesen drei Männern verbirgt. Ist es angemessen, sie als bedrängend zu beschreiben? Dass Frau L. die Haustüre verschließen und die Männer auf Distanz halten muss, legt dies nahe. Doch versicherte sie, bei ihrem Vater keine Angst vor diesen Gestalten wahrgenommen zu haben. Auch sie selbst habe sie nicht als bedrohlich empfunden. Der Vater schickte die drei geheimnisvollen Männer nicht weg, sondern ließ sie schrittweise auf sich zukommen. Dass ihm das möglich war, dürfte auch mit dem intensiven Beistand seiner Tochter und der geborgenheitsstiftenden Vertrautheit des Wohn- und Sterbeorts zu tun haben.

Im vorliegenden Zusammenhang ist dieses Beispiel in doppelter Hinsicht aufschlussreich: Zum einen zeigt es modellhaft, wie Begleitpersonen auf solches Erleben eingehen können. Zum anderen warnt es davor, Erlebnisse vorschnell in positive und negative Varianten einzuteilen. Visionen sind, nicht anders als Träume, ungesättigte Gebilde. Wie sich visionäres Erleben auf die Betroffenen auswirkt, hat auch mit den Gestaltungsmöglichkeiten zu tun, die jemandem in einer bestimmten Situation zur Verfügung stehen.

Äußerst komplex ist das nächste Beispiel. Das Gesprächsprotokoll wurde vom Seelsorger selbst erstellt:

> [2.9] Frau N. befand sich in der Endphase ihres Krebsleidens, als ich (S.) sie besuchte. Sie war 73 Jahre alt und spirituell offen und interessiert. Im Gespräch erfuhr ich, dass sie evangelisch getauft worden war, dann aber areligiös aufwuchs. Sie war Ärztin gewesen und hatte sich zweimal verheiratet. Die Beziehung zu ihren beiden Töchtern war belastet. Den bereits verstorbenen zweiten Mann E. bezeichnete sie als die „Liebe ihres Lebens". Mit ihm verband sie auch eine künstlerische Begabung. Nach meiner Wahrnehmung wechselte Frau N. ständig zwischen Bild- und Realitätsebene hin und her, wobei sich die Grenzen verwischten. Möglicherweise hatten die Schmerzmittel, die Frau N. bekam, diesbezüglich auch einen Einfluss. Im ersten Gespräch äußerte Frau N. ihre Hoffnung, E. wiederzusehen. Sie erzählte, dass sie sich an einem Abgrund befunden habe und E. ihr seine Hand entgegen gestreckt habe – und dass dies mit der Erfahrung von Licht verbunden gewesen sei. Doch seien ihr in den letzten Tagen im Traum und im wachen Zustand auch immer wieder „Fratzen" begegnet.
>
> Als ich sie einige Tage später wieder besuchte, wirkte Frau N. abwesend. Auf meine Frage, was sie denn beschäftige, sagte sie:
>
> N: Ich hänge die Bilder um. Beckmann und Picasso im Eingangsbereich hänge ich ab und stelle sie an die Seite.
>
> S: Das erinnert mich an die Fratzen, von denen Sie letztes Mal gesprochen haben.
>
> N: Stimmt! Beckmann mit seinem Schwarz-Weiß. Das muss ich wegtun. Ich verstehe eh' nicht, wie man Beckmann an den Anfang einer Ausstellung platzieren kann.
>
> S: Möchten Sie mich in die nächsten Räume führen? Welche Bilder da hängen?
>
> N. erzählte daraufhin von Landschaftsbildern und Bildern mit viel Licht. Bilder, die sie noch nicht gesehen habe. Als eine Pause entstand, versuchte ich noch einmal, mit ihr durch die Ausstellung weiterzugehen. Frau N. wich zunächst auf andere Themen aus, an die ich mich nicht mehr erinnere. Schließlich nahm sie den Faden zu den Bildern wieder auf und erzählte, dass E. gemalt und dass sie nach seinem Tod einige seiner Bilder aus der Erinnerung gemalt und andere abgemalt habe. Für einen „braungoldenen" Rahmen habe sie eigens ein passendes Bild von E. gemalt.
>
> S.: Und jetzt, wenn Sie jetzt malen würden?
>
> N.: Keinen Rahmen mehr. Würde in keinen Rahmen mehr passen. Brauche Freiheit.
>
> S.: Passt nicht mehr in Rahmen... Und wenn Sie eine große weiße Leinwand hätten?

N: Da sind Stellen, die ich nicht malen kann.

Frau N. bekommt einen erschreckten Ausdruck. Wie bereits im ersten Gespräch machte sie Andeutungen zu Nazi-Verstrickungen ihrer Familie. Sie erzählte dann vom Anruf einer Freundin, deren Vater als Jude in Mauthausen war, aber überlebte. Ihr Vater sei in einem stalinistischen Umerziehungslager gefangen gewesen. Nachdenken – Pause. Ich versuchte noch einmal auf die Bildebene zu wechseln:

S: Das große Bild ohne Rahmen?

N: E. wird sicher einen Platz bekommen? Ja, aber E. genügt nicht!

N. versank wieder in ihren Gedanken. Ich bemerkte, dass sie müde geworden war, und beendete das Gespräch. Frau N. starb fünf oder sechs Tage nach diesem Gespräch.

Dass in dieser Vignette nicht allein von bildhaftem Erleben berichtet wird, sondern (gemalte) Bilder darüber hinaus das zentrale inhaltliche Motiv darstellen, macht sie facettenreich und mehrschichtig. Der wiederholte Wechsel zwischen verschiedenen Realitätsebenen ist typisch für Wachvisionen von Sterbenden. Doch anders als in den bisherigen Beispielen erlebt Frau N. auch ein Oszillieren der visionär geschauten Bilder. Ob es sich bei der zunächst berichteten visionären Lichtschau, in der sie an einem Abgrund steht und die rettende Hand des verstorbenen „Mannes ihres Lebens“ sieht, um eine Wach- oder eine Traumvision handelte, bleibt unklar. In inhaltlicher Hinsicht handelt es sich, ähnlich wie in Vignette 2.2, um eine Mischform zwischen einer typischen Sterbebettvision, in der ein verstorbener Angehöriger am Ort des Sterbens erscheint, und einer typischen Nahtoderfahrung, in der jemand sich in eine andere Sphäre entrückt und in einem Übergang vom Dunkel ins Licht erlebt. Die bedrängende Schau von „Fratzen“, die sich thematisch mit familiären Verstrickungen verknüpfen, erinnert an die dämonischen Gestalten von Vignette 2.6. Es entspricht dem künstlerischen Naturell von Frau N., dass sie die von ihr geschauten Bilder aktiv bearbeitet und mit ihnen eine innere Galerie ausstattet. Die fratzenhaften Beckmann-Bilder im „Eingangsbereich“ werden abgehängt. In den zentralen Räumen finden sich Landschaftsbilder und solche mit viel Licht. Als der Seelsorger sie einlädt, sich vorzustellen, was sie jetzt auf einer großen weißen Leinwand malen würde, kehrt sich Frau N. wieder den dunklen Bildern zu, die sie in sich trägt. Sie wird mit den nicht darstellbaren Leerstellen ihres Lebens konfrontiert.

Einige der befragten Seelsorgerinnen und Seelsorger berichteten von Wachvisionen, die Angehörigen zuteilwurden. Da dieses Phänomen, das in der Fachliteratur bisher nur marginale Beachtung gefunden hat,[68] in den Rückmeldungen mehrfach auftaucht und mit den bereits erwähnten Traumerscheinungen von

68 Brayne/Lovelace/Fenwick, *End-of-life experiences and the dying process*, 203 berichten von visionären Erlebnissen von zurückbleibenden Mitpatienten bzw. Mitbewohnern eines Altersheimes

Angehörigen korrespondiert, verweile ich einen Augenblick bei ihm. Das erste Beispiel eines solchen visionären Erlebens wurde einer Seelsorgerin von einer 60-jährigen reformierten Patientin erzählt, die wegen einer nicht lebensgefährlichen gesundheitlichen Komplikation im Krankenhaus lag.

> [2.10] Frau T. pflegte ihren Bruder während dessen letzter Lebensphase zuhause. Eine Woche vor dessen Tod sah sie die Erscheinung eines verstorbenen Bruders und der ebenfalls schon verstorbenen Mutter in einer Ecke des Zimmers. Während der Woche kamen diese Erscheinungen immer näher. Am Todestag standen sie am Bett. Frau T. empfand die Vision als tröstlich und beruhigend. Was der sterbende Bruder mitbekam, konnte sie nicht sagen. Er war die ganze Zeit nicht mehr ansprechbar.

In dieser „Sterbebettvision" einer Angehörigen tauchen Motive auf, die uns bereits in Vignette 2.8 begegneten. Statt der drei Männer sind es nun zwei vertraute Gestalten: der verstorbene Bruder und die verstorbene Mutter. Sie nähern sich dem bewusstlos daliegenden Sterbenden behutsam an. Im folgenden Bericht handelt es sich um die Erscheinung einer Verstorbenen in anderer Gestalt:

> [2.11] Im Rahmen eines Seelsorgegesprächs erzählte Frau W., während des Sterbens ihres Vaters eine besondere Erfahrung gemacht zu haben: Ihre bereits verstorbene Mutter sei als weiße Taube erschienen und habe den Sterbenden gerufen und abgeholt. Die Erzählung kommt entschieden und glasklar aus Frau W. heraus. Das Erzählte wirkt auf mich nicht illusionär.

Dass auch einzelne Seelsorger(innen) davon berichten, in der Begleitung Sterbender von eigenem visionärem Erleben überrascht worden zu sein, weist auf die besondere Nähe hin, die sich bei Begleitungen am Lebensende nicht selten entwickelt. Die vier Beispiele einer solchen Erfahrung, die uns mitgeteilt wurden und auf die ich im dritten Teil eingehen werde, lassen vermuten, dass auch hier unterschiedliche Erlebnisformen auftreten. Im ersten Fall handelt es sich um einen Traum (5.10), im zweiten um eine Traumvision (5.11), im dritten um eine Nahtoderfahrung (5.12) und ihm vierten um eine visionäre Erfahrung im Tageswachbewusstsein (5.13).

2 Visionäres Erleben in episodischer Todesnähe

Während die Beispiele, die im vorangehenden Kapitel zitiert wurden, Menschen betrafen, die nach dem geschilderten visionären Erleben starben, wende ich mich nun dem Erleben von Menschen zu, die nur vorübergehend in Todesnähe schwebten. Die beiden Erlebnisformen, die hier näher zu betrachten sind, sind *Nahtoderfahrungen* und *oneiroides Erleben.* Die Forschungsliteratur dazu ist ungleichgewichtig: Während es zu Nahtoderfahrungen eine breite Diskussion und eine Fülle von Studien gibt, wurde das oneiroide Erleben bisher erst ansatzweise erforscht, obwohl es häufig vorkommen dürfte und die Betroffenen vor große Herausforderungen stellt. Für meine Fragestellung sind Nahtoderfahrungen und oneiroides Erleben in dreifacher Hinsicht bedeutsam:

(1) Sie vervollständigen das Spektrum visionären Erlebens in Todesnähe.

(2) Sie stellen die spirituelle Begleitung vor besondere Herausforderungen.

(3) Die Zeugnisse solchen Erlebens (die leichter zugänglich sind als jene von Sterbenden) geben Hinweise, was Menschen erleben, die in Todesnähe in einen komatösen Zustand versinken.

2.1 Nahtoderfahrungen

Nahtoderfahrungen sind häufiger, als man es vermuten könnte. Nach der zuverlässigen Studie, die Hubert Knoblauch gegen Ende der 90er-Jahre mit einem Konstanzer Forschungsteam durchführte, hat über 4 % der Bevölkerung Deutschlands schon einmal eine solche Erfahrung gemacht. Das entspricht einer Gesamtzahl von etwa 3,3 Millionen Deutschen. Die Studie belegte nicht nur die Verbreitung solcher Erfahrungen, sondern auch ihre in der Nahtoderfahrungsforschung bisher nur unzureichend wahrgenommene formale und inhaltliche Vielfalt. Sie korrigierte die Annahme einer feststehenden Sequenz des Erlebens. Das eingängige Modell einer Himmelsreise, die mit einem Außerkörperlichkeitserleben und der Durchquerung einer tunnelartigen Schattenwelt beginnt und schließlich im Licht und der erzwungenen Rückkehr endet, ist nach Knoblauch eine synthetische Konstruktion Raymond Moodys und anderer Pioniere. Sie verschleiert die faktische Heterogenität von Nahtoderfahrungen. Die Konstanzer Studie brachte einen deutlichen Ost-West-Gegensatz ans Licht, der den kulturell-religiösen Unterschieden zwischen den west- und ostdeutschen Bundesländern entspricht. Dass die westdeutschen Erfahrungen deutlich positiver geprägt waren, verweist nach Knoblauch auf den Umstand, „dass Erfahrungen des Jenseits im stärker christlichen Westen vermutlich einen positiveren Ruf haben, während die Nahtoderfahrung in der ehemaligen DDR noch problematischer war als die Jenseitsvorstellungen der christlichen Kirchen, da sie als psychopathologischer Indikator galt.“[69]

Die Konstanzer Studie belegt, dass Nahtoderfahrungen längst nicht immer beglückend sind. Sie können auch Ängste wecken und verwirren. Das wurde im

69 Knoblauch, *Diesseits des Todes*, 197.

Anschluss an Moody über Jahrzehnte ausgeblendet – mit unguten Folgen. Die gesellschaftliche und wissenschaftliche Tabuisierung traumatischer Todesnäheerfahrungen erschwert es Betroffenen, von ihren belastenden Erfahrungen zu erzählen.[70] Orientiert man sich an Knoblauchs Untersuchung, sind solche Erfahrungen weit häufiger, als man erwarten würde.[71] So berichteten 28,6 % der befragten Westdeutschen und 60 % der Ostdeutschen davon, während ihrer Erfahrung ein schreckliches Gefühl gehabt zu haben.[72]

Die Vorstellung, man könne Nahtoderfahrungen problemlos in positive und negative, belastende und weniger belastende Varianten einteilen, ist allerdings ebenso fraglich wie die Klassifikation in tiefe und weniger tiefe Erlebnisse.[73] Zahlreiche Erfahrungsberichte belegen, dass die Auswirkungen von Nahtoderfahrungen selbst dann belastend sein können, wenn sie mit starken Glücksgefühlen verbunden waren. Viele Erlebnisse sind zudem in inhaltlicher und emotionaler Hinsicht äußerst komplex. Negative Empfindungen und Wertungen können mit verschiedenen Inhalten verknüpft sein: Außerkörperlichkeitserleben, Dunkelheit, Begegnungen, symbolisches Erleben etc. Die Erlebnisqualität hängt von den zur Verfügung stehenden Deutungsmöglichkeiten ab. Je nach Optik treten andere Akzente hervor. Wie zu zeigen sein wird, verändert sich mit Perspektivenverschiebungen auch die affektive Bewertung des Erlebten.[74]

Ungeachtet markanter Unterschiede bilden Nahtoderfahrungen einen eingrenzbaren visionären Erfahrungstypus. Dazu gehören die folgenden Züge:

(1) *Bewusstsein der Todesnähe:* in reflexiver Gestalt („ich sterbe“) oder symbolischer Vermittlung (offene Tür, Grenzzone etc.).

---

70 Vgl. Greyson/Bush, *Distressing Near-death experiences*; Bush, *Dancing with the Dark*.

71 Der durch die neuere Nahtoderfahrungsforschung und ihre mediale Vermittlung geweckte Eindruck, dass das „moderne Jenseits“ im Vergleich zum mittelalterlichen „ein vergleichsweise ansprechender Aufenthaltsort [ist], eine Demokratie, eine Stätte kontinuierlichen Lernens und ein Garten unirdischen Entzückens“ (Zaleski, *Nah-Todeserlebnisse und Jenseitsvisionen*), sagt vor diesem Hintergrund ebenso viel über ein gewandeltes Interesse an diesen Erfahrungen wie über die Erfahrungen selbst.

72 Schmied/Knoblauch/Schnettler, *Todesnäheerfahrung in Ost- und Westdeutschland*, 233.

73 Die Unterscheidung zwischen tiefen und weniger tiefen Nahtoderfahrungen, die sich bei Greyson, van Lommel, Parnia (AWARE-Studie) u. a. findet, basiert auf der Annahme einer Standard-Sequenz, die in den einzelnen Erfahrungen mehr oder weniger vollständig verwirklicht wurde.

74 So berichtete beispielsweise eine ostdeutsche Frau, dass sie während der DDR-Zeit ihre Nahtoderfahrung als einen illusionären Traum betrachtet habe, während sie nun davon überzeugt sei, nicht geträumt, sondern etwas „Wirkliches“ erlebt zu haben (Knoblauch/Schmied, *Berichte aus dem Jenseits*, 209 f.).

(2) *Starker Wirklichkeitsakzent:* Das visionär Erlebte hat einen hyperrealen Charakter, d. h., es scheint wirklicher zu sein als die Wirklichkeit alltäglichen Lebens.
(3) *Bruch mit der Alltagswelt:* Im Unterschied zu Wach- und Traumvisionen in Todesnähe werden die Betroffenen entweder schlagartig oder in einem mit einer Außerkörperlichkeitserfahrung verbundenen Prozess an einen anderen Ort versetzt, der als außeralltägliche „Sinnprovinz“[75] beschrieben werden kann.[76]
(4) *Luzidität des Bewusstseins:* Die Denk- und Erinnerungsfähigkeit während des Erlebens wird intensiviert.
(5) *Kontinuität des Ichs:* Die Betroffenen reflektieren und entscheiden bzw. werden vor Entscheidungen gestellt.
(6) *Emotionale Tiefe und Intensität:* das Gefühl, etwas Außergewöhnliches und Wichtiges zu erleben.
(7) *Hochgradige Erinnerbarkeit (Hypermnesie):* Erfahrungen, die Jahrzehnte zurückliegen, können in der Regel noch in allen Details erinnert werden.

Zumindest am Rande sei vermerkt, dass Nahtoderfahrungen sich gelegentlich auch in Situationen ereignen, die objektiv betrachtet nicht lebensbedrohlich sind.[77] Das gilt beispielsweise für die sogenannten „empathischen Nahtoderfahrungen“, auf die ich am Ende dieser Studie eingehen werde (vgl. Vignette 6.3).

Wie bereits im vorangegangenen Kapitel sind die Grenzfälle besonders aufschlussreich. Beim folgenden Beispiel handelt es sich um einen solchen:

> [3.1] Beim 71-jährigen Herrn S. hatte die Rasselatmung bereits eingesetzt. Er lag mit einem Prostatakarzinom auf einer Palliativstation. Schon seit einigen Tagen hatte er nichts mehr gegessen und zuletzt auch nichts mehr getrunken. Die zuständige Krankenpflegerin R. teilte Frau S. mit, dass ihr Mann wahrscheinlich in dieser Nacht sterben werde und sie sich wegen der Atmung keine Sorgen machen brauche. Am nächsten Morgen ist jedoch Herr S. wieder hellwach. Seiner Frau berichtete er, dass er jetzt wisse, „wie es ist, wenn man tot ist“. Er müsse jedoch noch einiges erledigen. Auf die Nachfrage von R. sagt er nur, dass er „im Licht“ gewesen sei. In den nächsten Tagen sprach er viel mit seiner Frau und regelte noch vieles, bevor er zwei Wochen nach diesem Erlebnis ruhig starb.

---

75 Zu dieser von A. Schütz geprägten Metapher vgl. Knoblauch/Schnettler/Soeffner, *Die Sinnprovinz des Jenseits*.

76 Meist wird das als aufsteigende Bewegung erlebt. Es gibt jedoch auch im westlichen Kontext Nahtoderfahrungs-Berichte, die von einer Abstiegsbewegung berichten und dies nicht negativ konnotieren, z. B. Zaleski, *Nah-Todeserlebnisse und Jenseitsvisionen*, 185 f.

77 Greyson, *Near-death experiences and deathbed visions*, 258.

Herr S.s visionäre Lichterfahrung kann sowohl als Nahtoderfahrung, als Traumvision oder, in einem unscharfen Sinne, als Sterbebettvision beschrieben werden. Der Bericht lässt vermuten, dass sich das visionäre Erleben in einem entrückten Bewusstseinszustand ereignete, was für Nahtoderfahrungen und Traumvisionen, nicht aber für Wachvisionen charakteristisch ist.

In einer anderen Richtung stellt auch der folgende Bericht einen Grenzfall einer Nahtoderfahrung dar. Er wurde uns im Rahmen eines Interviews mitgeteilt:

> [3.2] Die Faszination fürs Bergsteigen begleitete Herr L., der zum Zeitpunkt des Interviews 57 Jahre alt ist, seit seiner Jugend. Mit 19 Jahren bestieg er zusammen mit einem Bergsteigerkollegen seinen vierten 4000er-Gipfel. Der Aufstieg klappte gut, doch beim Abstieg gerieten sie in Regen und Schnee. Herr L. rutschte aus und fiel zusammen mit seinem Kollegen, der mitgerissen wird, 60 m in die Tiefe. Der Absturz sei schrecklich gewesen: Während des Falls sei er mehrfach und auf äußerst schmerzliche Weise gegen die Felswand gestoßen. Die wenigen Sekunden des Fallens hätten sich erlebnismäßig sehr lang angefühlt. Er sei dabei hellwach gewesen. Mit großer Geschwindigkeit sei ihm vieles durch den Kopf gegangen und er habe dabei spontan auf zehn gezählt. Im Rückblick erscheint es ihm, als ob er die verbleibende Lebenszeit ausmessen oder rhythmisieren wollte. Vermutlich sei das eine Form von Selbstberuhigung gewesen. Während des Falls habe er auch einen Moment an seine Familie gedacht. Es seien Erinnerungsfetzen an schöne Erlebnisse gekommen, ebenso Gedanken an den nahenden Tod, verbunden mit einem Gefühl von Gleichgültigkeit, dass „es" nun passiert war: „Das war's also!" Blitzartig sei die Lebensbilanz gemacht gewesen: „Es hat sich gelohnt zu leben. Ich habe ein schönes Leben geführt." All das habe einem Eintauchen in eine Welle geglichen. Insgeheim habe er dennoch gehofft, es möge doch noch alles gut herauskommen. Beim Aufprall auf ein Schneefeld habe er dann sofort gemerkt, dass er den Sturz ohne ernsthafte Verletzung überlebt hatte, und habe große Dankbarkeit verspürt. Im Rückblick schreibt er seine „Rettung" nicht allein seiner guten körperlichen Verfassung und dem abfedernden Rucksack zu, sondern ebenso dem seelischen „Airbag", der sich während des Falls öffnete und ihn schützend umgab. Sein Kollege habe bewusstlos neben ihm gelegen. Als er zu sich kam, sei er verwirrt und desorientiert gewesen. Doch auch er hatte den Sturz ohne gravierende Verletzung überlebt. Mit großer Anstrengung habe er sich und seinen Kollegen zur nächsten Berghütte gebracht, wo sie übernachten konnten. Die Schmerzen hätten sich erst am nächsten Tag eingestellt. Rückblickend meint Herr L., die Natur habe ihn sanfter aufgefangen als die Menschen. Sowohl der Hüttenwart als auch die Eltern hätten den Unfall bagatellisiert, was ihn verletzt habe. Seine Erschütterung habe er lange nicht zur Sprache bringen können, obwohl ihn die Schreckensbilder des Fallens über Jahrzehnte begleiteten. In Albträumen habe er sie immer wieder neu durchlebt, bis sie vor wenigen Jahren verschwunden seien.

Dass Herr L. während seines Absturzes eine Nahtoderfahrung machte, lässt sich kaum bestreiten. Von den genannten Merkmalen sind mindestens drei zweifelsfrei vorhanden: das Bewusstsein der Todesnähe („Das war's!"), die Luzidität des Bewusstseins sowie die Kontinuität des Selbsterlebens. In wenigen Sekunden, die Herr L. hellwach durchlebt, bündelt sich sein ganzes Leben. Was er erlebt, hat jedoch keinen visionären Charakter im engeren Sinne. Es schießen ihm zwar viele Gedanken und Erinnerungen durch den Kopf, doch kommt es nicht zum Austritt aus der Alltagswelt und zum Eintritt in eine visionäre Wirklichkeit. Herr L. registriert vielmehr hellwach und mit einem Gefühl von Gleichgültigkeit, was ihm widerfährt. Das Beispiel zeigt ähnlich wie viele der „Fall-Geschichten“, die der Zürcher Geologe und Alpinist Albert Heim Ende des 19. Jahrhunderts aufzeichnete,[78] dass es auch Nahtoderfahrungen gibt, die nicht zu den *visionären* Erlebnisformen in Todesnähe zu zählen sind. Aufschlussreich sind diese „Fall-Geschichten“ auch deswegen, weil sie aufzeigen, dass Nahtoderfahrungen sich nicht auf krankheits- oder unfallbedingte körperliche Beeinträchtigungen zurückführen lassen. Die in die Tiefe stürzenden Bergsteiger sind im Augenblick, da sie ihre Nahtoderfahrung machen, noch kerngesund.

Um den inhaltlichen Sinn von Nahtoderfahrungen zur Geltung zu bringen, führte Knoblauch die Begriffe der „erlebten Symbolwelt“ und des „allegorischen Erlebens“ ein.[79] Dahinter steht die Beobachtung, dass im Erleben der Betroffenen die lebensbedrohliche Situation zwar durchaus präsent ist, sich diese jedoch oft in archetypischen Bildern vermittelt (vgl. 3.5 und 3.11). Nahtoderfahrungen gleichen diesbezüglich Träumen. Die Betroffenen selbst betonen allerdings meist die Differenz zum Träumen. Sie haben nicht den Eindruck, aus einer symbolisch verschlüsselten Welt in die Alltagswirklichkeit zurückgekehrt zu sein. Was sie erlebt haben, erscheint ihnen auch im Rückblick nicht als blasse Allegorie wirklichen Lebens, sondern ganz im Gegenteil als hyperreal.

Den meisten der von uns befragten Seelsorgern und Seelsorgerinnen waren Schilderungen von Nahtoderfahrungen aus ihrem klinischen Alltag vertraut. Es handelte sich oft um Erlebnisse, die länger zurücklagen und mit der aktuellen Krankheit nicht in einem direkten Zusammenhang standen. Inhaltlich begegnen die Seelsorgenden den aus der Nahtod-Literatur bekannten Motiven. Die Patienten berichten ihnen von Außerkörperlichkeitserfahrungen, von der Schau eines Lichtes, auf das sie sich zubewegten, von Begegnungen mit verstorbenen Angehörigen etc. Gleichzeitig finden sich viele originelle Einzelbeispiele. So sah sich ein Patient, der früher für die Fahrzeuge der städtischen Verwaltung zuständig war, in ein Hotel mit einem wunderbaren Autopark versetzt, der in ihm dasselbe Entzücken weckt wie in anderen Fällen die Schau himmlischer Gärten. Was die Wahrnehmungsvollzüge betrifft, dominiert der Sehsinn. Wiederum sind die Ausnahmen besonders interessant. Neben einigen auditiven Erlebnissen findet sich auch ein olfaktorisches:

78 Heim, *Notizen über den Tod durch Absturz.*

79 Knoblauch, *Gelebte Allegorien.*

> [3.3] Eine 80-jährige Patientin erzählte, dass sie während eines Herzstillstands ein überirdisch schönes Licht und einen Duft von derselben Qualität wahrgenommen habe. Sie sei von einem Blitz ins Leben zurückgerissen worden, obwohl sie nicht in dieses Leben zurückwollte.

Die Seelsorgerin fragte sich, ob der „Blitz" den Stromstoß eines Reanimationsgerätes, der sie tatsächlich wieder zurückholte, in symbolischer Weise abbildete. Das Motiv der unfreiwilligen Rückkehr taucht in mehreren Berichten auf. So auch in der folgenden Vignette einer etwa 55-jährigen, krebskranken Frau. Im Verlauf ihrer Krankheit verbrachte sie längere Zeit im Krankenhaus und wurde dabei vom zuständigen Seelsorger bis zu ihrem Tod regelmäßig besucht. Sie hatte ein großes Bedürfnis, von ihrer Herkunft zu erzählen. Zu den wichtigsten Erfahrungen ihres Lebens gehörte die folgende Nahtoderfahrung, die sie mit 20 Jahren bei einem Autounfall machte:

> [3.4] Frau B. realisiert unmittelbar nach dem Unfall, dass das Auto umgekippt ist und auf ihr liegt. Sie liegt verletzt, aber geschützt in einer Senke. Dann wandelt sich das Bild: Sie liegt auf einer grünen saftigen Wiese. Ein Baum ist da. Seine Blätter rascheln leicht. Kein Wind ist wahrnehmbar. Es ist ganz still. Es ist so schön, dass sie bleiben möchte. Da kommt ein weiser Mann, der geistliche Autorität ausstrahlt. Er sagt: „Du kannst nicht bleiben." Sie bettelt: „Ich will aber hier bleiben, wo es so schön ist." Dann wacht sie im Krankenbett auf. Die Krankenschwester fragt: „Warum haben Sie so gerufen, ich möchte nicht zurück?"

In ihren Gesprächen mit dem Seelsorger verknüpfte die Patientin ihre Nahtoderfahrung mit Psalm 23. Sie verstand die visionäre Gestalt als beschützenden Hirten, an dessen Stab sie sich festhalten konnte. Das Sterben sei ihr nicht leicht gefallen, berichtete uns der Seelsorger. Die Erinnerung an die über drei Jahrzehnte zurückliegende Nahtoderfahrung habe ihr jedoch Zuversicht gegeben. Das Motiv des Zurückgerufenwerdens findet sich auch im folgenden Bericht:

> [3.5] Die 60-jährige Frau C. war wegen starker Atemnot ins Spital eingeliefert worden, wo eine Autoimmunerkrankung diagnostiziert wurde. Ihr Zustand war kritisch. Während eines Erstickungsanfalls verlor sie das Bewusstsein. Sie hatte den Eindruck, davonzuschweben. In ihrem inneren Erleben kam sie zu einer leicht geöffneten Türe. Durch den Spalt fiel etwas Licht hindurch. Sie dachte: „Ich muss nur einen Schritt tun, und dann bin ich drinnen." Sie wünschte sich, den Raum betreten zu können, und hoffte, dass jemand kam, um sie hineinzubitten. Doch erschien niemand. Stattdessen hörte sie ein Murmeln hinter sich. Sie schaute zurück und sah, wie ihre Bettnachbarin, die wegen eines doppelten Leistenbruchs operiert worden war, neben ihrem Kopf stand und für sie betete. Wieder bei Bewusstsein merkte Frau C., dass die Bettnachbarin tatsächlich intensiv für sie betete. Die Erfahrung belastete sie über Jahre: „Es war für mich eine Enttäuschung, dass es nicht mehr war. Ich meinte, da müsse doch eine Freude sein. Doch es war nichts, nur eine Tür. Niemand sagt willkommen."

Aufgrund ihres Vorwissens über Nahtoderfahrungen war Frau C. überzeugt, alle außer sie selbst würden von Lichtgestalten abgeholt werden. Sie deutete dies als Bestrafung. Sie war, so meinte sie, nicht genügend rein, um durch diese Türe eintreten zu dürfen.[80] Nach Auskunft der Seelsorgerin, die Frau C. begleitete, gründete diese Selbstdeutung in einem tiefsitzenden Lebensgefühl. Die Überzeugung, dass alle Nahtoderfahrungen nach demselben Muster verlaufen, verkoppelte sich in diesem Fall mit einer Tendenz zur Selbstentwertung und verstellte den Blick für den positiven Gehalt des Erlebten.

Schauen wir uns einige weitere Vignetten an, in denen es gleichfalls um die Frage der angemessenen Deutung geht. Motivisch sind die folgenden zwei Beispiele mit Frau C.s Erlebnis verwandt:

> [3.6] Frau I. beschrieb, dass sie sich im Kampf befunden habe, und meinte, alle (auf der Intensivstation) wollten sie plagen und quälen. Sie hat in ihrer Biographie viel Gewalt erfahren, somit erscheint mir diese erste Erfahrung auch nicht verwunderlich. Beim zweiten Mal jedoch hat sie eine Nahtoderfahrung gemacht und sich getragen gefühlt. Sie beschrieb ein mit lauter Engeln geschmücktes Tor voller Licht, durch das sie jedoch nicht gehen durfte. Sie hörte da eine Stimme: „Nein, da gehörst du noch nicht hin, geh wieder zurück". Sie sagte mir dann, eine Freundin habe gesagt, das sei nicht christlich, sondern vom Teufel. Es gelang mir dann mithilfe biblischer Bilder (u. a. Joh 10,9), ihr zu versichern, dass sie einfach eine Art paradiesischen Einblick auf ein jenseitiges Tor gemacht habe, eine Erfahrung, die sie mit vielen Menschen teile.

> [3.7] Die gegen 80-jährige Frau O. hatte während einer Operation zum zweiten Mal einen Herzstillstand, konnte aber zur Überraschung der Ärzte reanimiert werden. Während des Herzstillstands sah sie sich in einer Vision vor der verschlossenen Himmelstüre stehen. Sie wollte von mir wissen, warum Gott sie nicht sterben lasse. Eine ihrer Schwestern, die einer Freikirche angehörte, hatte ihr nach ihrem ersten Herzstillstand gesagt, sie könne noch nicht sterben, weil sie noch nicht für alle Sünden gebüßt habe. Sie selber hatte zwar ein anderes Glaubens- und Gottesverständnis. Aber die Aussage der Schwester hatte sie sehr verunsichert und ihr Angst gemacht. Dass sie nach mehreren Operationen und zweifachem Herzstillstand nicht gestorben war, schien der Schwester recht zu geben. In den nächsten Tagen besuchte ich sie öfters, und wir tauschten unsere Glaubensvorstellungen aus. Etwa zwei Wochen nach meinem ersten Besuch starb sie.

Während Frau C. ihre Nahtoderfahrung selbst als Abgewiesenwerden deutete, waren es bei Frau I. und Frau O. moralistische Interpretationen von nahestehenden Menschen, die sie in Bedrängnis brachten. In beiden Fällen relativierten die Seelsorger diese Fremddeutungen, indem sie nach dem Verständnis der Be-

80 Knoblauch, *Gelebte Allegorien*, 265 führt eine Nahtoderfahrung an, in der das Motiv fehlender Reinheit Teil der Erfahrung selbst ist. Die betroffene Frau hört, wie Engel zu ihr sagen: „Nein, wir dürfen dich nicht mitnehmen. Dein Kleid ist nicht sauber."

troffenen fragten und alternative Deutungsmöglichkeiten einbrachten. Versucht man die geschilderten Erlebnisse auf dem Spektrum visionärer Erlebnisformen aufzuzeichnen, zeigen sich auch in diesen Beispielen fließende Übergänge. Während der Nahtoderfahrung von Frau I. eine typische oneiroide Erlebnisszene vorausging („Kampf auf der Intensivstation"), kann jene von Frau O. auch als Traumvision in Todesnähe beschrieben werden.

Das Motiv eines Durchgangs, der noch nicht durchschritten werden kann, taucht auch in einer Vignette eines Patienten auf, dessen Leidenschaft fürs Theater der Seelsorgerin bekannt war:[81]

> [3.8] Herr S. (ca. 75 Jahre alt) auf der Intensivstation freut sich, dass ich komme, ausgerechnet jetzt. Er habe viel nachgedacht darüber, ob er bereit sei zu gehen. Er schildert sein Erlebnis nach einem Herzstillstand, Reanimation und Aufwachen: Er sah auf eine Theaterbühne, rote und blaue Vorhänge. Dann war da eine Gruppe von Männern mit Blättern in der Hand. Er dachte: „Die fangen jetzt zu singen an." Er war auf einem Podest in seinem Bett und wollte gerne bei den anderen sein. Plötzlich sah und realisierte er, dass dies die Arztvisite war. Da war er wieder auf dieser Welt. Ihm ist klar geworden: Er muss nichts entscheiden, er muss auch nichts wollen, sondern demütig einfach annehmen, was dann, im Moment des Sterbens, mit ihm passiert. Er hat keine Angst mehr vor dem Sterben.

Die Situation, die die Vignette beschreibt, folgt einer klinischen Sequenz mit den für sie typischen Leerstellen: Herzstillstand – Reanimation – Erwachen im klinischen Umfeld. Da das visionäre Erlebnis mit dem Aufwachen verknüpft ist, lässt es sich zeitlich genau verorten, was bei solchen Erfahrungen nicht immer der Fall ist.

Die ausführlichste und ungewöhnlichste Schilderung einer Nahtoderfahrung erhielten wir von einer katholischen Seelsorgerin, die uns die folgende Vignette zu einem Zeitpunkt übermittelte, in dem der Patient, der sie ihr mitteilte, noch im Krankenhaus lag. Das gab uns Gelegenheit, mit ihm indirekt in Verbindung zu treten. Auf diese Weise konnten wir schwerverständliche Passagen klären und Genaueres über den lebensgeschichtlichen Hintergrund erfahren. Die Erfahrung selbst lag zum Zeitpunkt des mündlichen Berichts vier Jahre zurück. Sie ereignete sich während eines Herzversagens. Die Erzählsprache von Herrn T., die die Seelsorgerin in Ich-Form wiedergab, ist freikirchlich geprägt. Zum Zeitpunkt des Erlebens war Herr T. 72 Jahre alt:

> [3.9] Ich saß am Bettrand, da berührte mich eine Hand, die Hand des Herrn Jesus, auf der rechten Schulter. Sie drückte mich ins Kissen hinein. Das erlebte ich drei Mal. Ich hörte und

81 Für eine ausführlichere Analyse dieser Vignette vgl. Peng-Keller, *Imaginatives Erleben in Todesnähe*, 19–24.

spürte den Herrn Jesus. Er war immer hinter mir. Doch obwohl ich ihn gerne gesehen hätte, war das nicht möglich. Dann wurde ich bewusstlos zur Intensivstation gebracht. Auf dem Weg dorthin kam ich in einen Tunnel, und dann holperte es sehr stark, und ich spürte Jesu Hand und hörte seine Stimme, die sagte: „Du musst keine Angst haben, ich bin bei dir." Ich sah ein Licht und eine Mauer mit goldenen Ziegelsteinen. Auch sah ich einen Vorhang. Von dort hörte ich wunderbare Gesänge. Ich wollte auf diesen Vorhang zugehen. Da fragte mich die Stimme Jesu, ob ich hineingehen möchte. Es würde mir dort aber so gut gefallen, dass ich nicht mehr zurück möchte. Als Alternative zeige er mir daher ein Bild mit meiner Familie: meine Frau, mein Sohn und meine beiden Töchter. Ich sagte: „Herr Jesus, lass mich nochmals zurück zu meiner Familie und schenk mir noch ein paar Jahre." Danach schwebte ich über mir. Dieser körperlose Zustand war wunderbar. Ich habe mich und die an mir arbeitenden Ärzte von oben herab gesehen und gehört, was sie gesprochen haben. Unter anderem haben sie sich auch über mich lustig gemacht, weil ein Arzt den Katheter nicht legen konnte. Eine Frau musste dies dann tun. Ich habe auch gehört, dass ein Arzt sagte, dass noch sechs Sekunden Zeit sei, dann müsse diese Arbeit fertig sein. Ich war ganz ruhig, weil die Erinnerung an die Hand Jesu mir alle Angst nahm. Beim Aufwachen sprach ein Arzt mich mit meinem Namen an. Ich hörte dies klar, konnte aber nicht antworten. Als ich erneut beim Namen gerufen wurde, konnte ich endlich antworten, döste aber gleich wieder weg. Später fragte ein Arzt: „Sehen Sie mich?" Als ich dies bejahte, sagte er: „Gott sei Dank, jetzt sind wir gerettet. Sie haben uns sehr geholfen, sonst wären Sie gestorben."

Das Vorhangs- und Gesangsmotiv erinnert sowohl an Vignette 3.8 als auch an die Himmelstüren in den Vignetten 3.5 – 7. Im Unterschied zu diesen drei Erlebnissen wurde Herr T. vor eine Alternative gestellt und konnte selbst die Entscheidung treffen, zu seiner Frau und seinen Kindern zurückzukehren. Die Möglichkeit zu einer solchen Entscheidung ist in Nahtoderfahrungsberichten nicht selten. Obwohl viele Motive auftauchen, die als typisch für Nahtoderfahrung gelten (Tunnel, Licht, Vorhang, wunderbare Gesänge, das schwebende Außerkörperlichkeitserleben, das Hören der ärztlichen Kommunikation), folgt der zitierte Bericht nicht dem von Moody beschriebenen Standardtypus. Singulär ist, dass der Nahtoderfahrung im engeren Sinne ein intensives religiöses Erlebnis vorausgeht: eine kräftige und dreifache Berührung durch den „Herrn Jesus", den Herr T. zwar nicht sehen, doch hören und spüren konnte. Das Begleitet- und Beschütztwerden ist dann auch das Leitmotiv der von ihm berichteten Nahtoderfahrung. Auf die Rückfrage, woher er denn wusste, dass es Jesus und nicht jemand anderes war, der ihn berührte und beschützte, konnte Herr S. keine Antwort geben. Es sei ihm einfach mit großer Gewissheit klar gewesen.

Neben Erfahrungen mit Angehörigen und schützenden religiösen Gestalten wurden uns auch Erlebnisse mitgeteilt, in denen unheimliche Figuren auftreten. In den beiden nächsten Vignetten geht es um einen Kampf zwischen gegensätzlichen Mächten:

[3.10] Eine etwa 50-jährige Patientin, die mit einer schweren Blutvergiftung auf der Intensivstation liegt, erlebt sich in einem komatösen Zustand hin- und hergerissen zwischen Leben und Tod. Ein violettes Tuch zog sie nach unten; ihre verstorbene Mutter, die in hellem Licht erscheint, wieder nach oben dem Leben zu.

Während in nicht wenigen Nahtoderfahrungen Menschen verstorbenen Angehörigen begegnen, die sie zurückschicken, ist in diesem Erfahrungsbericht die Bewegungsrichtung eine andere: Die verstorbene Mutter *zieht* die im Koma liegende Frau zurück ins Leben. Dass ein violettes Tuch hier die Gegenkraft dazu repräsentiert, ist bemerkenswert. Denn farbige Tücher, wie sie in den Berichten über visionäres Erleben in Todesnähe nicht selten auftauchen, sind in diesen meist eher positiv besetzt. So signalisieren die farbigen Vorhänge in Vignette 3.8 einen verheißungsvollen Durchgang. Das violette Tuch könnte auf denselben Durchgang hinweisen. Die gegensätzliche affektive Bewertung ließe sich dann auf unterschiedliche Lebenssituationen bzw. eine unterschiedliche Einstellung zum drohenden Lebensende zurückführen. Das Motiv des Kampfes findet sich in zwei weiteren Vignetten:

[3.11] Ich treffe den 60-jährigen Herrn M. am Bett seines sterbenden Zwillingsbruders, der nach Herzstillstand mit einer schweren Hirnschädigung im Koma liegt. Der Therapieabbruch steht kurz bevor. Herr M. erzählt mir: Er wisse, wie das sei, was sein Bruder jetzt erlebe. Mit 20 Jahren habe er selber einen schweren Militärunfall mit einer Hirnquetschung gehabt und sei 10 Tage im künstlichen Koma gelegen. Er habe da einiges erlebt, aber es sei schon so lange her. Ich sage ihm, dass ich oft erlebt habe, dass Menschen sich an die Erlebnisse in dieser Zeit noch lange sehr gut erinnern könnten, weil sie so intensiv und extrem seien. Daraufhin erzählt er, er sei zwischen Leben und Tod gestanden. Es sei hin- und hergegangen. „Ich saß auf einem Stuhl und der pendelte, wie ein Pendel von links nach rechts und umgekehrt. Auf der einen Seite war das Leben und auf der anderen Seite der Tod. Und auf beiden Seiten wurde gezogen." Ich frage ihn, ob er wisse, wer gezogen habe. Er meint, er wisse es nicht, aber er nehme an, es seien die Ärzte gewesen, die ihn auf die Seite des Lebens gezogen hätten. Danach entscheidet Herr M. sich, dabei zu bleiben, wenn bei seinem Bruder die Therapie abgebrochen wird. „Ich war am Anfang dabei und am Ende." – „Ja", sage ich, „Sie sind ihm ein treuer Bruder gewesen." Sein Bruder verstirbt 30 Minuten später.

[3.12] Die 46-jährige Patientin J. bittet darum, jemanden von der katholischen Seelsorge zu sehen. Sie hat in der Nacht ihr Kind in der 20. Schwangerschaftswoche verloren. Es litt an einem schweren genetischen Defekt und verstarb bereits im Mutterleib. Die Frau bittet mich, dieses Kind zu segnen. Im Verlauf des Gesprächs sagt sie, sie wisse, dass es nicht nur diese Welt gebe. Sie habe schon mehrfach Einblick in die andere Welt erhalten. Sie erzählt mir drei Erfahrungen, die sie während einer schweren Krankheit mit 10 Jahren, einem Unfall mit 13 Jahren und einer Krankheit im Erwachsenenalter machte. In dieser letzten Erfahrung verließ sie ihren Körper und schwebte oberhalb des Bettes, in dem sie lag. Sie hätte mit dem Kopf sogar die Decke durchstoßen, was in diesem Zustand möglich gewesen sei. Oberhalb von ihr waren Engel. Sie hatten die Farbe eines Bergkristalls, eines Rauchquarzes. Dann sah sie am Fußende des Bettes, in dem ihr Körper lag, eine braune Gestalt. Sie konnte nicht sagen, ob es ein Teil von ihr selbst war. Und gegenüber dieser Gestalt war eine schwarze Figur, die keine Augen hatte, aber sehr böse war. „Gott sei Dank hatte sie keine Augen, das hätte ich nicht ausgehalten." Die schwarze und die braune Gestalt feilschten miteinander, sie handelten etwas aus. Die schwarze Figur musste schließlich weichen. Seit dieser Erfahrung weiß sie sich von Engeln behütet – was auch immer ihr passiert und gleich welche Entscheidungen sie trifft.

In beiden Vignetten liegen die berichteten Nahtoderfahrungen Jahrzehnte zurück. Und hier wie dort geht es um einen Kampf um Leben und Tod. Herr M. und Frau J. sind nicht in einer aktiven Rolle daran beteiligt, obwohl es um sie geht. Was im ersten Bericht im Bild des „schwankenden Stuhls" ohne Transzendenzbezug erscheint, hat im zweiten eine religiöse Färbung. Frau J., die sich selbst als religiös bezeichnete, deutet das geschilderte visionäre Erlebnis als Einblick in eine andere Welt. Repräsentanten dieser anderen Wirklichkeit sind Engel, die sie an Bergkristalle erinnern, doch in gewisser Weise auch die schwarze augenlose Gestalt, die sie als „sehr böse" wahrnimmt, und ihr brauner Gegenpart. Der Kampf zwischen den beiden erinnert von fern an mittelalterliche Darstellungen, in denen sich ein Teufel und ein Engel um eine eben verstorbene Seele streiten. Ihre Rettung schreibt Frau J. den Engeln zu, von denen sie sich seither in allen Wechselfällen ihres Lebens behütet weiß.

Ein ähnliches Gefühl von Geborgenheit findet sich im folgenden Erfahrungsbericht. Es ist wiederum verbunden mit dem „Blick von oben", der hier jedoch nicht auf den eigenen Körper, sondern auf die Welt gerichtet ist:

[3.13] Frau M., eine etwa 55-jährige Patientin mit einer fortgeschrittenen Krebserkrankung, erleidet nach mehreren Operationen ein multiples Organversagen und liegt vier Tage im künstlichen Koma. In dieser Zeit macht sie eine visionäre Erfahrung, die sie selbst als Nahtoderlebnis interpretiert. Sie sitzt als Beifliegerin in einem Helikopter, was sie noch nie gemacht hat. Den Piloten kennt sie nicht, doch vertraut sie ihm und fühlt sich geborgen. Sie sieht die Welt aus großer Distanz, was sehr schön ist. Sie deutet die Erfahrung nicht als Vorahnung auf einen möglichen Tod, sondern hofft zu überleben. Als sich die erhoffte Besserung nicht einstellt, zieht sie sich immer mehr in sich zurück. Ein halbes Jahr später stirbt sie im Krankenhaus.

Reisemittel aller Art gehören zu jenen Motiven, die Nahtoderfahrungen mit Wach- und Traumvisionen Sterbender verbinden. Manchmal stehen diese Gefährte in einem biographischen Zusammenhang wie in Vignette 1.13, die von einer genussvollen Abschiedstour in einem Citroën 2CV berichtet. Der von Frau M. visionierte Helikopterflug könnte ebenfalls eine Abschiedsreise darstellen, die ihr Gelegenheit gibt, die Welt aus der Distanz nochmals in ihrer Schönheit zu würdigen.

Die letzten beiden Vignetten dieses Abschnitts sind nicht leicht einzuordnen. Im ersten Beispiel geht es um eine Nahtoderfahrung, die Züge einer Sterbebettvision hat. Ich zitiere zunächst den Bericht, den die betroffene Person (Frau A.) selbst verfasst hat, und ergänze ihn dann um einige Informationen, die uns von der Seelsorgerin mitgeteilt wurden.

> [3.14] Es sind etwa 20 Jahre her. Ich war ungefähr 50 Jahre alt. An einem sommerlichen Sonntagmorgen wollte ich mit dem Fahrrad zur Kirche fahren und musste an einer Kreuzung plötzlich bremsen, weil ein Autofahrer mir den Vortritt verweigerte. Er kam aus einem Parkplatz, und ich musste so scharf bremsen, dass es mein Fahrrad überschlug und ich hinfiel. Der Autofahrer kümmerte sich nicht um mich, aber ich konnte aufstehen und zur Kirche gehen. Von dort brachte mich ein Bekannter ins nahegelegene Spital. Dort diagnostizierte man eine Wunde am Bein, die genäht werden musste, sowie eine Hirnerschütterung. Da meine Bettnachbarin stark schnarchte, verbrachte ich die Nächte in einem leerstehenden Zimmer, damit ich schlafen konnte. Ich war mit einer Infusion verbunden und konnte wegen dem verletzten Bein nicht gut alleine aufstehen. Eines Nachts erwachte ich, vermutlich weil ich wegen dem offenen Fenster fror, und sah plötzlich deutlich Generalvikar N. auf der Türschwelle stehen. Er war früher mein Vorgesetzter gewesen und vor etwa zwei bis drei Jahren verstorben. Er winkte mir zu, ich solle ihm folgen, dabei stand er immer auf der Türschwelle. Ich sagte ihm, ich könne nicht aufstehen und sei an der Infusion angebunden. Er solle bitte der Nachtschwester sagen, sie möge kommen und das offene Fenster schließen. In diesem Augenblick kam meine sechs Jahre zuvor verstorbene Mutter durch's offene Fenster und deutete mir ebenfalls, ihr zu folgen. Sie ging am Fußende meines Bettes vorbei und winkte mir, zu kommen. Ich erklärte ihr ebenfalls, ich könne nicht aufstehen und sei an der Infusion angebunden, und sie solle doch bitte die Krankenschwester rufen wegen des offenen Fensters. Beide haben nicht gesprochen, waren aber von großer Freundlichkeit und Zuneigung mir gegenüber, und ich hatte gar keine Angst. Ich wunderte mich nur, wie meine Mutter durch's Fenster im 2. Stock reingekommen war, und freute mich, sie zu sehen. Da war plötzlich die Krankenschwester da und fragte mich, ob ich Schmerzen habe, und die herbeigerufene Ärztin meinte, ich hätte Angst, weil ich zu weinen begann. Ich hatte aber überhaupt keine Angst, nur Bedauern und Trennungsschmerz, weil N. und meine Mutter nicht mehr da waren. Die Ärztin stellte eine Embolie fest, und ich musste länger im Spital bleiben. Ich habe dem Pflegepersonal nichts von der Begegnung mit N. und meiner Mutter erzählt. Erst Jahre später der Nichte von N., mit der ich mich während einer gemeinsamen Ausbildung anfreundete.

Frau A. erzählte der Seelsorgerin, Generalvikar N. sei für sie „ein väterlicher Freund, fast ein Vaterersatz“ gewesen. Er habe sie stark gefördert und ihr als Religionslehrerin große Freiheit gelassen. Mit ihrer Mutter habe sie nach der Scheidung ihrer Eltern jahrelang keinen Kontakt gehabt. Erst später seien sie wieder in Beziehung getreten. Das von Frau A. geschilderte Erleben unterscheidet sich deutlich von allen bisher zitierten Nahtoderfahrungen und trägt alle Züge einer Sterbebettvision. Frau A. erzählte der Seelsorgerin, sie habe erst später realisiert, dass sie zum Zeitpunkt ihres visionären Erlebens möglicherweise in

Todesnähe schwebte. Zum Zeitpunkt des Spitalaufenthalts sei ihr nicht bewusst gewesen, dass Embolien tödlich verlaufen können. Das fehlende Bewusstsein von Todesnähe ist untypisch für Nahtoderfahrungen. Ebenso auffällig ist es, dass jegliche Form einer Entrückung fehlt. Das Geschilderte spielt sich innerhalb des gewöhnlichen Wahrnehmungsraums ab. Das leibliche Selbsterleben und die von Frau A. geäußerten Wünsche bleiben unverändert. Sie ist an Bett und Infusion angebunden und friert aufgrund des offenen Fensters. Erst in der emotionalen Reaktion auf den Abbruch ihres Erlebens nähert sich das Berichtete wieder einer typischen Nahtoderfahrung an.

In der Vignette, die ich an den Schluss stelle, verwischen sich die Grenzen zwischen zwei unterschiedlichen Erlebnisformen ebenfalls. In ihr kündet sich bereits das oneiroide Erleben an, mit dem ich mich im nächsten Abschnitt beschäftigen werde. Die Seelsorgerin beschrieb den Patienten, der ihr von diesem Erlebnis berichtete, als „Rocker-Typ“:

> [3.15] Herr O. lag nach einer schweren Blutvergiftung acht Tage im Koma auf der Intensivstation. Er trug viele Tätowierungen, war ein schwerer Raucher und litt an Alkoholismus. Er erzählte der Seelsorgerin, im Koma seinen verstorbenen Großvater zusammen mit seinem ebenfalls schon toten Lieblingshund angetroffen zu haben, worüber er sich wunderte. Er habe seinen Großvater gefragt, ob er denn selbst nun gestorben sei, was dieser jedoch verneinte. Sie seien tagelang zusammen in den Bergen herum gewandert. Am Ende habe ihn der Großvater ins Leben zurückgeschickt und ihm gesagt, er solle aufhören zu trinken. Nach der Rückkehr aus dem Koma sei ihm bewusst geworden, dass es sich bei dem Erlebten um innere Reisen gehandelt habe. Er ist überzeugt, dass sein Großvater „irgendwo“ ist. Und er habe ihm versprochen, sein Leben zu bessern.

Selten ist die Lebenshilfe, die visionäres Erleben manchmal zu vermitteln vermag, so unmittelbar greifbar wie in diesem Beispiel. Nach den erholsamen visionären Wanderungen mit dem verstorbenen Großvater und dem Lieblingshund kehrt Herr O. mit einer ernsten Ermahnung zurück in den klinischen Alltag. Indem er der Seelsorgerin davon erzählt, gibt er seinem Versprechen eine gewisse soziale Verbindlichkeit. Das visionäre Erlebnis unterscheidet sich deutlich von den oben zitierten Traum- oder Wachvisionen. In ihnen erscheinen zwar ebenfalls verstorbene Angehörige, doch während sie dort ein baldiges Lebensende ankündigen, schickt der Großvater Herrn O. ins Leben zurück. Darin trifft sich dieses Beispiel mit vielen Nahtoderfahrungsberichten. Die eingangs erwähnten Merkmale einer Nahtoderfahrung lassen sich in diesem Beispiel finden: Herr O., der zunächst nicht weiß, ob er sich nicht bereits jenseits der Todesschwelle befindet, bewegt sich in einem außeralltäglichen Erfahrungsraum mit ausgeprägtem Wirklichkeitsakzent. Was er erlebt, ist von großer emotionaler Tiefe. Die Ich-Kontinuität ist zweifellos gegeben: Herr O. handelt und entscheidet in seinem visionären Erleben. Und schließlich ist auch die Erinnerung an das Erlebte glasklar. Herr O.s Aussage, dass ihm nach dem Aufwachen aus dem Koma bewusst geworden sei, dass er auf „inneren Reisen" war, verweist jedoch auf eine andere visionäre Erlebnisform: das oneiroide Erleben.[82]

2.2 Oneiroides Erleben

Wie in Nahtoderfahrungen kommt es im oneiroiden[83] Erleben, das während komatösen Phasen auftritt, zum radikalen Bruch mit der Alltagswelt. Doch die visionäre Welt erscheint als merkwürdig veränderte Alltagswelt.[84] Darin unterscheidet sich das oneiroide Erleben von den eben betrachteten Formen visionären Erlebens. Das zeigt sich gerade an jenem Beispiel einer Nahtoderfahrung, die dem oneiroiden Erleben am nächsten kommt: Herr O. (3.15) war sich sowohl während seines Erlebens wie unmittelbar danach bewusst, dass er die Alltagswelt verlassen hatte. Bei seinem visionär vergegenwärtigten Großvater erkundigte er sich, ob er denn schon gestorben sei; und beim Aufwachen aus dem Koma realisiert er, dass er auf inneren Reisen war. Diese Möglichkeit, zu einer reflexiven Rechenschaft geht im oneiroiden Erleben verloren: Hätte es sich um ein solches gehandelt, wäre Herr O. kaum die Frage gekommen, ob er schon gestorben sei. Und nach dem Aufwachen aus dem Koma hätte er einige Zeit gebraucht, um das Erlebte als „innere Reise" zu identifizieren.

Noch in anderer Hinsicht unterscheiden sich die beiden genannten visionären Erlebnisformen deutlich. Anders als das Phänomen der Nahtoderfahrung hat das oneiroide Erleben bisher nur wenig wissenschaftliche und mediale Beachtung erfahren. Das ist umso erstaunlicher, als es bereits 1924 von Wilhelm Mayer-Gross beschrieben und unter diesem Titel in die deutschsprachige Literatur eingeführt wurde.[85] Die medizinische und pflegewissenschaftliche Fachliteratur der Gegenwart schenkt dem Phänomen als solchem bislang nur wenig Aufmerksamkeit. Als delirantes Moment des (Post-)Intensive-Care-Unit-Syndroms wird zwar die Phase

82 In der Nahtoderfahrungsliteratur finden sich viele Beispiele, die Züge eines oneiroiden Erlebens enthalten. Vgl. z. B. Biesinger, *Ein so großes Glück*.

83 Von griech. *oneiros* = Traum.

84 Parker, *On confronting life and death*, 62 weist darauf hin, dass sich die Betroffenen besonders in der Anfangs- und Endphase des Erlebens oft in einer „in-between world" bewegen.

85 Mayer-Gross, *Selbstschilderungen der Verwirrtheit. Die oneiroide Erlebnisform.*

der Verwirrtheit thematisiert, die meist auf das oneiroide Erleben folgt.[86] Für ein angemessenes Verständnis des Phänomens ist es jedoch entscheidend, es nicht mit seinen unmittelbaren Nachwirkungen zu identifizieren.

Die Charakterisierung als „traumartig“ (oneiroid) ist irreführend. Aus der Betroffenenperspektive wird es gerade nicht als traumartig erlebt, sondern als dem Wacherleben zum Verwechseln ähnlich.[87] Trotz einer inhaltlichen Nähe zum Traum und zu den bereits beleuchteten visionären Erlebnisformen zeichnet sich oneiroides Erleben durch wiederkehrende Merkmale aus, die es rechtfertigen, es als besonderen visionären Erlebnisstil zu betrachten:

(1) *Bruch mit der Alltagswelt:* Wie in Nahtoderfahrungen bewegen sich die Betroffenen in einer außeralltäglichen „Sinnprovinz“. Der Austritt aus der Alltagswelt geschieht durch eine „Irrealisierung des Realen“[88].

(2) *Starker Wirklichkeitsakzent und hohe Luzidität:* Das Erlebte erscheint als hyperreal[89] und ist für die Erlebenden nicht von der intersubjektiven Wirklichkeit alltäglichen Lebens zu unterscheiden.

(3) *Emotionale Intensität und Tiefe:* Die Betroffenen haben das Gefühl, etwas Außergewöhnliches und außerordentlich Wichtiges zu erleben.

(4) *Kontinuität des Ichs:* Zum Erleben gehören auch Denk- und Entscheidungsprozesse sowie das Gefühl, bestimmte Aktivitäten auszuführen, weshalb das oneiroide Erleben als „Garant der Kontinuität des individuellen Bewusstseinsstroms“[90] betrachtet werden kann.

(5) *Hochgradige Erinnerbarkeit (Hypermnesie):* Erfahrungen, die Jahrzehnte zurückliegen, können in der Regel noch in allen Details erinnert werden.

(6) *Weltliche Erlebnisinhalte:* Im Unterschied zu Nahtoderfahrungen handelt es sich vorwiegend um Erlebnisinhalte mit einem „mundanen, also welthaften Charakter“.[91] Im oneiroiden Erleben gehen Menschen ebenfalls auf „Reisen“, doch sind es meist keine Jenseitsreisen.

(7) *Narrative Integration der klinischen Welt und des eigenen Krankheitserlebens:* Unbewusst wahrgenommene Elemente der Umgebung und der Krankheits-

---

86 Devlin et al., *Optimising the recognition of delirium in the intensive care unit*; Fan et al., *A Review: Nursing of Intensive Care Unit Delirium*; Köberich/Spitz, *Das Intensive-Care-Unit-Syndrom*; Pisani et al., *Factors associated with persistent delirium after intensive care unit admission*.

87 Vgl. Claussen, *Phänomenologie und Sinn oneiroiden Erlebens*, 145.

88 Schmidt-Degenhard, *Die Wirklichkeit des Imaginären*, 169.

89 Nach Claussen, *Phänomenologie und Sinn oneiroiden Erlebens*, 147 ist deshalb die Bezeichnug ‚oneiroid‘/traumartig für diese Erlebnisform missverständlich: „Der absolute Realitätscharakter, den das fingierte Geschehen für den Betroffenen hat, ist kaum mit diesem Wort zu fassen.“

90 Schmidt-Degenhard, *Die Wirklichkeit des Imaginären*, 172.

91 Schmidt-Degenhard, *Die oneiroide Erlebnisform*, 216.

situation werden in symbolischer Verschlüsselung in die erlebte Geschichte eingebaut.

(8) *Komplexe und oft rätselhafte narrative Struktur:* Die Erlebenden sind oft in verwirrende abenteuerliche Geschichten verstrickt, die häufig, aber nicht immer einen albtraumartigen Zug haben.

(9) *Fragmentarische Unabgeschlossenheit des Erlebten:* Dramatische Ereignissequenzen brechen nicht selten vor ihrem Höhepunkt ab und lassen die Betroffenen ratlos und irritiert zurück.[92]

Während die ersten fünf Merkmale das oneiroide Erleben mit Nahtoderfahrungen verbinden, markieren die letzten vier deutliche Differenzen. Für die Betroffenen selbst unterscheidet es sich zudem klar von delirantem Erleben. Aufgrund ihrer Erlebnisintensität und der hochgradigen Erinnerbarkeit zeitigen oneiroide Erlebnisse viel stärkere Nachwirkungen als die flüchtigen Erlebnisse, die Menschen in einem deliranten Zustand machen.

Es ist der eigentümlichen Struktur von oneiroiden Erlebnissen geschuldet, dass sie sich nur schwer ins biografische Sinnkontinuum integrieren lassen. Bei Michael Schmidt-Degenhard, von dem die bisher präzisesten Untersuchungen dieses Phänomens stammen, findet sich eine genaue Beschreibung der Problematik: „Während die Phantasie-Gegenständlichkeit, die den phantastischen Sachgehalt des Entrückungserlebnisses bildet, in der introspektiven Rückschau zumeist problemlos als ‚unwirklich' depotenziert werden kann, gelingt dieses jedoch im Falle des oneiroiden Erlebens nicht in Bezug auf die nicht-gegenständlichen inneren Regungen: Ihr in der personalen Kontinuität des erlebenden Subjekts in Real- und Phantasiewelt begründeter Wirklichkeitsscharakter kann auch späterhin nicht endgültig neutralisiert werden."[93]

Verschiedene Studien weisen darauf hin, dass das oneiroide Erleben in komatösen Zuständen häufiger auftreten dürfte, als gemeinhin angenommen wird. In der von Tamara Anbeh durchgeführten Untersuchung berichteten 19 von 25 beatmeten Langzeitpatienten mit unterschiedlichen Krankheitsbildern von oneiroiden Erlebnissen. Das sind 76 % der Befragten.[94] In der Studie von Birgit Roberts und Wendy Chaboyer waren es 74 %.[95] Damit haben wir es mit einem zentralen

92 Mayer-Gross, *Selbstschilderungen der Verwirrtheit*, 113 bezeichnete dies als „Erlebnis des nicht erreichten Wendepunktes".

93 Schmidt-Degenhard, *Die oneiroide Erlebnisform*, 232.

94 Anbeh, *Träume bei Intensivpatienten*, 297.

95 Roberts/Chaboyer, *Patients' dreams and unreal experiences following intensive care unit admission*.

Phänomen heutiger Intensivmedizin zu tun, das aufgrund seiner starken Nachwirkungen eine professionelle Begleitung erfordert.

Dass das oneiroide Erleben in der medizinischen Literatur als Delirium[96] klassifiziert wird, ist in diesem Zusammenhang problematisch. Sowohl aus psychopathologischer Perspektive[97] als auch von den Betroffenen selbst lässt sich das oneiroide Erleben klar von deliranten Halluzinationen unterscheiden.[98] Dass in der medizinischen und pflegewissenschaftlichen Literatur diese Unterscheidung meist fehlt, dürfte nicht zuletzt damit zu tun haben, dass Mayer-Gross' Beitrag in der deutschsprachigen Literatur nur partiell und in der englischsprachigen Medizin nicht rezipiert wurde. So wird von Cutler und Kollegen das oneiroide Erleben unter „transformations of perception: unreal experiences and dreams" behandelt.[99] In der Studie von Roberts und Chaboyer wird immerhin vermerkt: „Currently, there is a limited understanding of what protective mechanism positive dreams may have on the patient."[100]

Nach dem Kunsthistoriker Peter Cornelius Claussen, der sich nach einer Herztransplantation sowohl mit delirantem als auch mit oneiroiden Erleben konfrontiert sah, handelt es sich dabei um sehr unterschiedliche und nicht verwechselbare Phänomene. Die deliranten Halluzinationen erlebte er „vor allem als optisches Phänomen, als farbige Visionen, völlig bei Bewusstsein". Die halluzinierten Gestalten erschienen ihm in intermittierenden Abständen *im Wahrnehmungsraum,* der im oneiroiden Erleben völlig verschwand bzw. durch die andere Wirklichkeit ersetzt wurde. Und während er sich am oneiroiden Geschehen, das er als mentale Reise beschreibt, in äußerst aktiver und belebender Weise beteiligt fühlte, war das halluzinogene Erleben mit einer passiv-rezeptiven Haltung verbunden. In Claussens eigenen Worten:

> Es gibt für mich einen enormen Unterschied zwischen dem, was ich in den ersten Nächten nach der Operation als Zwangsvisionen erlebt habe und den darauf folgenden mentalen „Reisen". Der Hauptunterschied ist der, dass ich die auf mich hereinstürzenden Zwangsvisionen als Betrachter erlebt und erlitten habe, in vollem Bewusstsein des Ortes, an dem ich

---

96 Für eine genaue empirische Beschreibung der verschiedenen Formen des Deliriums vgl. Bruno/Warren, *Intensive Care Unit Delirium.*

97 Vgl. Schmidt-Degenhard, *Die Wirklichkeit des Imaginären*, 155 f.

98 Das belegt indirekt auch die empirische Studie von Roberts/Chaboyer, *Patients' dreams and unreal experiences following intensive care unit admission*, 179: „Showing signs of delirium during an ICU stay does not predict the subsequent development of dreams or unreal experiences in ICU."

99 Cutler et al., *A critical review and synthesis of qualitative research on patient experiences of critical illness.*

100 Roberts/Chaboyer, *Patients' dreams and unreal experiences following intensive care unit admission*, 178.

> mich real befand. Obwohl die Situation emotional erlebt wird, besteht doch eine schmale[,] aber wichtige Schranke, die zwischen mir und dem Gesehenen die Möglichkeit einer Distanzierung lässt. Als „Reisender" dagegen war ich in das Geschehen eingetaucht wie in eine andere Welt, ohne Ahnung davon zu haben, dass es neben dieser eine andere geben könnte. Ich war nicht Betrachter, sondern selbst Akteur in einem Universum, das ich mir im Kopf erschaffen hatte. Das Körpergefühl auf „Reisen" ist voll entwickelt. Genauso das psychische Reaktions- und geistige Reflexionsvermögen. Letzteres ist nach subjektiver Einschätzung sogar überpräsent und überaktiv.[101]

Gegen eine pathologisierende Betrachtungsweise spricht nicht zuletzt die eigentümliche Sinndichte des oneiroiden Erlebens. Die erlebten Geschichten mögen zwar abenteuerlich und verrätselt sein, doch folgen sie einer klaren narrativen Ordnung. Oft wird darin der prekäre Zustand der Betroffenen symbolisch vergegenwärtigt und zugleich imaginativ aufgehoben. Claussen deutet dieses visionäre Sinnerleben als seelische Antwort auf eine lebensbedrohliche Situation:

> In meinem Fall wurden die vorhandenen Kräfte unterstützt, eine Depression und vielleicht das völlige Absinken der Lebensgeister vermieden. Die Unterstützung erfolgte nicht in einem banalen Sinne des „Wird schon werden", sondern auf vielfältige Weise kompensierend, mit emotional eindringlichen Situationen, Auflehnung, Aufwertung, Verzweiflung mit anschließender Selbstfindung, Wichtigtuerei, Erfindungslust, Allmachtsgefühlen, emotionalen Steigerungen, Trauer, Tröstung, Freude, Anerkennung, Spass am Absurden und Verbotenen. [...] Der Ausweichraum, den sich das Hirn in unerträglichen Situationen selbst schafft, fällt naturgemäss, je nach Erfahrungsschatz des „Reisenden", unterschiedlich aus. Ein Mensch, der mit sich im Reinen ist oder eine ungetrübte Lebenserfahrung hat, bringt andere „Reise"-Erlebnisse mit als ein Mensch, der Belastendes mit sich trägt. [...] Viele setzen ihre Ohnmacht in Bilder um, die bedrohlich anmuten. Das unerklärliche und fremde Geschehen ist für den Leidenden aber im Bild konkretisiert und – bis zu einem gewissen Grade – gebannt. Die innere Imagination erfasst dinglich, was sonst uferlos in einem Ozean der Angst zerrinnen würde.[102]

In seiner Auseinandersetzung mit dem oneiroiden Erleben verknüpft Claussen eine funktionale Erklärung mit einer inhaltlichen Deutung. Er versteht sein Erleben als autonomes „Überlebensprogramm", das in einem Zustand äußerster Passivität und Hilflosigkeit innere Räume der Freiheit eröffnet. Wenn der Traum der Hüter des Schlafes ist, so kann das oneiroide Erleben als Hüter des von einer Krankheit bedrohten Lebens betrachtet werden.

Damit ist allerdings noch wenig über die Sinnhaftigkeit oneiroider Erlebnisinhalte gesagt. Steht doch das Erlebte meist auch in einem inhaltlichen Bezug zum

101 Claussen, *Phänomenologie und Sinn oneiroiden Erlebens*, 146.
102 Claussen, *Phänomenologie und Sinn oneiroiden Erlebens*, 146 f.

Erfahrungsschatz und der lebensgeschichtlichen Situation der Betroffenen. Zudem wohnt ihm ein kreatives und selbsttherapeutisches Potenzial inne, das weit über die akute Krankheitsphase hinausreicht.[103] Wie die folgende Vignette aus unserer Umfrage zeigt, kann das in einem komatösen Zustand Erlebte zur Selbstbesinnung anregen und zur Selbsterkenntnis beitragen:

> [4.1] Eine Frau, die aus einem komatösen Zustand zurückkehrte, erzählte, wie sie während dieser Zeit stärker zu sich selbst zurückgeführt worden war und gemerkt habe, dass sie aus vielen Schichten bestehen würde. Darunter seien auch solche gewesen, die ihr gar nicht gefallen haben. Sie sei eine sehr angepasste Person. Doch sei sie konfrontiert gewesen mit Personen in ihr, die gierig und egoistisch seien. Sie äußert im Gespräch auch Zweifel, ob es gut war, dass sie so tief in sich hineinsehen konnte.

Dass es sich hier um ein oneiroides Erlebnis handelt, kann nur vermutet werden. Auch nach Nahtoderfahrungen berichten Menschen öfters davon, zu größerer Selbsteinsicht gefunden zu haben. Doch bezieht diese sich in der eben zitierten Vignette eher auf Werteinstellungen und einzelne Lebensereignisse, während in der oneiroiden Selbstwahrnehmung stärker die Komplexität des Selbst bewusst wird. Das ausführlichste Beispiel dieses Abschnitts (Vignette 4.4) wird dies eindrücklich belegen.

Die Mitteilung des oneiroiden Erlebens fällt in der Regel schwer, obwohl es aufgrund seiner überwältigenden Erlebnisintensität dazu drängt, kommuniziert zu werden. Was erlebt wurde, ist derart außergewöhnlich, dass es als „unglaublich" wirkt und die angemessenen Worte dafür fehlen. Zudem müssen Betroffene damit rechnen, dass ihr Erleben pathologisiert wird. Claussen schreibt:

> Ich hatte den Drang zu reden, auch wenn ich Mund und Zunge noch kaum gebrauchen konnte. Falls ich verstanden wurde, war die Antwort: „Da müssen Sie sich keine Gedanken machen. Das haben sie nur geträumt. Das vergessen Sie bald wieder." Und wenn ein Arzt sagt: „Das gibt's häufiger, damit werden wir schon fertig. Ich gebe Ihnen jetzt dieses Mittel und dann haben Sie damit keine Probleme mehr", spricht er an dem Patienten vorbei. Dieser kann solche Worte, die beruhigen sollen, nur als Entwertung auffassen und sowieso nicht glauben, denn, was er erlebt hat, war ja – ist immer noch Realität, viel realer jedenfalls als die fremde Weisswelt der Intensivstation.[104]

Jene der von uns befragten Seelsorgerinnen und Seelsorger, die auf einer Intensivstation tätig sind, gaben an, das Phänomen aus Berichten von Patienten zu kennen. Allerdings war die Bezeichnung „oneiroides Erleben" niemandem be-

---

103 Claussen verweist in diesem Zusammenhang auf Joseph Beuys, dessen Werk vermutlich in starkem Maße von oneiroiden Erlebnissen inspiriert wurde.

104 Claussen, *Phänomenologie und Sinn oneiroiden Erlebens*, 137.

kannt. Die Seelsorgenden sprachen entweder einfach von Albträumen; oder sie verwendeten die Begriffe „Delir“ oder „Durchgangssyndrom“. Der Inhalt dieser Erlebnisse wurde meist nur sehr allgemein beschrieben. Anders als bei Nahtoderfahrungen finden sich in den Rückmeldungen nur wenige detailliertere Vignetten, obwohl die Anzahl der berichteten Erlebnisse fast ebenso groß ist wie jene der Nahtoderfahrungen.[105]

Wie lässt sich diese auffällige Abweichung erklären? Sie könnte darauf hindeuten, dass Patienten und Patientinnen selbst ihre Erfahrungen nur in dieser allgemeinen Form mitteilten, wofür es verschiedene Gründe gibt: die Angst vor Pathologisierung, Schamgefühle sowie das Bedürfnis, die bedrängenden Erlebnisse zunächst wegzulegen.[106] Möglicherweise hat die genannte Differenz in den Rückmeldungen jedoch auch mit den Seelsorgern und Seelsorgerinnen selbst zu tun. Es könnte sein, dass sich die ihnen mitgeteilten oneiroiden Erlebnisse weniger deutlich eingeprägt haben. Verwirrende albtraumartige Geschichten mit komplexen narrativen Strukturen gehen schneller wieder verloren als die luziden Bilder, die in vielen Nahtoderfahrungen auftauchen.

In den Rückmeldungen finden sich dennoch manche Hinweise auf oneiroide Erlebnisinhalte. Eine Seelsorgerin notierte: „Auf der medizinischen Intensivstation begegne ich regelmäßig Patienten, die nach einem ‚Durchgangssyndrom‘ von schlimmen Alpträumen berichten. Meist geht es darum, dass sie mit bösen Gestalten kämpfen müssen. Das Thema ist meist: Kampf um Leben und Tod.“ Auf einem anderen Fragebogen finden sich die Stichworte: „Bilder von Tieren, die einen fressen wollten, Bilder von Fratzen, die Angst einflößend wirken.“ Mehrfach genannt wurde das Motiv des Eingesperrtseins. Ein Seelsorger konnte sich an zwei Aussagen erinnern: „Ich dachte, mir zieht jemand die Haut ab“; „ich hatte das Gefühl, in einem Meer der Tränen zu schwimmen“. Dass unbewusst wahrgenommene Elemente der Krankheitssituation in das visionäre Erleben einflossen, wurde ebenfalls mehrfach erwähnt: „Oft werden Fetzen von Gesprächen des Personals aufgenommen, die in bedrohliche Szenarien auswachsen“; und: „Der Krebs war plötzlich flüssig! Bedrohlich!“

Die Krankheitssituation kann in solchem Erleben externalisiert werden. So berichtete eine junge Herzpatientin, die später starb, von einer Reise in ein fernes Land, wo sie bei einer Operation mitgeholfen habe. Gelegentlich wurden auch emotional erhebende Inhalte berichtet. So erinnert sich ein Seelsorger an die

---

105 Vgl. Peng-Keller/Köster/Rodenkirch, *Lebensend-Phänomene im Arbeitsfeld klinischer Seelsorge.*

106 Eine Seelsorgerin notierte dazu: „negatives Erleben wird zurückhaltender kommuniziert (z. B. Gefühle von Bestrafung, Verfolgung) als positives Erleben (Friede, Ruhe).“ Dass dies auch für negativ gefärbte Nahtoderfahrungen zutrifft, zeigt Bush, *Dancing Past the Dark.*

Aussage: „Ich habe in der Nacht gehört, wie die Haustür zugeschlagen wurde. Da wusste ich, der Krebs war gegangen! Erleichterung." Die berichteten Themen entsprechen jenen, die Anbeh in ihrer Untersuchung von beatmeten Langzeitpatienten verzeichnete:[107]

Bedrohungs-/Albträume	76 %
Belastungs- und Entlastungsfaktoren einer Intensivstation[108]	72 %
Überlebenskampf	52 %
Tod und Sterben (inkl. Erscheinung von Verstorbenen[109])	44 %
Beatmung	36 %
Unfreiheit	28%
Orientierungslosigkeit	20 %
Intensive Farberlebnisse	12 %
Tunnelerlebnisse	12 %

Die Seelsorger(innen) berichteten auch von Begegnungen mit Patienten und Patientinnen, die sich noch (teilweise) im oneiroiden Erleben befanden. So notierte eine Seelsorgerin:

> [4.2] Heute war ein Patient überzeugt, das Haus brenne, und wir konnten ihn erst beruhigen, als wir ihm versicherten, das Feuer sei gelöscht und es gehe allen gut. Ich erlebe solche Schilderungen vor allem von Patient(innen), die sich in der sog. Übergangsphase befinden – d. h. im Moment noch delirant sind.

Möglicherweise war dieser Patient tatsächlich, wie die Seelsorgerin annimmt, in einem Delirium. Doch könnte es auch sein, dass er seine Überzeugung, das (Kranken-)Haus würde brennen, aus einem Oneiroid bezieht. Von den seelsorglichen Herausforderungen, die die Begleitung von Menschen in und nach deliranten bzw. oneiroiden Zuständen mit sich bringt, berichtete uns eine Seelsorgerin, die uns die folgende Vignette mitteilte:[110]

> [4.3] Ein Patient in einem Delir schilderte mir detailliert seine Jenseitsvorstellung: Ein Flugzeug lenken mit 3000 Menschen an Bord; das sei möglich bei einem bestimmten Mond

107 Anbeh, *Träume bei Intensivpatienten*, 298.
108 Gemeint sind „Durst/Hunger, Überwachungsgeräte, eingeschränkte Kommunikation, Medikamenteneinnahme, Mitpatienten, Pflegpersonal u. a." (Anbeh, *Träume bei Intensivpatienten*, 300).
109 Zitiert wird u. a. das folgende Beispiel: „Ich habe meinen verstorbenen Sohn gesehen. Er drehte sich um und lächelte mir zu und seitdem habe ich immer geglaubt, dass der mein Schutzengel war" (Anbeh, *Träume bei Intensivpatienten*, 302).
110 Ähnliche Beispiele berichtet auch Hauser, *Seelsorgliche Erfahrungen in der Begleitung von Menschen in und nach komatösen Zuständen.*

mit einer bestimmten Anziehungskraft. Der Mann war Naturwissenschaftler und war der Überzeugung zu sterben. Er hat seine Angst kreativ verarbeitet. Ich kam jeweils kaum mehr weg von seinem Bett. Als er nach seinem Delir wieder auf Normalstation verlegt werden konnte, schickte ich meine dort zuständige Kollegin zu ihm. Sie bekam von ihm die Auskunft, er habe mir doch gesagt, er wolle keine Seelsorge. Sein Wachbewusstsein und sein Traumbewusstsein waren offensichtlich nicht deckungsgleich.

Das ausführlichste Beispiel eines oneiroiden Erlebens wurde uns in einem Interview mitgeteilt, das außerhalb des klinisch-seelsorglichen Kontextes stattfand, aber Bezüge dazu hatte. Der folgende Bericht fasst das mündlich Erzählte in stark komprimierter Form zusammen. Zum Zeitpunkt des Gesprächs lag die Erfahrung über 24 Jahre zurück. Das narrativ entfaltete oneiroide Erlebnis glich einem spannenden, in manchen Teilen auch merkwürdigen Film, in den man eintauchen konnte. Ich unterteile die lange Vignette, die das oneiroide Erleben nach einem lebensbedrohlichen Asthmaanfall beschreibt, in mehrere Abschnitte, zwischen die ich einige Kommentare einfüge. Die zwischendurch präsentische Erzählform entspricht dem mündlichen Bericht und der Lebendigkeit des Erinnerten:

[4.4.1] Zum Zeitpunkt der geschilderten Erfahrung war Herr T. 33 Jahre alt. Neben freiberuflichen Tätigkeiten im künstlerischen Bereich arbeitete er teilzeitlich in einer Kirchgemeinde. Seit seiner Kindheit litt er an Asthma. Der Asthmaanfall, der ihn in Todesnähe brachte, ereilte ihn mitten in der Nacht. Die Ambulanz brachte ihn in kritischem Zustand ins nahegelegene Krankenhaus, wo er intubiert und für zehn Tage in ein künstliches Koma versetzt wurde. Ob er überleben würde, war lange Zeit fraglich. Nach einer Zeit völliger Bewusstlosigkeit und kurzen Aufwachphasen stellte sich langsam ein intensives Erleben ein, in das sich auch Erinnerungen an seine Kindheit mischten. Zeitweise merkte Herr T., dass er sich in einem traumartigen Zustand befand. Doch gelang es ihm nicht, äußere und innere Realität zu unterscheiden.

Die Verwischung zwischen visionierter Realität und alltäglicher Wirklichkeit ist kennzeichnend für das oneiroide Erleben. Herr T. erlebt keinen Austritt bzw. keinen Wiedereintritt in die „Sinnprovinz des Alltags". Stattdessen hat er den Eindruck, sich weiterhin in ihr zu bewegen und in ihr abenteuerliche Dinge zu erleben.

[4.4.2] Herr T. erlebte, wie er mit einem großen Loch im Bauch in irgendeinem Spital lag. Durch ein Fenster sah er auf einen Baum, auf dem viele nahe Bekannte saßen. Später stellte er fest, dass man von der Intensivstation tatsächlich auf einen Baum blicken konnte. Es folgten viele wirre, sich ständig wiederholende Horrorgeschichten: Er wird im Lift nach oben und unten gefahren, doch niemand lässt ihn heraus. Der Assistenzarzt will ihn operieren, was der Chefarzt jedoch nicht zulässt. Statt ihn zu operieren, feiern die Ärzte auf dem Spitaldach ein Geburtstagsfest. Schlimm ist auch, dass alles, was Herrn T. in den Sinn kommt, sogleich eintrifft. In einem bestimmten Zimmer, zu dem er keinen Zugang hatte, kann man in seine Vergangenheit sehen. Er ist der festen Überzeugung, das Pflegepersonal betrüge ihn und jemand sei unter seinem Bett und steche mit einem Säbel auf ihn ein. Doch erlebte er auch Erfreuliches: Im Spital wird eine Geldsammlung für ihn durchgeführt und eine Pflegefachfrau, zu der sich eine intensive Beziehung entwickelt, springt zu seiner Rettung mehrfach aus dem Fenster und begleitet ihn auf einem fliegenden Bett über den Rhein.

Das Erleben, das für Schockerfahrungen typisch ist – dass wir nach einem Moment der Bewusstlosigkeit zunächst in ein wirres Erleben eintauchen und nur langsam realisieren, was geschehen ist –, dehnt sich im Oneiroid in die Länge und wird phantastisch ausgestaltet. Die Kluft zwischen Widerfahrnis und responsivem Erleben öffnet sich so weit, dass die Verbindung zwischen beidem aus dem reflexiven Bewusstsein verschwindet. Was Herrn T. widerfährt – die organische Dysfunktion und die medizinischen Eingriffe –, taucht in seinem Erleben in symbolisch-narrativ verarbeiteter Form auf. Das große Loch im Bauch und die Bekannten, die auf dem Baum draußen vor der Intensivstation auf ihn warten, sind eindrücklich prägnante Gestalten für seinen aktuellen Zustand. Dass er im Lift stecken bleibt und die Operation ständig hinausgeschoben wird, ist ein Beispiel für die fragmentarische Unabgeschlossenheit, die für oneiroide Erlebnissequenzen typisch ist. Auch darin widerspiegelt sich die aktuelle Situation: Es ist, als ob das imaginierende Bewusstsein in ständig neuen Anläufen einen möglichen Ausgang aus der Notlage sucht, ohne ihn zu finden. Gelegentlich gelingt es, eine Rettungsaktion zu imaginieren: unkonventionelle wie die Geldsammlung und spektakuläre wie der heroische Einsatz der Pflegefachfrau und die Reise im fliegenden Bett über den Rhein.

[4.4.3] Die Herrn T. nahestehenden Menschen, die ihn auf der Intensivstation besuchten, traten in unterschiedlichen Rollen auf. Manchmal widerspiegelten sich im inneren Erleben äußere Geschehnisse. So hörte Herr T., wie seine Frau ihm sagte: „Du darfst jetzt nicht gehen!" Seine Frau bestätigte ihm später, dass sie ihn tatsächlich mehrfach bat, sie und die Kinder nicht zu verlassen. Nicht selten verkehrte sich jedoch im inneren Erleben das, was in der intersubjektiv geteilten Wirklichkeit geschah. Einmal erschien beispielsweise seine Frau mit einer Todesspritze in der Hand. Seinen Vater hörte er sagen: „Ich muss ihn umbringen!", während ein Freund randalierend im Spital auftauchte. Auch die Seelsorger, die ihn begleiteten, tauchten in seinen Bildwelten auf: Wohltuend begegnete ihm in seinem Erleben jener Seelsorger, der – wie er später erfuhr – am Krankenbett seine Lieblingslieder sang. Der impulsive Pfarrer N. hingegen, der ihn beruflich stark gefördert hatte, erschien ihm auf bedrohliche Weise: Er drehte ihm mit einem Metallrad das Leben ab.[111]

Die geschilderten Angstphantasien gehören zu den typischen Zügen des oneiroiden Erlebnisstils. Dass Herr T. nahestehende Menschen, die sich in dieser Zeit

111 Später erfährt Herr T., dass er in der Aufwachphase nach N. gefragt habe, ihn dann aber weggejagt habe.

intensiv um ihn bemühten, als bedrohlich erfuhr, irritierte ihn noch im Nachhinein. Gleichwohl, so berichtete er uns im Interview, machten sie ihn auf etwas aufmerksam und hatten eine positive Nachwirkung. In Bezug auf seinen Vater und den randalierenden Freund veranlassten sie ihn zu einer Beziehungsklärung.

[4.4.4] Danach sah sich Herr T. von oben und erlebte, wie er sanft entschwebte. „Das war nicht nur bedrohlich, sondern fühlte sich auch nach Erlösung an. Ich hatte das Gefühl: Ich bin aufgehoben, jetzt ist es gut.“ An diesem Punkt wusste er sich in seinem Erleben der Todesgrenze sehr nahe.

Diese oneiroide Sequenz kommt einer Nahtoderfahrung nahe und könnte auch als solche beschrieben werden. Das Todesnähebewusstsein verbindet sich mit einem Gefühl des Entschwebens und des Aufgehobenseins. Die hier spürbare religiöse Färbung findet sich auch in einigen anderen Sequenzen:

[4.4.5] Die in seinem inneren Erleben mehrfach auftauchende Pflegefachfrau fragte ihn, ob er Christ sei und an Gott glaube, was er bejahte. Sie machte ihm darauf mit dem Fingernagel ein Kreuzchen auf die Fingerkuppe. In einer anderen Erlebnissequenz wurde er zu einem „Allerheiligsten“ geführt. Obwohl es durch labyrinthische Räume ging, fühlte er sich auf diesem Weg behütet und begleitet. Der allerheiligste Raum, in den er geführt wurde, hatte in der Mitte einen Brunnen, worin er eine Eierschale sah. Er hatte den Eindruck, eine entscheidende Einsicht geschenkt zu bekommen.

Im Gespräch sagte uns Herr T., dass das Allerheiligste mit Brunnen und Eierschale kein Symbol aus der ihm vertrauten religiösen Welt darstelle. Dennoch passe das Bilderleben zu seinen religiösen Überzeugungen, wie sie in ihm schon vor dem geschilderten Erleben gereift seien. Für den Rehabilitationsprozess, der sich zunächst als mühevoll und irritierend erweist, bedeuteten diese Erlebnisaspekte eine Verheißung:

[4.4.6] Nach seiner Rückkehr aus dem Koma ging Herr T. davon aus, das von ihm Erlebte habe sich tatsächlich so ereignet. Es habe mehrere Wochen gedauert, bis er seine inneren Erlebnisse von der Alltagsrealität unterscheiden konnte. Auch den ihm nahestehenden Menschen erzählte er in dieser ersten Zeit nur wenig davon, was er erlebt hatte, während er im Koma lag. Die bewusste Verarbeitung des Erlebten verschob er auf später. Er brauchte zunächst Distanz, körperliche Erholung und stärkeren Realitätskontakt: „Um ins Leben zurückgehen zu können, musste ich die Träume etwas wegschieben. Sie hafteten so an mir. Sie waren ein Schatz, aber zugleich belastend.“

Dass Herr T. von dem Erlebten nicht unmittelbar erzählen konnte, sondern zunächst Distanz dazu brauchte, ist ein wichtiger Hinweis für die Begleitung von Menschen mit ähnlichen Erlebnissen. Eine intensivere Auseinandersetzung mit oneiroiden Erlebnissen bedarf einer ersten Distanz und eines sicheren Rahmens.

Herr T. musste nach der verwirrenden Aufwachphase erst einmal wieder Fuß fassen in der „Sinnprovinz" des Alltags.

[4.4.7] Erst zwei Monate später begann Herr T. damit, seine Erlebnisse aufzuschreiben. Sie füllten schließlich mehrere Tagebücher. Das Niederschreiben half ihm, die erlebten Bildwelten zu ordnen – und sie wegzulegen. Zugleich war es eine Möglichkeit, das Erfahrene zu bergen: „Es sind zwar schlimme Geschichten. Doch ist es für mich trotzdem ein Schatz, eine Erfahrung, die tief geht, und die zu meinem Leben gehört." Der Verarbeitungsprozess, zu dem auch der Austausch mit seiner Frau gehörte, dauerte insgesamt etwa ein Jahr. Zu ihm gehörten auch die aktive Klärung von Beziehungen und eine Anpassung seines Lebensstils.

Um sich von den intensiven inneren Bildern distanzieren und sie reflektieren zu können, mussten sie zur Sprache gebracht und auf diese Weise objektiviert werden. Das Tagebuchschreiben, verbunden mit begleitenden Gesprächen, erwies sich für Herrn T. als geeignete Form der Selbsttherapie, die auch zur Überprüfung und Korrektur des Lebensstils führte. Seither sind die Asthmaanfälle ausgeblieben. Die Tagebücher dienten Herrn T. auch zur Vorbereitung für unser Interview. Er las uns zwischendurch kurze Passagen daraus vor.

[4.4.8] Im Rückblick versteht Herr T. seinen Asthmaanfall als eine Art Notbremsung. Eine tiefere Dimension seines Lebens habe sich dadurch eröffnet: „Ich bin aufgehoben in diesem (An-)Fall. Gott schaut zu mir. Es ist gottgewollt. Er sagte mir auf diese Weise: ‚Hallo H., jetzt schauen wir einmal dein Leben an.' Es hat mit mir und dem Ganzen zu tun." Dass er überlebte, erfüllt Herrn T. mit großer Dankbarkeit: „Ich lebe, kann laufen und atmen. Das ist wunderbar!" Den Tag, an dem sich der Anfall ereignete, begeht er seither als eine Art Geburtstag, an dem er sich Zeit zur Selbstbesinnung nimmt und für das unselbstverständliche Geschenk eines weiteren Lebensjahres dankt. Nach dem Sinn des visionär Erlebten gefragt, antwortete uns Herr T., die bildhaften Erlebnisse hätten für ihn zwar eine geheimnisvolle Sinnhaftigkeit, doch habe er nie das Bedürfnis verspürt, ihre Bedeutung im Einzelnen zu ergründen.

Bemerkenswert im vorliegenden Zusammenhang ist es, dass Herr T. zwar seinen Asthmaanfall mit seinen Folgen religiös interpretiert, jedoch kein Bedürfnis verspürt, die Einzelinhalte seines oneiroiden Erlebens zu deuten. Um sie zu verarbeiten, war es wichtig, sie aufzuschreiben und ihnen auch einige Hinweise auf zu klärende Beziehungen zu entnehmen. Einer weitergehenden Analyse und Deutung bedurfte es nicht. Herr T. erklärte diese Zurückhaltung damit, dass Deutungen die Gefahr mit sich brächten, diese besonderen Erfahrungen zu banalisieren. Indem er bewusst darauf verzichtete, seine Erlebnisse zu deuten, hätten sie für ihn ihren geheimnisvollen Charakter bewahrt.

Während Herr T. sich gegenüber einer religiösen Deutung seines oneiroiden Erlebens zurückhaltend zeigte, spielt sie im letzten Beispiel eine wichtige Rolle. Wir begegnen an dieser Stelle nochmals Frau C. (Vignette 3.5). Vier Jahre nach ihrer

Nahtoderfahrung sah sie sich während eines Krankenhausaufenthalts mit einer weiteren visionären Erfahrung konfrontiert. Nach einer erfolgreich verlaufenen Operation kam es zu unerwarteten Komplikationen. Der Arzt habe zu ihr gesagt: „Mit ihnen sind wir jetzt am Ende." Sie habe noch mitbekommen, wie das Pflegepersonal in Hektik geriet. Am Tag davor habe sie eine große „Sehnsucht nach einem guten Wort oder einer Begegnung mit Gott" gehabt. In einem handschriftlichen Bericht beschrieb sie die Erfahrung, die sie in der Nacht nach dieser Komplikation hatte:

> [4.5.1] Am Abend vor dem Traum war ich gesundheitlich auf dem absoluten Tiefstand. Schon wenn ich mich aufrichten wollte, wurde ich ohnmächtig. Im Traum befand ich mich in einem riesigen Saal, direkt unter dem Dach. Darin stand auf einem grauen Betonboden nur das Bett, in dem ich lag. Das operierte Bein lag schwer und wie fixiert auf dem Bett, und ich zitterte vor eisiger Kälte. Wenn ich auch nur den Kopf bewegte, knisterte die Luft um mich gefährlich. Sie war voller Staubpartikel und winzigen, immer neu aufflackernden Funken. Ich hatte große Angst, mich überhaupt zu bewegen, und fühlte mich massiv bedroht. Mir gegenüber war ein großes, breites Fenster, das vom Dachgiebel bis zum Boden ging. Das Fensterkreuz ging vom Dachfirst bis zum Boden, und etwa in der Mitte war die Querverbindung. Davor stand eine große Schattengestalt. In meiner Not merkte ich allmählich: Wenn ich auf die Gestalt schaue, wird alles ruhig. Es ging eine große Kraft von ihr aus. Da wusste ich, solange ich nur auf die Gestalt sehe, kann mir nichts passieren, und ich bemühte mich, nur noch auf sie zu blicken. Es war eine Realität, ohne Gefühle. Die Gestalt und ich, sonst nichts. Nach diesem Traum war für mich nichts mehr so wie vorher.

In einem von der Seelsorgerin eingefädelten Interview, das ich mit Frau C. einige Monate nach diesem Erlebnis führen konnte, erzählte sie mir noch weitere Details: Der Boden sei wie frisch betoniert gewesen und habe unfertig gewirkt. Wie auf einer Baustelle seien noch Dinge herumgelegen. Sie habe unendliche Angst gehabt, zunächst auch vor der dunklen Gestalt. Die Erlebnisinhalte seien für sie sehr real gewesen, ganz anders als in einem Traum. Als sie aufgewacht sei, habe sie gemeint, das Erlebte sei wirklich geschehen. Erst am Morgen sei ihr klar geworden, dass es ein „Traum" war. Nach diesem Erlebnis habe sie trotz großer Erschöpfung das Gefühl gehabt, „gerettet" zu sein. Gesprochen habe sie darüber mit niemand. Zu massiv sei diese Erfahrung gewesen. Und sie habe Angst gehabt, man werde versuchen, sie ihr auszureden. Die entscheidende Wende, die sich im Erleben selbst vollzog, wirke bis in die Gegenwart nach. Sie habe mit der „riesigen dunklen Gestalt" zu tun, deren Gesicht sie nicht gesehen habe. Auf meine Rückfrage hin beschrieb Frau C. sie noch genauer: Sie habe einen runden Kopf gehabt und einem Schatten geglichen, so wie man es in gewissen Darstellungen in Zeitschriften sehe. In der Begegnung mit ihr habe sie gemerkt, wie sie aus ihrer Angst herausfinden kann:

[4.5.2] Sobald ich hinschaue, wird's ruhig, wenn nicht, kommt's wieder. Es war wie ein letzter Anker. Die Gestalt war so gewaltig, so ernst, ohne Gefühle. Es ging in dieser Weise weiter. Vorher war es alles ein Hin und Her. Seither bin ich im Frieden, obwohl es schwieriger geworden ist. Vorher war viel Angst. Die Erfahrung hat mich erschüttert.

Auf meine Frage hin, wer diese Gestalt denn sei, zögerte Frau C. Nach einem Moment der Stille sagte sie, sie meine, dass es Jesus gewesen sei. Sie könne zwar nicht genau sagen, weshalb. Auch sei ihr diese Überzeugung nicht im Erlebnis selbst gekommen, sondern erst im Nachhinein. Sie habe intensiv über ihr Erlebnis nachgedacht und praktische Konsequenzen daraus gezogen:

[4.5.3] Ich, für mich, bin überzeugt, dass es Jesus ist. Aber ich kenne ihn ja nicht. Er kann sich in verschiedenen Gestalten zeigen. Ich wurde darauf aufmerksam gemacht, dass es ein ernsthafter Weg sein muss, dass ich nicht jedem nach dem Mund sprechen soll.

Dass uns das visionäre Erleben von Frau C. auf dreifache Weise zugänglich wurde – zunächst durch die Nacherzählung der Seelsorgerin, dann durch den selbst verfassten Bericht und schließlich durch ein von mir durchgeführtes Interview –, eröffnet interessante Vergleichsmöglichkeiten, auf die ich weiter unten zurückkommen werde.

3 Zusammenschau

Die in den vorangegangenen Kapiteln angeführten Vignetten deuten darauf hin, dass die betrachteten Formen visionären Erlebens in Todesnähe ein kontinuierliches Erlebnisspektrum mit Überlappungen und fließenden Übergängen bilden. Es soll nun versucht werden, dieses Spektrum als Ganzes in den Blick zu nehmen. In dreierlei Hinsicht sind auffällige Gemeinsamkeiten zu beobachten, die allerdings sehr unterschiedlich ausgeprägt sein können:

(1) *Hyperrealität des Erlebten:* Im Unterschied zum gewohnten Traumerleben erscheint die Wirklichkeit des Erlebten als gesteigert. Zwischen den untersuchten Erlebnisformen zeigen sich diesbezüglich zugleich deutliche Unterschiede. Während das hyperreale Erleben in Nahtoderfahrungen tendenziell als *überweltlich* zu beschreiben ist, handelt es sich im oneiroiden Erleben meist um eine *alternative Weltlichkeit.* In Wachvisionen schließlich kommt es zu einer Verschränkung unterschiedlicher Wirklichkeiten: Die als überweltlich empfundene Wirklichkeit tritt in den lebensweltlichen Wahrnehmungsraum ein. Bei den Traumvisionen am Lebensende gilt es zu differenzieren: Manche gleichen Wachvisionen oder Nahtoderfahrungen (vgl. Vignetten 1.4 bis 1.8). Andere kommen dem gewohnten Traumerleben nahe. So fehlt in den

Vignetten 1.1 bis 1.3 der Hinweis auf einen besonderen Wirklichkeitsakzent. Dass Träume und Traumvisionen von Sterbenden manchmal, aber nicht immer einen hyperrealen Charakter haben, macht sie zu Übergangsphänomenen zwischen dem allnächtlichen Träumen und den außerordentlichen Formen visionären Erlebens in Todesnähe.

(2) *Kontinuität und Transformation des Selbsterlebens:* Strukturell und aus reflexiver Distanz betrachtet verdoppelt sich das verleiblichte Selbst der Betroffenen ähnlich wie beim Traumerleben in ein *Selbst,* welches das visionäre Erleben hervorbringt, und das *erlebte Selbst,* das in der visionierten Welt verortet ist. Aus der Betroffenenperspektive wird das jedoch meist anders beschrieben: Anders als im vertrauten Traumerleben bleibt die Ich-Kontinuität bei mitunter stark verändertem Selbsterleben erhalten. Während wir uns von unserem Traum-Ich in der Regel leicht distanzieren können und nicht selten irritiert oder belustigt darüber sind, was „wir" in unseren Träumen tun, ist eine solche Distanznahme nach den beschriebenen Formen visionären Erlebens nur schwer möglich. Die Betroffenen erlebten darin *sich selbst* als handelnd, wahrnehmend, reflektierend, affektiv erlebend und erleidend. Was sie erlebt haben, wird zu einem Teil ihrer Lebensgeschichte.

(3) *Narrativ-symbolische Struktur des Erlebten mit offenem Ausgang:* In all seinen Formen variiert visionäres Erleben ein Geschehen mit offenem Ausgang. Während in den Traum- und Wachvisionen die Ankündigung des baldigen Endes das Leitmotiv darstellt, findet sich in Nahtoderfahrungen jenes der Grenze und des Zurückgeschickt-Werdens. Die oneiroiden Erlebnissequenzen enden schließlich typischerweise abrupt vor der befürchteten Katastrophe. Überblickt man die angeführten Vignetten, so zeigen sie ein sehr breites Spektrum zwischen einer sehr schlichten Motivik und stehenden Bildern einerseits und vielschichtigen und komplizierten Handlungs- und Erlebnisverläufen andererseits. Bezüglich der Erlebnisinhalte lassen sich zwischen visionärem Erleben am Lebensende und Nahtoderfahrungen trotz bedeutungsvollen Unterschieden übergreifende Motive ausmachen. Die von Cheryl Nosek und Kollegen herausgearbeiteten typischen Inhalte finden sich, wenn auch in anderer Akzentuierung, ebenso in vielen Nahtoderfahrungen:

Traum- und Wachvisionen	**Nahtoderfahrungen**
1. Vorbereitung für den Aufbruch	1. Außerkörperlichkeitserleben, Reise in andere Wirklichkeit
2. Erscheinung von Verstorbenen	2. Begegnung mit Verstorbenen in einer anderen Wirklichkeit
3. Wiedererleben von Schlüsselereignissen	3. Lebensrückblick
4. Unabgeschlossene Aufgaben	4. Wahrnehmen von noch zu erfüllenden Aufgaben

Manche dieser Motive finden sich punktuell auch in oneiroidem Erleben, in dem sich jedoch schwerpunktmäßig die bedrohliche Krankheitssituation symbolisch verdichtet. Umgekehrt tauchen Motive des Bedrohtwerdens auch in manchen Nahtoderfahrungen und Traum- und Wachvisionen in Todesnähe auf.

II Wege des Verstehens

Wie lässt sich das in Todesnähe auftretende visionäre Erleben verstehen? Das ist die Frage, der ich im zweiten Teil meiner Studie nachgehen werde. Sie stellt sich auf unterschiedlichen Ebenen: Erstens geht es um das Verstehen von Erlebnis*inhalten;* zweitens um Interpretationen, die sich um das Faktum der visionären Erlebnis*form(en)* drehen; auf einer dritten Ebene stellt sich die anthropologische Frage, was die bezeugten visionären Erlebnisse für das Verstehen menschlichen Lebens und seiner Grenzen bedeuten. Ich werde mich auf die erste Frageebene konzentrieren. Ähnlich wie Träume werfen auch visionäre Erlebnisse in Todesnähe die Frage nach der persönlichen Bedeutung auf: Was bedeutete es für Frau C., in visionärer Schau eine leicht geöffnete Tür oder eine Schattengestalt zu erblicken (vgl. Vignette 3.5 und 4.5), oder für Herrn T., auf einem fliegenden Bett den Rhein zu überqueren (Vignette 4.4)?

Auffälligerweise wird über dieses inhaltsbezogene Verstehen eher selten gesprochen. Meist richtet sich die ganze Aufmerksamkeit auf die zweite Bedeutungsebene: auf die Frage, wie die außergewöhnliche Erlebnisform zu interpretieren bzw. zu erklären sei. Die Frage nach dem *Sinn des Erlebten* tritt dabei hinter jener nach möglichen Ursachen und Funktionen zurück: Wie ist zu erklären, dass in Todesnähe solches Erleben sich einstellt? Beide Frageebenen sind sorgfältig zu unterscheiden. Sie verlangen nach unterschiedlichen Formen von Antworten. So wie mit einer neurowissenschaftlichen Erklärung des Traumerlebens die Frage nach dem inhaltlichen Sinn bestimmter Träume noch nicht beantwortet ist, so greifen auch analoge Interpretationen visionären Erlebens zu kurz. Es fehlt ihnen der Sinn für seine Bedeutungsdichte und Vieldeutigkeit. Wo nach möglichen Erklärungen für die beschriebenen Phänomene gefragt wird, rückt die persönliche Bedeutsamkeit des Erlebten unweigerlich in den Hintergrund. Pointiert gesagt: An die Stelle des Verstehens vielschichtiger narrativer Erfahrungszeugnisse tritt der bekannte Streit der Interpretationen, in dem gegensätzliche Weltanschauungen und Erklärungsansprüche aufeinanderprallen. Anstatt im Gespräch mit Betroffenen nach dem Sinn des Erlebten zu suchen, beschränken sich solche Diskussionen meist auf grundsätzliche Fragen, die ohne einen genaueren Blick auf die konkreten Berichte auskommen.

Dass solche Diskussionen wichtig sind, soll nicht bestritten werden. Im zweiten und dritten Kapitel werde ich auf sie eingehen. Doch nähere ich mich ihnen langsam an, um die Komplexität der Zeugnisse und den inhaltlichen Sinn des Berichteten nicht aus den Augen zu verlieren. Im ersten Kapitel werde ich visionäres Erleben in Todesnähe als *Sinnereignis* betrachten und nach dem genauen Verhältnis zwischen vorgängigem Erleben und nachträglicher Bezeugung

DOI 10.1515/9783110539998-003

fragen. Was geschieht mit dem visionär Erlebten, wenn erzählend von ihm berichtet wird? Beginnt der Prozess des Deutens nicht schon dort, wo in bestimmten Sprachformen und Kontexten von „unaussprechlichen“ Erlebnissen berichtet wird? Das zweite Kapitel versucht, genauer zu verstehen, welche Wirklichkeitsansprüche in den uns vorliegenden Berichten im Spiel sind. Es wird sich zeigen, dass nicht allein der Wirklichkeitsstatus der visionierten Erlebniswelt fraglich ist, sondern ebenso jener des visionär erlebenden Selbst, mit dem sich die Erzählenden meist uneingeschränkt identifizieren. Das dritte Kapitel wird sich religiösen Deutungsproblemen zuwenden. Entgegen dem Eindruck, dass es bei den genannten Interpretationskonflikten allein um solche zwischen religiösen und reduktionistischen Deutungen gehe, wird zu zeigen sein, dass es um viel mehr als nur um die Frage nach einer postmortalen Existenz geht.

1 Erlebnis- und Deutungsprozesse

Ausgangspunkt unserer Untersuchung sind „Wirklichkeitserzählungen“[112], die Seelsorgenden, Angehörigen oder Freunden anvertraut wurden. Von visionärem Erleben zu erzählen, fällt oft schwer, weil die Sinndichte und der affektive Gehalt des Erlebten mit den zur Verfügung stehenden sprachlichen Mitteln nur schwer artikulierbar sind und weil man Gefahr läuft, unverstanden zu bleiben oder pathologisiert zu werden. Ungeachtet dessen findet sich nicht selten ein starkes Bedürfnis, das Erlebte mitzuteilen. Was nicht artikuliert, mitgeteilt und zumindest ansatzweise verstanden werden kann, wirkt irritierend wie ein Stachel in der Ferse. Die Frage, wie solches Erleben zu verstehen ist, stellt sich zunächst den Betroffenen selbst. Sie stehen vor der Aufgabe, dem Erlebten Sinn abzugewinnen und ihn für sich und andere kommunikabel zu machen. Der lange Weg des Verstehens, der mit visionärem Erleben seinen Anfang nimmt und sich manchmal über Jahre hinzieht, soll in den folgenden Abschnitten in Einzelschritten nachgezeichnet und untersucht werden.

1.1 Erleben und Bezeugen

Mit Ausnahme jener Sterbebettvisionen, die simultan zum visionären Vollzug mitgeteilt werden, geschieht die Versprachlichung visionären Erlebens aus einem mehr oder weniger großen zeitlichen Abstand heraus. Was Menschen in Todes-

112 Ich übernehme diesen Begriff von Klein/Martinez, *Wirklichkeitserzählungen.*

nähe widerfährt, kommt meist sehr verzögert zur Sprache. Es ist zu vermuten, dass sperrige und schwer mitteilbare Widerfahrnisse in ihrer sprachlichen Darstellung unversehens stereotypisiert werden. Das kann auch dadurch geschehen, dass man schwer artikulierbare Erlebnismomente im Dunkel des vorsprachlichen Erlebens belässt oder das Erlebte in feststehende Deutungshorizonte einpasst. In beiden Fällen wird die Irritationskraft der bezeugten Widerfahrnisse neutralisiert. Zur Normalisierung kann auch die empirische Erforschung selbst beitragen. Der Kluft zwischen widerfahrender Todesnähe, dem darin auftretenden imaginativen Erleben und seiner Versprachlichung wurde jedenfalls bisher ebenso wenig Aufmerksamkeit geschenkt wie der Kreativität, die der sprachlichen Bezeugung innewohnt. Für ein differenziertes Verständnis der betreffenden Phänomene dürfte es sinnvoll sein, zwischen *vorgängigem Widerfahrnis, responsorischem Erleben* und *nachträglicher Bezeugung* zu unterscheiden. Ich veranschauliche diese Unterscheidung an exemplarischen Berichten von Betroffenen.

Der Einfachheit halber konzentriere ich mich zunächst auf eine einzige Form visionären Erlebens: die Nahtoderfahrung. Um den Diskussionshorizont zu erweitern, untersuche ich bereits veröffentlichte Erlebnisberichte, die mit voneinander abweichenden Selbstdeutungen verknüpft sind. Der erste stammt vom US-amerikanischen Neurologen Ernst A. Rodin, der zweite vom französischen Literaturwissenschaftler Jacques Lusseyran, der dritte vom ungarischen Schriftsteller Péter Nádas. Im nächsten Abschnitt werden diese Zeugnisse durch jene des britischen Philosophen Alfred Ayer und der Mormonin Betty Eadie ergänzt. Obwohl sich die bezeugten Erlebnisse berühren, werden sie von den Betroffenen unterschiedlich interpretiert. Rodin steht exemplarisch für eine reduktionistische Selbstdeutung, Lusseyran und Eadie für eine religiöse, Nádas für eine agnostische und Ayer für eine atheistische mit parapsychologischem Einschlag.

1.1.1 Ernst A. Rodin: Nahtoderfahrungen als glückliche Illusionen

Die Nahtoderfahrung, die ihm im Frühling 1953 während einer Lungenoperation widerfuhr, beschreibt Rodin als einen der intensivsten und glücklichsten Momente seines Lebens. Die Erfahrung ereignete sich in seinem 28. Lebensjahr. In inhaltlicher Hinsicht ist Rodins Bericht äußerst knapp. Ein Gefühl unglaublicher Freude habe ihn erfüllt – verbunden mit der absoluten Gewissheit: „Es ist vorbei, und es ist wunderbar.“[113] Unmittelbar danach sei es ihm ergangen wie vielen Betroffenen. Überzeugt davon, für kurze Momente in den Himmel geblickt zu haben, sei ihm die Rückkehr ins Leben schwergefallen. Seine Erfahrung betrachtete er zunächst als

113 Rodin, *The Reality of Death Experiences*, 259 (meine Übers.).

etwas Heiliges. In den darauf folgenden Jahren veränderte sich seine Selbstdeutung jedoch grundlegend. In dem 1980 veröffentlichten Bericht führt Rodin seine Erfahrung auf eine toxische Psychose zurück, die durch einen akuten Sauerstoffmangel hervorgerufen worden sei. Das Glück, das er damals erlebte, sei ein illusionäres Gefühl gewesen, insofern es in einer rein „subjektiven Realität" gründete. Im Hinblick auf sein Sterben wagt Rodin die folgende Prognose: „Trotz meiner heutigen Einsicht, dass diese Visionen und Glaubensvorstellungen völlig falsch sein werden, weiß ich, dass ich sie als die volle Wahrheit akzeptieren werde, wenn die Zeit dafür gekommen ist."[114]

In einer Antwort auf Leserreaktionen nuanciert Rodin im darauf folgenden Jahr einige Aspekte seiner Darstellung. Zum einen ergänzt er seinen neurologischen Erklärungsversuch durch die Vermutung, in Nahtoderfahrungen würden die Erlebnisse der Geburt reaktiviert. Zum andern vertritt Rodin die Ansicht, seine Deutung sei sowohl mit buddhistischen als auch christlichen Vorstellungen vereinbar. Betone doch auch die buddhistische Tradition den subjektiven Charakter der Erscheinungen in Todesnähe, während die christliche Tradition davon ausgehe, dass das Himmelreich im Innern des Menschen zu finden sei.[115] Aus dem Kontext lässt sich erschließen, dass Rodin sich diese religiösen Deutungen nicht zu eigen macht.

Bemerkenswert an Rodins Bericht ist, dass er in sich vereinigt, was sich sonst auf mehrere Personen verteilt.[116] Die Kluft zwischen seinem responsorischen Erleben („Es ist vorbei, und es ist wunderbar") und seiner neurologischen Selbstinterpretation tritt scharf hervor. Die reduktionistische Erklärung, die er aus einer distanzierten neurowissenschaftlichen Perspektive vertritt, steht in Spannung zur Bedeutung, die er seinem Erleben zunächst beimaß. Das erlebte Glück wird nachträglich als illusionär disqualifiziert. Die Dominanz der erklärungsorientierten Perspektive bewirkt auch, dass Erfahrungsgehalt und -form nicht weiter dargestellt und exploriert werden. Die neuropsychologische Erklärung ist „abschließend". Eine deutende Zuwendung zum inhaltlich Erlebten scheint sich damit zu erübrigen. Die Frage nach dem Sinn des Erlebten kommt erst in den Blick,

---

114 Ebd. 262. Rodin stellt sich auch auf die Möglichkeit einer angstvollen Nahtoderfahrung ein: „There is no way of knowing whether our individual brain in its last moments will send us to celestial spheres or into the biblical bottomless pit."

115 Rodin, *A reply to commentaries*, 16.

116 Rodin steht damit nicht alleine da. Auch der deutsche Neurowissenschaftler Gerhard Roth beschreibt seine Nahtoderfahrung, die ihm im Alter von 29 Jahren widerfuhr, als den vielleicht glücklichsten Moment seines Lebens. Wie Rodin betrachtet er diese Erfahrung als tröstliche Illusion (vgl. Plüss, *Zurück im Leben*).

als Rodin sich mit kritischen Reaktionen auf seinen Bericht auseinanderzusetzen hat.

1.1.2 Jacques Lusseyran: Nahtoderfahrung als Verdichtung des Lebens

Ganz anders berichtet Jacques Lusseyranvon seinem Erleben in Todesnähe. Seine beiden Erfahrungsberichte erscheinen Jahre vor der durch Elisabeth Kübler-Ross und Raymond Moody ausgelösten Popularisierung von Nahtoderfahrungen.[117] Lusseyran, der im Alter von acht Jahren erblindete und sich nach Ausbruch des Zweiten Weltkriegs in der Résistance engagierte, wurde 1943 verhaftet und einige Monate später ins Konzentrationslager Buchenwald verschleppt. Die Nahtoderfahrung, die ihm dort während einer lebensbedrohlichen Erkrankung widerfuhr, lasse sich nicht in Worten ausdrücken.[118] Diese Aussage steht in Spannung zu den beiden Berichten, in denen Lusseyran seine Erfahrung minutiös dokumentierte und reflektierte. Lusseyran vermerkt zunächst den Kontrollverlust, die Schmerzen und Ängste des Todeskampfes: „Ich sah, wie ein Organ meines Körpers nach dem anderen abschaltete oder die Kontrolle verlor, zuerst die Lungen, dann die Gedärme, dann die Ohren, alle Muskeln und schließlich das Herz, das sich nur noch ungenügend zusammenzog und ausdehnte, mich mit einem einzigen gewaltigen Geräusch erfüllte.“[119] Um die intensive Glückserfahrung, die sich daran anschließt, zu beschreiben, wählt Lusseyran eine metaphorisch durchformte Sprache:

> Ich habe noch nie so intensiv gelebt. Das Leben war eine Substanz in mir geworden. Sie drang mit einer Kraft, die tausendmal stärker war als ich, in meinen Käfig ein. [...] Sie kam wie eine hell schimmernde Welle, wie eine Liebkosung von Licht, auf mich zu. Ich konnte sie jenseits meiner Augen und meiner Stirn, jenseits meines Kopfes wahrnehmen. Sie berührte mich, schlug über mir zusammen; ich ließ mich auf ihr treiben. Aus der Tiefe meines Erstaunens stammelte ich Namen, oder nein, ich sprach sie sicher nicht aus, sie erklangen von selbst: „Vorsehung, Schutzengel, Jesus Christus, Gott.“[120] Ich versuchte nicht, nachzudenken. Für Metaphysik war noch viel Zeit! Ich sog an der Quelle. Und dann trank ich, noch und noch! Diesen himmlischen Fluß wollte ich nicht lassen! Ich erkannte ihn übrigens gut wieder. Er war bereits einmal zu mir gekommen, gleich nach meinem Unfall, als ich gemerkt hatte, daß

---

117 Eine gekürzte deutsche Fassung des 1954 publizierten Textes *La mort devient la vie* erschien auf Deutsch unter dem missverständlichen Titel *Der Tod wird leben.* Auch in Lusseyrans Autobiografie *Das wiedergefundene Licht*, aus der ich ausführlich zitieren werde, nimmt die Nahtoderfahrung eine Schlüsselstellung ein.

118 Lusseyran, *Das wiedergefundene Licht*, 218.

119 Ebd.

120 In seinem früheren Zeugnis hatte es geheißen: „Worte noch, Namen gingen mir durch den Kopf: Gott, das Spirituelle, das innere Leben“ (Lusseyran, Der Tod wird leben, 102).

> ich blind war. Es war dasselbe, stets dasselbe: *das* Leben, das mein Leben schützte. Der Herr hatte Mitleid mit dem armen Kerl, den er hier so hilflos liegen sah. Es ist wahr: Ich konnte mir nicht selbst helfen. Niemand kann sich selbst helfen, ich wusste es jetzt. Die SS, all die, die Macht besaßen, auch nicht. Das ließ mich lächeln. Aber es gab da etwas, das an mir lag: die Hilfe des Herrn nicht zurückzuweisen. Diesen Hauch, mit dem er mich übergoß. Es war der einzige Kampf, den ich zu führen hatte – ein schwerer und wunderbarer Kampf zugleich. Ich durfte nicht zulassen, daß die Angst meinen Körper überfiel. Denn Angst tötet, Freude aber schenkt Leben.[121]

In Lusseyrans Bericht verweben sich Passivität und Aktivität. Zunächst erleidet er einen Kontrollverlust. Er registriert, wie seine Organe versagen. Die leidvolle Passivität wird von einer überaus glücklichen abgelöst: dem Widerfahrnis eines liebkosenden Lichts, das sich zugleich als lebensspendende Quelle herausstellt. Es weckt eine Fülle kognitiver und volitiver Aktivitäten. Das responsorische Erleben wird von Lusseyran breit entfaltet. In den Augenblicken visionären Erlebens geschieht vieles gleichzeitig: Er erinnert sich spontan an seine Erblindung mit acht Jahren; er stammelt Namen; er lässt sich auf der Welle des Lichts treiben; er kämpft gegen seine Angst und um Hingabe. Dass Menschen inmitten von unkontrollierbaren Ereignissen sich als sehr aktiv erleben, ist ein Paradox visionären Erlebens in Todesnähe, auf das ich zurückkommen werde. Zu den Entscheidungen, die Lusseyran in ekstatischem Zustand fällt, gehört nicht zuletzt jene, die reflexive Analyse des aktuell Erlebten auf später zu verschieben. Die Differenz zwischen visionärem Widerfahrnis und nachträglichem Verstehen kündet sich in der Erfahrung selbst an.

1.1.3 Péter Nádas: Nahtoderfahrung als Schauereignis

An diesem Punkt trifft sich Lusseyrans Darstellung mit Nádas' 2004 veröffentlichtem Bericht. Er vergegenwärtigt die Erfahrungen, die er am 28. April 1993 im Zusammenhang mit einem Herzinfarkt machte. Ähnlich wie Lusseyran registriert der ungarische Schriftsteller das allmähliche Versagen seiner körperlichen Vitalfunktionen. Während des Infarkts sei er „unkontrollierbar woandershin" gerutscht.[122] Dem verwirrenden Charakter des Erlebens entspricht die nachträgliche Mühe erzählender Vergegenwärtigung. Die metaphorische Rede von „Höllenhunden"[123] und höllischem Stimmengewirr[124] verbindet das eine mit dem andern. Während Lusseyran sich in erlebter Todesnähe entschied, die distanzschaffende

---

121 Lusseyran, *Das wiedergefundene Licht*, 218 f.
122 Nádas, *Der eigene Tod*, 35.
123 Ebd. 36.
124 Ebd. 60.

Reflexion auf später zu verschieben, schildert sich Nádas als jemand, der sich selbst mit einer gewissen Indifferenz beobachtet:

> Das Hinüberwechseln, das Hinausbefördern, die Bewegung, die Veränderung des Raums geschieht zum ersten Mal [...]. Trotzdem hat vieles einen Namen. Nicht alles. Mit der Erfahrung eines an begrifflichem Denken reichen Lebens blicke ich auf das zurück, woran ich mangels Begriffen nicht denken kann, denn es geschieht ja zum ersten Mal. Nicht mit meinen Begriffen fasse ich auf, was ich erstmals erlebe, sondern lasse die Erfahrung des Abstrahierens arbeiten. Worüber sich in der diesseitigen Sprache sagen ließe, daß es mich kosmisch überrascht hat. Denn folglich gibt es abstraktes Denken auch jenseits der Ebene des begrifflichen Denkens.[125]

Anders als die meisten Erzählungen von Nahtoderfahrungen konzentriert sich dieser Bericht auf die Erlebnis*form*. Was Nádas beschreibt, kommt dem nahe, was die Theologie seit Augustinus als intellektuelle Schau bezeichnet. Er spricht von einer intuitiven Einsicht jenseits diskursiven Denkens, von einem Wahrnehmen, das sich vom sprachlichen Erfassen gelöst hat: „Die zur Erklärung des Phänomens notwendigen Stichworte fehlten im Bewußtsein".[126] Anders als bei Rodin und Lusseyran nehmen Erinnerungen in Nádas' Erleben viel Raum ein. Einen „Lebensfilm" habe er jedoch nicht erlebt. Für seine eigene Erfahrung passe diese Metapher jedenfalls nicht. Sie lege eine Logik der Sukzession nahe, die sich im Erleben selbst nicht finde: „Im Augenblick des Todes laufen die Ereignisse des Lebens innerlich noch einmal ab, pflegt man das mangels einer besseren Formulierung zu nennen. Ehrlich gesagt läuft gar nichts ab. Aber man kann sie endlich klar überblicken, denn in der Zeitlosigkeit hat auch die Erinnerung keinen Platz."[127]

Die enge Verknüpfung von genauer Erlebnisschilderung und gedanklicher Verarbeitung geben Nádas' Text einen schwebenden Charakter. An vielen Stellen ist schwer zu entscheiden, ob es sich um Spontandeutungen handelt, die sich bereits während des Erlebens einstellten, oder um eine nachträgliche Reflexion. Obwohl er sich zu religiösen Interpretamenten distanziert verhält, unterstreicht Nádas die Sinnhaftigkeit des Erlebten und unterscheidet sich darin von Rodin. Nicht das in Todesnähe Erfahrene und Eingesehene ist in seinen Augen illusionär, sondern die Verabsolutierung alltäglicher Selbst- und Weltwahrnehmung.

125 Ebd. 69.
126 Ebd. 72.
127 Ebd. 67f.

1.1.4 Widerfahrnis, responsives Erleben und sprachliche Bezeugung

Lusseyrans und Nádas' Berichte stehen unter dem Vorbehalt, in unzureichenden Worten und Bildern ein Widerfahrnis nachzubuchstabieren, das sich einer angemessenen Darstellung entzieht. Die Kluft zwischen vorgängigem Erleben und nachträglicher Bezeugung wird in diesen Texten durch deutliche sprachliche Signale in Erinnerung gehalten. Sie widerstehen der Tendenz, im Rückgriff auf gängige Beschreibungsmuster die Bruchstellen zwischen Erzählung und Erzähltem zu glätten. Das unterscheidet sie von vielen anderen Berichten von Nahtoderfahrungen. Dass in solchen Berichten nur selten auf die Unzulänglichkeit der verwendeten Sprachformen reflektiert wird, dürfte mit den besonderen Zügen dieser Erfahrungen zu tun haben. Anders als Träume, die oft als rätselhaft erlebt werden, erscheinen Nahtoderfahrungen, inhaltlich betrachtet, nicht als deutungsbedürftig. Das auf luzide Weise Erlebte wirkt glasklar. Es gibt wenig Anlass zur Interpretation. Das wiederholt sich, auf einer anderen Ebene, im Deutungsstreit, der sich entfacht, sobald es um eine grundsätzliche Erklärung des Phänomens geht. Während sich für Interpreten wie Rodin, die vom illusionären Charakter des Erlebten überzeugt sind, eine detaillierte Auslegungsarbeit erübrigt, neigen jene, die darin den Beweis für eine „andere" Wirklichkeit sehen, zu Sprachformen, die deskriptive Genauigkeit suggerieren. Der metaphorische Charakter der gewählten Sprache wird dabei ebenso verdeckt wie die Vieldeutigkeit des Erlebten.

Die bereits mehrfach erwähnten Schematisierungen der Nahtodforschung dürften das ihre zu dieser Verdeckung beigetragen haben. Moodys Standardmodell wirkt auf die Weise zurück, wie Betroffene das von ihnen Erlebte rekonstruieren und kommunikativ präsentieren.[128] Die Komplexität des Erlebten zeigt sich dort, wo es möglich ist, es im Gespräch zu explorieren. Was beispielsweise als „Tunnelerfahrung" benannt wird, kann sich auf Rückfrage hin als Erleben erweisen, das den Vergleich mit dem Durchqueren eines Tunnels nur von fern nahelegt.[129] Pam Reynolds, deren Nahtoderfahrung in der Forschung intensiv diskutiert wurde, formuliert es vorsichtig: „Es kam mir wie ein Tunnel vor, aber dann war es doch kein Tunnel."[130]

Nicht nur die Differenz zwischen responsivem Erleben und seiner sprachlichen Bezeugung findet in der Diskussion kaum Beachtung, sondern auch jene zwischen widerfahrener Todesnähe und responsorischem visionärem Erleben. An den zitierten Vignetten lässt sich zeigen, dass beides nicht immer miteinander

---

128 Knoblauch, *Gelebte Allegorien*, 269.

129 Auf das Problem der Kategorie des ‚Tunnels' machen auch Kellehear, *Experiences Near Death*, 35 und Fox, *Religion, Spirituality and the Near-death experience*, 98 ff. aufmerksam.

130 Zit. nach van Lommel, *Endloses Bewusstsein*, 187.

verknüpft ist. So gibt es einerseits Nahtoderfahrungen ohne visionäres Erleben (Vignette 3.1) und andererseits solche, in denen das Todesnähebewusstsein fehlt (Vignette 3.13). Sofern es zutrifft, dass visionäres Erleben auf Todesnähe *antwortet*, ist damit zu rechnen, dass diese auf vorbewusste Weise wahrgenommen wird. Das Verhältnis zwischen widerfahrener Todesnähe und darauf antwortendem visionärem Erleben gleicht jenem zwischen wachbewusstem Erleben (oder vorbewusstem Wünschen) und dem darauf antwortenden Traumerleben. Zu sagen, dass der Traum der „Hüter des Schlafes" sei, heißt noch nicht, seinen Sinn auf diese Funktion zu begrenzen und darauf zu verzichten, sich seinen Inhalten zuzuwenden. Dasselbe dürfte für visionäres Erleben in Todesnähe gelten. Die Vermutung, dass es einen funktionalen Sinn erfüllt, bedeutet nicht, zu meinen, damit schon alles über das Sinnereignis visionären Erlebens in Todesnähe gesagt zu haben.

Konstruktivistische Interpretationen, die visionäres Erleben der wirklichkeitsbildenden Kraft des menschlichen Geistes und seinen „ways of worldmaking"[131] zuschreiben, geben dem Sinngehalt des Erlebten deutlich mehr Gewicht. Sie tendieren jedoch zu einem mentalistischen Reduktionismus. Wer visionär erlebt, hat aus ihrer Sicht „Bilder im Kopf". Dagegen steht, dass die Berichte oft in intensiver Weise von leibkörperlichem Erleben sprechen. Sie bezeugen Widerfahrnisse, die den mentalen Aktivitäten, dem Meinen und Wollen, vorausgehen und nicht darauf reduziert werden sollten.[132] Was sich in erzählender Vergegenwärtigung zeigt, hat den Charakter eines Pathos, das nicht leichthin in vorab bestehende Sinnzusammenhänge integrierbar ist und sich deshalb auch dem verstehenden Zugriff widersetzt. Zwar werden Nahtoderfahrungen immer in bestimmten kulturell geformten Horizonten *gemacht;* und es ist kaum zu bestreiten, dass sie durch sie *geprägt* sind. Doch ist das nur die eine Seite. Visionäres Erleben ist auch horizontüberschreitend. Es gehört zu jenen Widerfahrnissen, die mitgebrachte Vorannahmen irritieren und mitunter zu weitreichenden Transformationen des Selbst- und Weltverstehens führen. Gegenüber den Erzählungen und Beschreibungen, die responsiv hervorgebracht werden, besitzt visionäres Erleben in Todesnähe einen Überschuss an Sinn oder Widersinn.

Das sollte man auch im Auge behalten, wenn man der Frage nachgeht, welche *biologische* Funktion die untersuchten Erlebnisformen haben. Wenn es stimmt, dass das Träumen eine psychische Ressource darstellt, drängt es sich dann nicht auf, beim visionären Erleben in Todesnähe dasselbe zu vermuten? Es wäre dann

---

131 Das geisteswissenschaftliche Potential dieses Leitgedankens Nelson Goodmans entfalten Nünning/Nünning, *Ways of Worldmaking as a Model for the Study of Culture.*

132 Vgl. Waldenfels, *Bruchlinien der Erfahrung*; Stoellger, *Passivität aus Passion*; Peng-Keller, *Alte Passionen im neuen Leben.*

als palliative Imagination zu verstehen, als Heilschlaf und nicht als toxische Psychose. Das kann weiter differenziert werden. Mit Blick auf sein oneiroides Erleben nach einer Herztransplantation weist der Zürcher Kunsthistoriker Peter C. Claussen auf die belebende Kraft hin, die auch belastenden Erlebnisinhalten innewohnt: „In meinem Fall wurden die vorhandenen Kräfte unterstützt, eine Depression und vielleicht das völlige Absinken der Lebensgeister vermieden. Die Unterstützung erfolgte [...] auf vielfältige Weise kompensierend, mit emotional eindringlichen Situationen".[133] Was auch immer die Bedeutung visionären Erlebens im Einzelnen sein mag: Es ermöglicht in Todesnähe Selbstdistanz und – in einer passivischen Form[134] – Selbstbestimmung.

In Gestalt von mündlichen oder schriftlichen Berichten wird visionäres Erleben in Todesnähe in mehr oder weniger kreativer Weise bezeugt. Ein schöpferischer Zug ist dem Erzählen nicht allein durch die Suche nach passenden Worten und Bildern eigen, sondern ebenso durch das Bemühen, das Erlebte narrativ zu ordnen. Der Versuch, mit hergebrachten Ausdrucksmitteln visionäre Grenzerfahrungen zu artikulieren, unterliegt dem von Merleau-Ponty beschriebenen Paradox des schöpferischen Ausdrucks, weder reine Nachbildung noch pure Nachschöpfung zu sein. Visionsberichte sind, wie alle Erzählungen, selektiv und interpretativ. Sie bezeugen ein Widerfahrnis, das sich dem Versuch, es sprachlich einzuholen, zumindest teilweise entzieht. Dennoch treten die Berichte mit dem Anspruch auf, *keine* Fiktionen zu sein, sondern das Erlebte wenn auch unvollkommen, so doch *authentisch* zu bezeugen. Um einen solchen Anspruch im konkreten Fall zu legitimieren, bedarf es spezifischer Anhaltspunkte, die für die Verlässlichkeit des jeweiligen Zeugnisberichts sprechen. Lassen sich solche finden? Um mich einer Antwort anzunähern, betrachte ich zwei Nahtoderfahrungsberichte, deren Authentizität höchst umstritten ist. Sie stammen von Alfred Ayer und Betty Eadie.

1.1.5 Alfred Ayer: Selbstzeugnisse eines „born again atheist"

In zwei kürzeren Beiträgen, die wenige Monate vor seinem Tod veröffentlicht wurden, berichtete der britische Philosoph Ayer von einer Nahtoderfahrung, die ihn einige Monate zuvor während eines Spitalaufenthaltes überrascht habe. Während eines Erstickungsanfalls sei er in einer visionären Episode mit einem extrem hellen roten Licht konfrontiert worden. Er habe sich davon abgewendet,

---

133 Claussen, *Phänomenologie und Sinn oneiroiden Erlebens*, 146.

134 Zum Konzept einem selbstbestimmten Sich-bestimmen-Lassen: Seel, *Aktive und passive Selbstbestimmung*; ders., *Sich bestimmen lassen*; ders., *Grenzfälle der Selbstbestimmung*; Peng-Keller, *Alte Passionen im neuen Leben*, 342ff.

doch sei es auch dann noch schmerzlich gewesen. Während seines Erlebens sei er überzeugt gewesen, dieses Licht würde das Universum regieren. Damit verbanden sich weitere kosmologische Ideen: dass die Verwaltung des Weltraums an zwei Geschöpfe delegiert worden war und aufgrund deren Nachlässigkeit alles aus den Fugen geraten sei. Daran knüpfte sich für Ayer das Gefühl eines persönlichen Auftrags: „Ich hatte das Gefühl, dass es an mir läge, die Dinge ins Lot zu bringen. Ich hatte auch die Absicht, einen Weg zu finden, das schmerzliche Licht zum Erlöschen zu bringen." Am Ende stand das Gefühl, in beiderlei Hinsicht gescheitert zu sein.

In den beiden Berichten finden sich zwar keine Hinweise auf eine inhaltliche Deutung des Erlebten, doch bezeugen sie, dass Ayer intensiv damit beschäftigt war, das Erlebte einzuordnen und mit seinen philosophischen Überzeugungen in Einklang zu bringen. Im ersten Text kreisen seine Überlegungen um die Frage, ob es einen Beweis für das Weiterleben nach dem Tod oder die Existenz Gottes darstellt. Sein Fazit: „Meine jüngsten Erfahrungen haben zwar meine Überzeugung geringfügig verändert, dass mein wirklicher Tod, der bald fällig ist, mein Ende sein wird (obwohl ich weiterhin hoffe, dass das der Fall sein wird). Meine Überzeugung, dass es keinen Gott gibt, haben sie nicht geschwächt."[135]

Im wenig später publizierten *Postscript to a Postmortem* präzisierte Ayer: Geschwächt worden sei nicht seine Überzeugung, dass es kein Leben nach dem Tod gebe, sondern seine unflexible Haltung diesbezüglich. Vermutlich sei sein Erlebnis durch noch vorhandene Hirnaktivitäten bedingt gewesen.[136] An anderem Ort versichert Ayer, er habe niemals im Geringsten daran gezweifelt, lediglich etwas Merkwürdiges geträumt zu haben.[137] Das auffällige Bemühen Ayers, das Erlebte mit seinen bisherigen Überzeugungen zu vereinbaren, weckt die Frage nach der Zuverlässigkeit seiner Berichte. Nach den vorliegenden biografischen Dokumenten erscheint Ayer jedenfalls kein besonders zuverlässiger Zeuge zu sein. Selbst enge Weggefährten Ayers bemerkten, dass er es mit der Wahrheit in persönlichen Angelegenheiten nicht immer so genau nahm. Vergleicht man Ayers schriftliche Selbstzeugnisse mit seinen mündlichen Selbstaussagen, so stößt man auf markante Abweichungen. Traut man den zuverlässigen Recherchen seines Biographen Ben Rogers, war Ayer unmittelbar nach seiner Erfahrung zutiefst erschüttert und in seinen Ansichten verunsichert.[138] Der zuständige Arzt berichtet später, Ayer habe ihm mitgeteilt, ein göttliches Wesen gesehen zu haben.[139] Dass

135 Ayer, *That Undiscovered Country*, 204 (meine Übersetzung).
136 Ayer, *Postscript to a Postmortem*, 205 (meine Übersetzung).
137 Rogers, *Ayer*, 248.
138 Rogers, *Ayer*, 248.
139 Cash, *Did atheist philosopher see God when he ‚died'?*

seine Überzeugungen zumindest kurzzeitig ins Wanken gerieten, bezeugte Ayer indirekt dadurch, dass er sich einige Monate nach seiner Nahtoderfahrung selbstironisch als „a born again atheist" bezeichnete.[140] Angesichts der vorliegenden Quellen ist es wahrscheinlich, dass Ayer seine Nahtoderfahrung zunächst in anderer Weise deutete und dies später, anders als Rodin, zu vertuschen suchte.

1.1.6 Betty Eadie: eine mormonische Nahtoderfahrung?

Während Ayer seine spontane Selbstdeutung später nicht nur revidierte, sondern sie auch verschwieg, fragt es sich bei Betty Eadie, ob sie das Erlebte nicht nachträglich ausschmückte. Die Genese ihres Berichts ist komplex. Nach ihrer zweiten Nahtoderfahrung, datiert auf den 20. November 1973, begann Eadie in mormonischen Zusammenkünften davon zu sprechen. Eine begeisterte Zuhörerin erstellte daraufhin eine 16-seitige maschinengeschriebene Nachschrift, die später in die Hand eines mormonischen Verlegers kam. Dieser erwarb sich für 50.000 Dollar die Rechte für das künftige Buch und beteiligte sich intensiv an dessen Entstehung. Das 1992 erstmals erschienene Buch *Embraced by the Light* stand siebzig Wochen lang auf der Bestsellerliste der New York Times und machte die Autorin weltberühmt. Das Buch veränderte sich nach der ersten Auflage markant. Richtete sich die erste Auflage ausdrücklich an Mormonen, wurden in späteren Auflagen alle direkten Bezüge zu dieser Gemeinschaft gestrichen. In einem Interview erklärte die katholisch getaufte Eadie, im Jenseits sei ihr zwar gesagt worden, die Kirche der Mormonen sei die wahrste Kirche auf Erden, doch habe sie das nicht in ihr Buch aufgenommen, weil das Buch an alle und nicht nur an Mormonen gerichtet sei.[141]

Scharf kritisiert wurde das Buch von evangelikaler Seite. Eadie, so der Vorwurf, habe ihre Zugehörigkeit zu den Mormonen verheimlicht, um deren Ideen umso besser verbreiten zu können. Doch gab es auch kritische Stimmen aus den eigenen Reihen, die in Eadies Buch einen New-Age-Komplott *gegen* die Mormonen sahen.[142] Aber auch von Vertretern des New Age wurde die Zuverlässigkeit des Berichtes in Frage gestellt.[143] Die kritischen Nachfragen bezogen sich hier sowohl auf den mormonischen Einfluss als auch auf die populäre Aufbereitung des Berichts.

---

140 Rogers, *Ayer*, 248. Die Doppeldeutigkeit („wiedergeboren" kann sich auf eine erneute Bekehrung zum Atheismus wie auf die medizinische Wiedererweckung beziehen) dürfte gewollt sein.

141 Introvigne, *La costruzione sociale delle near-death experiences*, 85.

142 Ebd. 84 f.

143 Ring, *Religious Wars in the NDE Movement*, 230 ff. Ring wirft Eadie vor, „the flames of religious controversy in the NDE movement" entzündet zu haben (230).

Wie ist Eadies Bericht angesichts seiner komplizierten Entstehungsgeschichte zu beurteilen? In seiner Analyse des Buches argumentierte der italienische Soziologe Massimo Introvigne, die Beantwortung dieser Frage hänge davon ab, ob man Eadies Anspruch, eine Offenbarungsschrift vorzulegen, grundsätzlich akzeptiere oder ob man das Buch als moralische Parabel lese. Wenn man, wie er selbst, davon ausgehe, dass alle Nahtoderfahrungen und die sie bezeugenden Berichte kulturell geformte Konstruktionen darstellen, erübrige sich die Frage nach der Verlässlichkeit.[144] Introvigne übersieht die Möglichkeit differenzierter Stellungnahmen. Man kann bezweifeln, dass solche Nahtoderfahrungsberichte zuverlässige Informationen über eine jenseitige Welt vermitteln, und sie dennoch als mehr oder weniger zuverlässige Schilderungen des Erlebten betrachten. Sofern man es grundsätzlich für möglich hält, aus mündlichen oder schriftlichen Berichten Informationen über das Erleben in Todesnähe zu gewinnen, ist es unerlässlich, nach der Zuverlässigkeit des Berichteten zu fragen und konkrete Erfahrungszeugnisse von den in ihnen bezeugten Erfahrungen zu unterscheiden. Durch diese Unterscheidung wird methodisch herausgestellt, dass es zum einen um Widerfahrnisse geht, die sich gegenüber den Versuchen, sie zur Sprache zu bringen, sperrig verhalten, und zum andern um Berichte, die keine objektiven Beschreibungen, sondern Zeugnisse darstellen, für die die Berichtenden mit ihrer Person einstehen. Ihnen eignet eine performative und ethische Qualität, die differenzierte Stellungnahmen erlaubt.

1.1.7 Authentische Berichte?

Berichte von visionärem Erleben in Todesnähe sind mit Traumberichten vergleichbar, deren Struktur in den letzten Jahrzehnten intensiv erforscht wurde. Zu den unbestrittenen Resultaten dieser Forschung gehört die Einsicht, dass das Erlebte in der erzählenden Rekonstruktion transformiert wird und *als Traum* neu entsteht. Traumberichte collagieren die erinnerbaren Fundstücke dessen, was träumend erlebt wurde, in statischer Weise oder episodischer Reihung.[145] Der Berichtende präsentiert nach Brigitte Boothe eine narrative Baustelle: „Was er

144 Introvigne beruft sich u. a. auf Carol Zaleski, die in ihrer umfassenden Studie *Nah-Todeserlebnisse und Jenseitsvisionen* eine ähnliche Position vertrat. Allerdings hat Zaleski diese danach weiter differenziert. In ihren späteren Texten vertritt sie einen theologischen Realismus, der angesichts der Neigung des Menschen, sich selbst zu täuschen, zu Zurückhaltung mahnt: „My default setting when it comes to visionary testimony is at once sympathetic and sceptical. The right to believe is precious; the capacity for self-deception is boundless. My belief in life after death rests on entirely different grounds" (Zaleski, *Slow-Motion Conversion*, 21).

145 Boothe, *Traummitteilung*.

mitteilt, ist keine richtige Geschichte, aber eine, die es werden könnte."[146] Angesichts der häufigen Erfahrung, dass Einzelaspekte des Traumes durch behutsames Nachfragen plötzlich wieder bewusst werden, legt sich auch die archäologische Metaphorik nahe. Die Traumkommunikation gleicht einer sorgsamen Grabung, bei der ein Fundstück nach dem anderen gemeinsam betrachtet wird. Das Bruchstückhafte und Rätselhafte des Berichteten rufen nach Deutung und Kommentar. Traumkommunikation ist zunächst „ungesättigtes" Sprechen. Es oszilliert zwischen befremdetem oder staunendem Berichten und erzählerischer Aneignung und tendiert zur Transformation ungeordneter Trauminhalte in eine schlüssige Narration.[147]

Die Authentizität eines Traumberichts wird von doppelter Seite angefochten: zum einen durch *Probleme der Erinnerung*, zu denen die Ungewissheit gehört, ob man sich an alles richtig erinnert oder das in einem anderen Bewusstseinszustand Erlebte angemessen zu vergegenwärtigen vermag; zum andern durch *Probleme der Bezeugung*, die mit sprachlichen Kompetenzen und situativen Faktoren zusammenhängen. Beides, das Erinnern wie das Bezeugen, wird von unbewussten Dynamiken beeinflusst, die Erlebnisse verdecken oder verzerren können.[148]

Hinsichtlich des ersten Problembereichs, dem des Erinnerns, gibt es zwischen flüchtigen Träumen und visionärem Erleben in Todesnähe bedeutsame Unterschiede. Letzteres zeichnet sich durch eine hochgradige Erinnerbarkeit aus. Anders als bei vielen Träumen, die oft nur bruchstückhaft und blass im Gedächtnis bleiben, geben Menschen mit Nahtoderfahrungen und oneiroiden Erlebnissen an, sie würden das visionär Erlebte detailgenau erinnern, selbst wenn es Jahrzehnte zurückliegt. Das dürfte mit dem Wirklichkeitsakzent des Erlebten zusammenhängen: Während die geträumte Welt flüchtig ist und nach dem Aufwachen als unwirklich erscheint und in sich zusammenfällt, bleibt nach Nahtoderfahrungen (und oneiroidem Erleben) der Eindruck zurück, das visionär Erlebte sei wirklicher als die Alltagswirklichkeit, in die die Erlebenden zurückgeholt wurden. Ein zweiter Unterschied besteht darin, dass in den beschriebenen visionären Erlebnisformen die Kohärenz und Kontinuität des Ich-Erlebens in viel höherem Maße gewahrt bleiben. Während die sich erinnernde Person sich oft nicht umstandslos im Traum-Selbst wiederfinden kann, ist es beim visionären Erleben eher umge-

---

146 Ebd. 138. Vgl. auch Gehring, *Traum und Wirklichkeit*, 213 f.: „Etwas ist im Werden und verschwindet, während wir es zu fixieren suchen. [...] Kommt seine feste, vermeintlich fertige Gestalt wirklich aus der Nacht? Oder halten wir lediglich die unfertige Artikulation einer mehr oder weniger schon ‚wachwirklichen' Erfahrung in Händen, die Teil eines Thematisierungsprozesses hier und jetzt sein will?"

147 Boothe/Stojković, *Communicating Dreams.*

148 Boothe/Stojković, *Communicating Dreams.*

kehrt: Das visionär erlebende (und z. T. auch reflektierende und sich entscheidende) Selbst erscheint in der Erinnerung meist als in hohem Maße authentisch. Die nachträgliche Identifikation mit dem Vision-Selbst bereitet keine Mühe und geschieht in der Regel in spontaner Weise. Ein dritter Unterschied wurde bereits weiter oben erwähnt: Das Traumerleben erscheint uns oft als rätselhaft und unverständlich, was zumindest bei Nahtoderfahrungen (anders als beim oneiroiden Erleben) meist nicht der Fall ist.

An diesem Punkt überschneiden sich die Probleme der Erinnerung mit jenen der *Bezeugung*. Eine luzide Vision scheint einfacher mitteilbar zu sein als ein rätselhaftes Traumerleben. Dass es Betroffene meist anders empfinden, dürfte mit dem außeralltäglichen Charakter des visionären Erlebens zu tun haben. Es lässt sich sprachlich schwer fassen und zieht mangels besserer Erklärung leicht den Verdacht auf sich, pathologisch zu sein. Damit verlagert und verschärft sich das Problem der Zuverlässigkeit. Was in Frage steht, ist neben der Zuverlässigkeit auch die Zurechnungsfähigkeit der Berichtenden. Havi Carel und James Kidd machen auf das ethische Problem aufmerksam, dass in klinischen Kontexten bestimmte Erzählformen großen Kredit genießen, während andere von vornherein disqualifiziert werden.[149] Berichte von einem Erleben, das unter Pathologieverdacht steht, gehören zu jenen Erzählungen, die von dieser „epistemischen Ungerechtigkeit“ betroffen sind.

Die Frage nach der Zuverlässigkeit der Zeugen entzündet sich nicht zuletzt am bereits erwähnten Sachverhalt, dass den Betroffenen selbst das visionär Erlebte in inhaltlicher Hinsicht oft gerade *nicht* als deutungsbedürftig erscheint. Vor dem Hintergrund einer breit entfalteten Traumhermeneutik fragt sich, ob das bezeugte Erleben nicht vielschichtiger, unfassbarer und vieldeutiger war, als viele Berichte es nahelegen. Haben die Berichtenden ihr Erleben nicht, ohne es zu wollen, narrativ schematisiert und vereindeutigt? Bedeutet die Wahl einer bestimmten Sprachform nicht zugleich, das Bezeugte ansatzweise zu interpretieren? In manchen der zitierten Erlebnisberichte finden sich zumindest Spuren, die auf eine Verquickung von Erlebnisschilderung und spontanen Deutungen hinweisen. So wird in Vignette 3.5 eine Nahtoderfahrung geschildert, die man als erfreulich und verheißungsvoll beschreiben kann. Aufgrund ihrer spontanen Selbstdeutung empfand Frau C. sie jedoch über Jahre hinweg als belastend.

Sucht man nach allgemeinen Merkmalen, die für die Verlässlichkeit eines Erlebnisberichtes sprechen, so kann man im Anschluss an literaturwissen-

149 Carel/Kidd, *Epistemic injustice in healthcare*; Shapiro, *Illness narratives*.

schaftliche Überlegungen[150] zwischen text*internen* und text*externen* Aspekten unterscheiden. Zu letzteren gehören die mehr oder weniger gesicherten Informationen über die berichtende Person und den Kontext, in dem der Bericht entstanden ist. Aus textexterner Perspektive erscheint die Zuverlässigkeit der Berichte Eadies und Ayers als fraglich. Unter den textinternen Anhaltspunkten sind zwei besonders hervorzuheben:[151] Zum einen dürfte ein Bericht in der Regel umso vertrauenswürdiger erscheinen, wenn er auch sperrige Erlebnisaspekte mitteilt, die nicht in den vorausgesetzten Deutungsrahmen passen und der sozialen Erwünschtheit von „schönen Geschichten" widerstreben.[152] Zum anderen spricht es für die Verlässlichkeit eines Berichtes, wenn in ihm die Problematik des Anspruchs, dem bezeugten Widerfahrnis sprachlich gerecht zu werden, reflektiert wird. Die Frage, in welchem Maße ein Bericht als verlässliche Darstellung des Erlebten betrachtet werden darf, lässt sich allerdings durch objektivierbare Kriterien allein nicht beantworten. Einen Bericht als zuverlässig zu qualifizieren, ist ein Akt der Zuschreibung, der selbst in einem bestimmten Kommunikationsgefüge situiert ist, das seinerseits einer Reflexion bedarf. Etwas als *authentische* Erzählung zu akzeptieren, ist ein zielgruppenabhängiges Phänomen.[153]

Die genannten Kriterien sind auch auf die vorliegende Untersuchung selbst anzuwenden. Wie zuverlässig sind vor dem Hintergrund der vorangehenden Überlegungen die im ersten Teil angeführten Berichte? In den meisten Fällen wurden sie uns, wie eingangs erwähnt, von klinischen Seelsorgerinnen und Seelsorgern mitgeteilt. Es handelt sich damit um Berichterstatter, die zu den Betroffenen in einer spezifischen professionellen Beziehung stehen. Sie verkörpern, was Paul Ricœur die Zeugenschaft mitfühlender und mitstreitender Begleiter nannte, der grundsätzlich vertraut werden dürfe.[154] Zugleich kann vermutet werden, dass das Setting eines seelsorglichen Gesprächs sich auf Form und Inhalt des Erzählens auswirkt.

Abgesehen von der Frage, inwiefern sich in den Berichten die spezifisch seelsorgliche Perspektive spiegelt, stellt sich das Problem der zuverlässigen

150 Nünning, *Conceptualising (Un)reliable Narration and (Un)trustworthiness*, definiert die Zuverlässigkeit von Erzählungen als Vertrauen in das Engagement und die Glaubwürdigkeit des Erzählers sowie als Vertrauen in die Angemessenheit des in der Erzählung implizierten Wissens.

151 Hinzu kommen textexterne Kriterien wie die Vertrauenswürdigkeit des Berichtenden und der kommunikative Kontext. Anonymisierte Berichte im Cyberspace haben in dieser Hinsicht einen besonders prekären Status, vgl. Langlois, *„They all see dead people—but we (do)n't want to tell you about it"*.

152 McAdams, *The redemptive self*; Lucius-Hoene, *Narratives that matter*, 113 f.

153 Weixler, *Authentisches erzählen*, 23.

154 Ricœur, *Lebendig bis in den Tod*, 20 f. Es zeichne die „Hermeneutik der palliativen Pflegemedizin" aus, dass sie Verstehen und Freundschaft fusioniere (28 f.).

Überlieferung. Die Vignetten sind das Resultat einer doppelten Erinnerung und Erzählung: Die Seelsorgenden knüpfen in ihrem erinnernden Erzählen an die Erinnerung und Erzählung der Betroffenen an. Dass in einem solchen mehrstufigen Überlieferungsprozess, der in einem störungsreichen klinischen Kontext stattfindet, die Erzählinhalte sich transformieren, ist höchst wahrscheinlich. Mit Blick auf die vorliegenden Texte muss damit gerechnet werden, dass wichtige Informationen verloren gegangen sind und inhaltliche Umakzentuierungen stattgefunden haben.

Das zeigt auch die Gegenprobe der von uns selbst durchgeführten Interviews. Erwartungsgemäß sind diese Berichte detaillierter und das geschilderte Erleben nuancierter (z. B. Vignette 4.4). Den eindrücklichsten Beleg bieten die beiden Visionsberichte von Frau C.[155], die uns zunächst durch die Nacherzählungen der Seelsorgerin zugänglich wurden, bevor Frau C. eines ihrer Erlebnisse selbst niederschrieb und ich mit ihr ein längeres Interview führen konnte. Auch wenn die Seelsorgerin uns das ihr Berichtete zuverlässig und genau weitervermittelte, fehlten in ihrer Schilderung einige wichtige Aspekte der Erlebnisse, die uns später schriftlich und mündlich direkt von Frau C. mitgeteilt wurden. Dass Frau C. von der betenden Bettnachbarin aus ihrem Nahtoderleben „zurückgeholt" wurde, davon berichtete uns die Seelsorgerin ebenso wenig wie von manchen Details des späteren oneiroiden Erlebnisses. Ob die Seelsorgerin diese Erlebnisinhalte vergessen hatte oder ob sie ihr von Frau C. während des Seelsorgegesprächs gar nicht mitgeteilt wurden, bleibt offen. Der Vergleich zwischen dem schriftlichen Bericht von Frau C. und ihrer mündlichen Darstellung desselben Erlebnisses zeigt auch eine unterschiedliche Detailgenauigkeit, was allerdings darauf zurückzuführen ist, dass ich im Interview gewisse Aspekte gezielt erfragte. Die Frage nach der Verlässlichkeit stellt sich nicht zuletzt auch dort, wo ich wie in Vignette 4.4 mündliche Berichte nacherzählend in Vignetten umgeformt habe oder wie in Vignette 3.5 den Bericht der Seelsorgerin redaktionell insofern bearbeitet habe, als ich ihn nachträglich um das Detail der betenden Bettnachbarin ergänzte, von der mir Frau C. mündlich erzählt hatte.[156]

Ob die zitierten „Wirklichkeitserzählungen" als verlässlich eingestuft werden, hängt nicht zuletzt davon ab, welchen Status man dem visionär Erlebten selbst zubilligt. Je nachdem, ob man die in einem Bericht implizierten Wirklichkeitsunterstellungen teilt oder nicht, dürfte das Urteil anders ausfallen. Bevor ich auf

155 Vignette 3.5 und 4.5.

156 Eine gesprächsanalytische Untersuchung würde vermutlich zu weiteren Einsichten führen. Vgl. dazu die Überlegungen B. Boothes zu einem gemeinsam von uns geführten Interview: dies., *Imaginatives Erleben und seine Darstellung im Gespräch*, 75 f.

diese Fragen weiter eingehen kann, müssen zunächst jene nach dem *Sinn* des Erlebten näher beleuchtet werden.

1.2 Bildsinn und Sinnbild

Bilder erzeugen Sinn – und zwar selbst dann noch, wenn sie irritieren und der sprachlichen Artikulation und dem reflexiven Verstehen Widerstand bieten. Will man den Sinn visionären Erlebens in Todesnähe besser verstehen, dürfte es hilfreich sein, dem Verhältnis von Bildsinn und sprachlichem Sinn zunächst in einem weiteren Horizont nachzugehen. Um das Verhältnis zwischen Bild und Wort kreisen intensiv geführte bildwissenschaftliche Diskussionen jüngeren Datums. Besonders bedeutsam für den vorliegenden Zusammenhang ist die darin gewonnene Einsicht, dass der bildliche Sinn kein Derivat einer sprachlichen Bedeutung darstellt.[157] Bilder eröffnen eigene „Sinnprovinzen", deren Grenzen zum wortsprachlichen Sinn unscharf bleiben. Wenn Bilder nicht sprechen, sondern etwas „stumm" vor Augen stellen, so sind sie gleichwohl mit Sprachwelten verschränkt.[158] Das zeigt sich auch im nur schwer aufzuhellenden Verhältnis zwischen visionärem Erleben und der Bildsprache von Sterbenden.[159] Visionäres Erleben äußert sich, so kann vermutet werden, spontan in bildhafter Sprache, die ihrerseits auf das Erleben zurückwirken dürfte.

Bilder erzeugen Sinn, indem sie Differenzen bilden und Atmosphären schaffen.[160] Das beginnt schon bei elementaren Formelementen. Zeichnen wir einen waagrechten Strich auf ein leeres weißes Blatt, evozieren wir einen fernen Horizont, eine Unter- und Oberwelt. Setzen wir einen Farbtupfer darauf, zaubern wir ein Wechselspiel von Vorder- und Hintergründigem aufs Papier. Bilder haben

---

157 Angehrn, *Sinn und Nicht-Sinn*, 181.

158 Angehrn, *Sinn und Nicht-Sinn*, 193 f.: „Zwischen Bild und Wort besteht eine Nichtdeckung, die sich mit einem wechselseitigen Überschuss, einem wechselseitigen Übersteigen und Zurückbleiben, verbindet. Auf der einen Seite geht das Bild über das Sagbare hinaus. [...] Die Grenze, die der Zeigehandlung im Gegensatz zum Sprechen anhaftet, ist durch das Fehlen der reflexiven und propositionalen Struktur des Logos bedingt."

159 Vgl. die Beiträge in: Peng-Keller, *Bilder als Vertrauensbrücken.*

160 Boehm, *Wie Bilder Sinn erzeugen*, 52f.: „Die Bilder repräsentieren kein abgeschlossenes Reich. Aber ihre Kultur lebt davon, dass sie die ihr innewohnende Fremdheit, ihr dichtes Schweigen und ihre anschauliche Fülle gegenüber dem fortwährenden Gemurmel der Diskurse und dem Lärm der Debatten behaupten. Jenseits der Sprache existieren gewaltige Räume von Sinn [...]."

ihr Sinngeheimnis in einer *ikonischen Differenz*.[161] Sie lassen etwas *als etwas* erscheinen. Sie machen es präsent, indem sie es gegenüber anderem hervortreten lassen. Deshalb kann man sagen: „Bilder sprechen nicht, sondern zeigen, sie machen sichtbar, lassen sehen."[162] Darin sind sie höchst kreativ: Sie formen Erlebtes um, halten Widersprüchliches zusammen, synthetisieren verschiedenartige Erfahrungswelten und lassen so neue Wirklichkeiten entstehen. Bedeutsam an Bildern ist allerdings nicht allein das, was sie ins Licht stellen, sondern ebenso, was sie im Hintergrund lassen. Dem Unbestimmten wohnt eine eigene Kraft inne, von der auch jenes lebt, was im Vordergrund steht und klar bestimmt ist.

Was sich an gezeichneten, gemalten und fotografischen Bildern ablesen lässt, gilt, bei allen Unterschieden, auch für visionäre Bildwelten. Durch symbolische Prägnanz machen sie etwas präsent. Sie lassen etwas erscheinen, und sie vermitteln auf indirekte Weise Atmosphären. Im bildhaften Erleben verdichten sich Erfahrungen und Erwartungen, Emotionen und Empfindungen. Die Kraft, die solche Verdichtungen freisetzt, gibt Bildern eine Eigendynamik, die mitunter als prekär wahrgenommen wird. Visionäres Erleben kann entgleiten. Bilder können uns überfluten und fesseln. Die fehlende reflexive Distanz zu ihnen wird dann zum Problem. Könnten wir die Bilder, die uns bedrängen, in solchen Momenten *als Bilder* und nicht als von uns unabhängige Wirklichkeiten wahrnehmen, wäre ihr Bann gebrochen. Doch genau darin liegt ihre besondere Kraft: dass sie als Medien der Sichtbarkeit fungieren, ohne als solche wahrgenommen zu werden. Wir orientieren uns durch bildhafte Vorstellungen, ohne dass wir diese selbst wahrnehmen.

Bilder deuten etwas an und weisen über sich hinaus. Sie machen sich dadurch selbst unsichtbar. Es braucht einen kritischen Abstand zu ihnen, um sie *als Bilder* wahrzunehmen. Nur so wecken sie die ausdrückliche Frage nach Sinn und Bedeutung. Der Sinn, der visionären Bildern zukommt, liegt reflexiven Deutungsprozessen voraus. Das gilt fürs Träumen ebenso: Während des Träumens fragen Träumende nicht nach dem Sinn des Erlebten, sondern gestalten und vernehmen es in unbewusster und unwillkürlicher Weise. Analog dazu empfinden Menschen während ihres visionären Erlebens in Todesnähe das, was ihnen widerfährt, in der Regel als in hohem Maße sinnhaft, selbst wenn es verschlüsselt ist oder die unmittelbaren Sinnzuschreibungen von ihnen im Nachhinein als unsinnig taxiert werden, so wie das bei Rodin der Fall ist. In visionärem Erleben bewegen sich

---

161 Vgl. Boehm, *Ikonische Differenz*, 175: „Wir verstehen die ikonische Differenz als Ereignis im Sinne einer Oszillation, bzw. einer Logik des Kontrastes."
162 Angehrn, *Sinn und Nicht-Sinn*, 184.

Menschen ohne reflexive Distanz in jener außeralltäglichen Sinnprovinz, die das Geschaute ihnen eröffnet.

Hubert Knoblauch schlug vor, solches Erleben als „gelebte Allegorie" zu betrachten. Was Menschen in Todesnähe widerfährt, so sein Gedanke, folgt narrativen und symbolischen Mustern. Ein einfaches Beispiel dafür ist das Motiv des Zurückgerufen- oder Zurückgeschicktwerdens. In symbolischer Verdichtung deutet es darauf hin, dass die Betroffenen von Fachleuten, Angehörigen (oder wie in Vignette 3.5 von einer betenden Mitpatientin) zurückgerufen werden. Das Bild überbrückt den Abgrund zwischen zwei gegeneinander weitgehend abgedichteten Sinnprovinzen. Welche Wirklichkeit als die primäre wahrgenommen wird, hängt von der Perspektive ab. Für die Betroffenen ist zumindest während des Erlebens selbst das visionär in hyperrealer Weise Erlebte die eigentliche Wirklichkeit.[163] Knoblauchs aus der Beobachterperspektive entworfenes Konzept der „gelebten Allegorie" legt hingegen nahe, die visionäre Erlebniswirklichkeit als Vergegenwärtigung einer „anderen Wirklichkeit" zu betrachten. Geht man davon aus, dass auch unsere alltägliche Wahrnehmung imaginativ durchformt ist und unsere Sprache unser Erleben prägt, relativiert sich der Kontrast zwischen allegorisch-symbolischem Erleben in visionärer Entrückung und den Erlebnisweisen des Alltags.[164]

Die eingangs eingeführte Unterscheidung zwischen *Sinnereignissen* und *Sinngebung* erlaubt es, die Beschreibung der untersuchten Phänomene weiter zu präzisieren. Der Bildsinn, der in visionärem Erleben in Todesnähe zum Ausdruck kommt, geht dem reflexiven Verstehen voraus. Selbst visionären Erlebnissen, die als verwirrend und chaotisch beschrieben werden, geht diese Sinndimension nicht gänzlich ab. Auch wenn kein Sinnzusammenhang erkennbar wird, werden zumindest Bedeutungsfragmente und Geschehnissequenzen wahrgenommen. Es gehört zum gemeinsamen Merkmal solchen Erlebens, dass es – in stärkerer oder geringerer Ausprägung – fragmentarisch ist. Gerade die Unfertigkeit dieses spontanen Sinns setzt die aktive Sinngebung in Gang.[165]

---

163 Knoblauch, *Gelebte Allegorien*, 264 f.: „Lebensweltliche, am Leib erfahrene Realität ist für die Betroffenen das, was die Vision zeigt."

164 Vgl. Peng-Keller, *Symbolsprachen Sterbender.* Die Unterscheidung zwischen *Sinnereignissen* und nachträglicher *Sinngebung* ist in doppelter Hinsicht zu relativieren: Zum einen sind das Bilderleben und die metaphorische Dimension sprachlicher Kommunikation in komplizierter Weise miteinander verschränkt; zum anderen hat auch das sprachliche Ausdrucks- und Deutungsgeschehen bei aller Aktivität und Bewusstheit in bestimmter Hinsicht Ereignischarakter, was sich in der symbolisch-metaphorischen Kommunikation von Sterbenden besonders deutlich zeigt.

165 Merleau-Ponty, *Le visible et l'invisible*, 203 spricht von einer „naissance du sens ou un sens sauvage".

Die oben analysierte Vignette 3.5 weist darauf hin, dass die Grenzen zwischen visionären Sinnereignissen und nachträglicher Sinngebung fließend sind. Der Sinn, den Frau C. ihrem Erleben zumisst, ist nur aus einer reflexiven Distanz vom „spontanen Sinn" zu unterscheiden. Gleichwohl ist die Unterscheidung zwischen ereignishafter Sinnbildung und aktiver Sinnstiftung im vorliegenden Zusammenhang deshalb wichtig, weil sie deutlich herausstellt, „dass eine ausdrückliche Sinnstiftung nur dann erfolgreich sein kann, wenn sie sich auf einen sich von selbst herausbildenden Sinn stützt"[166] – in unserem Fall auf den *Bild*sinn visionären Erlebens. Die von uns betrachteten Sinnereignisse folgen einer ikonischen Logik (*etwas erscheint als etwas*), während die nachträgliche Sinngebung an einer wortsprachlichen Logik orientiert ist (*etwas bedeutet etwas*). In visionärem Erleben leuchtet etwas auf, was sich einer vollständigen Artikulation entzieht. Es zeigt sich in ihm, was sich nur mit Mühe sagen lässt.[167]

1.3 Spontane Deutungen

Hinsichtlich seiner Bedeutung ist visionäres Erleben in Todesnähe ungesättigt. Es handelt sich, ähnlich wie bei Träumen, um narrative Baustellen. Das macht das erinnernde Vergegenwärtigen und die Mitteilung solcher Erlebnisse zu einem kreativen Geschehen. Im Prozess reflexiver Aneignung und kommunikativer Mitteilung wird das Erlebte in einer Weise ausgedeutet, die mehr oder weniger offen zur Vertiefung und Weiterführung ist. Zur deutenden Näherbestimmung kommt es nicht erst im Prozess der sprachlichen Mitteilung des Erlebten. Bereits im visionären Erleben selbst und in der selbstreflexiven Verarbeitung, die daran anschließt, sind erste Deutungen eingewoben. Ein solch stufenweiser Auslegungsprozess, der von situativen Rahmungen, sozial vermittelten Vorstellungen und indirekt auch von wissenschaftlichen Konzepten beeinflusst wird, kann in schöpferischer Weise Impulse visionären Erlebens aufnehmen und vertiefen. Doch kann er diese auch verstellen und fixen Interpretationen Vorschub leisten. Ich werde mich im Folgenden eher auf die problematischen Aspekte spontaner

166 Gondek/Klass/Tengelyi, *Phänomenologie der Sinnereignisse*, 12. Vgl. auch Tengelyi, *Erfahrung und Ausdruck*, 17: „Wir können den kategorialen Bedeutungsüberschuß, der im begrifflichen Ausdruck einer Erfahrung liegt, als das Ergebnis einer *Sinnstiftung* bestimmen, die auf eine *Sinnbildung* zurückweist, ohne darin aufzugehen."

167 In pointierter Zuspitzung formuliert: „Bildereignisse lassen sich nicht rezipieren wie eine Gestalt, die es zu deuten oder zu nutzen gilt, sie wirken nach oder verblassen" (Waldenfels, *Phänomenologie der Aufmerksamkeit*, 217).

Deutungen konzentrieren, betrachte jedoch zunächst ein Beispiel einer kreativ-weiterführenden Variante.

1.3.1 Kreative Sättigung visionären Erlebens

In der selbstreflexiven Verarbeitung und der kommunikativen Bezeugung wird demnach visionär Erlebtes angereichert, entfaltet und vereindeutigt. Gewisse Aspekte, Details und Mehrdeutigkeiten treten erst so ins Bewusstsein und gewinnen an Kontur, während andere durch bestimmte Rahmungen in den Hintergrund treten. Spontane Deutungsprozesse umfassen also beides: pointierendes Weglassen und assoziatives Ergänzen. Dadurch wohnt nicht nur visionären Sinnereignissen, sondern auch den durch sie hervorgebrachten und auf sie bezogenen Deutungen ein kreatives Moment inne, das selbst in Todesnähe belebend zu wirken vermag. Ein schlichtes Beispiel dafür findet sich in der folgenden Vignette des australischen Palliativmediziners Michael Barbato. Sie dokumentiert nicht allein eine an eine Sterbebettvision erinnernde Vorahnung des bevorstehenden Todes, sondern ebenso deren kommunikative Vertiefung:

> Laura ging es schon seit vielen Monaten schlecht. Sie litt unter einem aggressiven Krebs, der sich in ihrem ganzen Körper ausgebreitet hatte. Sie war eine selbstbestimmte Persönlichkeit und legte trotz zunehmender Schwäche und Gewichtsverlust großen Wert auf ihre Unabhängigkeit. Erst nachdem sie zuhause gestürzt war, erklärte sie sich schließlich dazu bereit, sich in die örtliche Palliativstation einweisen zu lassen. Nach und nach verschlechterte sich ihr Zustand. Für ihre Familie und die Betreuer war deutlich, dass sie sterbend war. Laura wusste um ihren Krebs, aber sie umschiffte, so wie sie es gewohnt war, jedes Gespräch über ihre schlechte Gesundheit und Befindlichkeit. Sie war verängstigt, und ihre Angst vor dem Tod steigerte sich, als ihr Mann Tony einige Wochen vor ihr plötzlich und unerwartet starb. [...] In der Nacht bevor Laura starb, sagte sie zu ihrer Tochter: „Tony wird diese Nacht kommen." Die über diese Äußerung überraschte Tochter fragte zurück: „Was werdet ihr tun?", worauf Laura fröhlich antwortete: „Ich denke, wir werden tanzen gehen." Beide liebten sie das Tanzen, und es war an einem Tanzanlass, an dem sie sich kennengelernt hatten.[168]

Die in der Vignette beschriebene Todesahnung folgt einem vertrauten Muster, das auch in unserer eigenen Umfrage mehrfach auftauchte (z. B. in Vignette 2.3). Es ist der kürzlich verstorbene Gatte, der Laura gemäß ihrer Vorahnung bald abholen wird. Zur kreativen Konkretisierung des intuitiv Erahnten kommt es durch die spontane Rückfrage der Tochter: „Was werdet ihr tun?" Auffällig ist, dass die Tochter ihre Mutter, die selbst nur vom Kommen ihres verstorbenen Mannes gesprochen hat, als aktiv Mitgestaltende anspricht. Sie lenkt damit den Blick auf

---

168 Barbato, *Reflexions of a Setting sun*, 23f.

Möglichkeiten der kooperativen Ausgestaltung der erahnten Situation. Das scheint den erwähnten Charaktereigenschaften Lauras zu entsprechen. Diese hört die Frage ihrer Tochter vor dem Hintergrund ihrer Ehegeschichte und findet zu einer schlüssigen Antwort, die sie selbst erheitert. Mit dem einleitenden „ich denke" markiert sie sie als eigene Erwartung. Die Frage der Tochter gibt der Mutter Raum, die Verheißung im unbestimmt Erahnten zu entdecken und kommunikativ zu bekräftigen.

Die kreative Sättigung des visionär Erlebten kann auch durch bestimmte Handlungen geschehen. Ein Beispiel dafür ist Herr S., der in der Zeit, die ihm die belebende Sterbebettvision noch schenkt, manches noch regelt (Vignette 2.4), oder der Vater von Frau L., der mit den drei Gestalten, die an seine Tür klopfen, durch die Vermittlung der Tochter in eine szenische Interaktion tritt (Vignette 2.8).

1.3.2 Fixierende Deutungen

Zwischen visionärem Sinnereignis und reflexiver Sinngebung stehen spontane Deutungsprozesse, die meist unbewusst verlaufen. Im responsorischen Erleben, das vom Widerfahrnis der Todesnähe hervorgerufen wird, finden sich bereits die Keimzellen zu spontanen Deutungen.[169] Welches Gewicht ihnen zukommen kann, zeigt sich besonders in Beispielen, in denen sie, wie bei Frau C., dazu führen, dass positive Aspekte bzw. Deutungsmöglichkeiten visionärer Sinnereignisse nicht in den Blick kommen. Wo visionäres Erleben sich mit starken Ängsten verknüpft, scheint eine negative Bewertung des Erlebten unvermeidlich. In der bereits mehrfach zitierten Konstanzer Umfrage gaben 43,9 % an, während ihrer Nahtoderfahrung ein schreckliches Gefühl gehabt zu haben.[170] Exemplarisch für die existenziellen und interpretatorischen Herausforderungen, vor die sich Menschen mit angstgeprägten Nahtoderfahrungen und oneiroiden Erlebnissen gestellt sehen, ist der ausführliche und differenzierte Bericht von Nancy E. Bush.[171]

169 Vgl. Angehrn, *Sinn und Nicht-Sinn*, 114 f.: „Expliziter Sinn ist idealtypisch sprachlich artikulierter bzw. artikulierbarer Sinn. Es steht außer Frage, dass vorsprachliches Verstehen in weiten Bereichen unserer Wahrnehmung stattfindet und für unsere Orientierung grundlegend ist [...]. Das Phänomen des Sinns ist von einer Prozessualität, einer strukturellen Geschichtlichkeit her zu denken, die ohne identifizierbaren Anfang und letzten Abschluss bleibt."

170 Vgl. Schmied/Knoblauch/Schnettler, *Todesnäheerfahrungen in Ost- und Westdeutschland*, 233. Auch wenn die Hälfte davon berichtete, ein wunderbares Gefühl gehabt zu haben, ist die Zahl der emotional stark belasteten Nahtoderfahrung nach dieser Umfrage deutlich höher, als es die meisten wissenschaftlichen und populären Darstellungen dieses Phänomens vermuten lassen.

171 Vgl. Greyson/Bush, *Distressing Near-death experiences*, 102 f.; Bush, *Dancing with the Dark*.

1.3.3 Nancy E. Bush: Entrückt in kosmische Einsamkeit

Während der Geburt ihres zweiten Kindes kam es zu Komplikationen, die die damals 28-jährige Nancy E. Bush vorübergehend in Todesnähe brachte. Nach ihrem Erleben war es, als ob sie wie eine Astronautin ohne schützende Kapsel in hoher Geschwindigkeit in einen dunklen Raum hinauskatapuliert würde. Das Gefühl von Einsamkeit und Schrecken wurde intensiviert durch eine merkwürdige Erscheinung: Mechanisch klickende weiße und schwarze Kreise bedrängten sie. Diese Gestalten vermittelten ihr die Botschaft, dass weder sie selbst, noch die Welt, noch ihre Familie wirklich existiert hätten. Das von Bush Erlebte hinterließ in ihr ein bohrendes Gefühl von Verlorenheit und Verzweiflung. Über viele Jahre war es ihr nicht möglich, davon zu erzählen. Während dieser Zeit war sie der festen Überzeugung, in ihrer Nahtoderfahrung bereits den Ort gesehen zu haben, an den sie später einmal definitiv verbannt sein würde. Diese Überzeugung entsprach keineswegs ihren bisherigen Prägungen. Sie war in einer offenen religiösen Atmosphäre aufgewachsen und lehnte die calvinistische Prädestinationslehre ab. Und dennoch: sie habe das Erlebte als eindeutigen Hinweis genommen, sich auf ein schreckliches Ende einstellen zu müssen.

Die Revision dieser fixen Überzeugung dauerte lange. Sechs Jahre nach dem beschriebenen Erlebnis entdeckte Bush in einem Buch zufällig eine Abbildung des taoistischen Yin-Yang-Symbols. Sie glaubte darin jene Kreise wiederzuerkennen, die sie in ihrem visionären Erleben bedrängt hatten. Das hatte zunächst die Konsequenz, dass sich ihre Überzeugung weiter verfestigte. Der Umschwung setzte erst ein, als sie einige Jahre später begann, nach dem Sinn des Yin-Yang-Symbols zu forschen und sich ihr Erleben dadurch neu erschloss. Längerfristig vermochten sie die taoistischen Interpretamente, die ihr zu einer positiveren Sicht des Erlebten verhalfen, nicht zu überzeugen. Im Bericht, der ihre intensive Deutungsarbeit dokumentiert und in gewisser Weise zum Abschluss bringt, deutet Bush das traumatische Erlebnis nicht mehr als Blick in ein dunkles Jenseits, sondern versteht es als Einblick in die Abgründe menschlichen Lebens.

1.3.4 Stereotype Deutungen im Prozess der Versprachlichung

Zu spontanen Deutungen kommt es auch im Prozess der Versprachlichung. Um zu beschreiben, was ihnen in Todesnähe widerfuhr, greifen Menschen auf vertraute Sprachformen und Vorstellungen zurück. Sie helfen, das Erlebte ins Wort zu bringen. Doch gießen sie es auch in eine Form, die seine Fülle und Vieldeutigkeit verdeckt. Eine Erfahrung zu artikulieren, bedeutet immer auch, sie zu vereindeutigen. Durch Pointierung und Reduktion formt das Erzählen das Erzählte[172] und indirekt auch die Erzählerinnen und Erzähler.[173] An der Traumkommunikation lässt sich dieser Prozess der sprachlichen Formung gut nachzeichnen: Jemand träumt von einem Gebäude, das ihm wie ein Schulhaus erscheint, aber auch fabrikähnliche Züge hat. Sich an seinen Traum erinnernd berichtet er, er habe von einem Schulhaus geträumt – ohne dabei zu erwähnen, dass dieses Gebäude auch etwas von einer Fabrik hatte, an der er als Kind regelmäßig vorbei ging. Bevor die reflexive Trauminterpretation einsetzt, hat er das Erlebte durch selektive Erinnerung und Erzählung unbewusst vereindeutigt.

Nancy E. Bushs Auseinandersetzung mit ihrer angstbesetzten Nahtoderfahrung macht nicht allein auf die Spannungen aufmerksam, die entstehen, wenn visionär Erlebtes vorschnell in bestimmte Interpretationshorizonte eingepasst wird. Sie deckt auch Einseitigkeiten und Tabuzonen der Nahtoderfahrungsforschung und ihrer popularisierten Verbreitung auf. Dass die Artikulationsformen, die wir wählen, um eine Erfahrung zur Sprache zu bringen, gewisse Deutungen nahelegen, gilt demnach nicht zuletzt für die Forschungszweige, die sich mit visionärem Erleben in Todesnähe beschäftigen. Sie üben einen nicht zu unterschätzenden Einfluss auf die öffentliche Wahrnehmung dieser Phänomene aus – und dadurch indirekt auch auf die Selbstwahrnehmung der Betroffenen. Die Terminologie, die sich in diesen Wissenschaftsdiskursen herausgebildet hat, enthält interpretative Vorentscheidungen. So beeinflusst es beispielsweise die Wahrnehmung der Phänomene, ob man von „imaginativem Erleben" spricht, was den subjektiven und aktiven Charakter betont, oder den theologisch und religionsgeschichtlich gebräuchlicheren Begriff des „visionären Erlebens" wählt. Und nochmals ein anderer Akzent wird gesetzt, wo in medizinischer Diktion von „Halluzinationen" gesprochen wird und die betreffenden Phänomene im psychopathologischen Untersuchungsfeld verortet werden.

Das Problem unbemerkter Vorinterpretationen und Vereindeutigungen zeigt sich insbesondere an den Beschreibungskategorien, die in der Literatur zu Nahtoderfahrung in standardisierter Weise benutzt werden. Auf die Problematik der Rede vom „Tunnelerleben" wurde weiter oben schon hingewiesen. Ein anderes Beispiel dafür ist die ebenso gebräuchliche Kategorie der „Lichtwesen". Sofern die erscheinenden Lichtgestalten für die Betroffenen nicht näher bestimmbar sind, ist diese Bezeichnung zweifellos passend. Wenn jedoch Erscheinungen von den vi-

172 Das betonen mit Blick auf NTE auch Knoblauch/Schnettler/Soeffner, *Die Sinnprovinz des Jenseits und die Kultivierung des Todes*, 285: „Der Sinn der Erfahrung wird sehr entscheidend von der *kommunikativen Form* geleitet, in der sie mitgeteilt wird."

173 Vgl. Staples/Mauss, *Conversion or Committment?*, 137 (mit Blick auf Konversionserzählung): „[I]t is through language that individuals transform themselves".

sionär Erlebenden selbst als Engel, Gottheiten oder Heilige identifiziert werden, abstrahiert man durch eine solche Klassifikation vom berichteten Erleben.

Manche Nahtoderfahrungsforscher vertreten allerdings die gegenteilige Ansicht: eine abstrakte Beschreibung sei erfahrungsnäher als die religiösen Bezeichnungen, die in den Berichten auftauchen. So meinten Karlis Osis und Erlendur Haraldsson, der von R. Moody geprägte Terminus der „Lichtgestalt" beschreibe „diese Wesenheiten wohl viel besser [...] als die Namen der Gottheiten, die ihnen von unseren Patienten gegeben werden."[174] Aus Sicht der beiden Forscher kommt es in dem von ihnen untersuchten visionären Erleben zu impliziten Deutungsprozessen, die das Erlebte überformen: „Wenn ein Patient einen strahlenden, in Weiß gekleideten Mann sieht, der ihm ein unerklärliches Erlebnis der Harmonie und des Friedens vermittelt, kann er die Erscheinung auf verschiedene Arten *deuten:* Als einen Engel, als Jesus oder Gott; oder, wenn er Hindu ist, als Krishna, Shiwa oder Deva."[175]

Nicht immer kommt der Anspruch, besser beurteilen zu können, was die Betroffenen gesehen haben, als diese selbst, so ungeschminkt daher wie bei Osis und Haraldsson. Carol Zaleski macht darauf aufmerksam, dass die von Moody, Ring und anderen benutzte Terminologie von weltanschaulichen Vorannahmen[176] und religionspolitischen Optionen bestimmt ist, insofern sie die Gegensätze zwischen unterschiedlichen religiösen Vorstellungen abzuschwächen suche: „die Ungenauigkeit des Begriffs ‚Lichtwesen' kommt denen entgegen, die der üppige religiöse Symbolismus abstößt." Mit Blick auf eine Deutung Kenneth Rings gibt Zaleski zu bedenken, dass die von ihm befragte Frau sich vermutlich nicht verstanden fühle, wenn sie dessen Ansicht vernähme, dass es sich bei den Einzelheiten ihrer Jesus-Vision um sekundäre religiöse Ausschmückung einer primär viel unspezifischeren Lichtvision handle.[177]

Doch bestätigt nicht Vignette 4.5 Rings Interpretation? Offenkundig identifizierte Frau C. die Gestalt in ihrem oneiroiden Erleben erst in nachträglicher Selbstreflexion als „Jesus". Doch unterschied sich ihre nachträgliche Deutung deutlich von dem, was sie in ihrem visionären Erleben wahrnahm. Gegenüber standardisierten Bezugssetzungen bedeuten die beiden von ihr berichteten visionären Erlebnisse eine eigentümliche Umkehrung: Während sie ihr lichtvolleres

174 Osis/Haraldsson, *Der Tod – ein neuer Anfang*, 50.
175 Ebd. 49.
176 Bei Osis/Haraldsson steht die Betonung des religionsübergreifenden Charakters der Erfahrungen im Dienst ihres Anliegens, die „Überlebenshypothese" empirisch zu belegen (ebd. 62f. und 76).
177 Ebd. 195.

erstes Erlebnis als Belastung empfand, war es im zweiten eine Schattengestalt, die bei ihr eine entscheidende Wende einleitete.

Moodys Einfluss auf die gesellschaftliche Wahrnehmung und Artikulation von Nahtoderfahrungen und Sterbebettvisionen beschränkt sich, wie schon mehrfach erwähnt, nicht auf die von ihm eingeführte Begrifflichkeit. Sein bahnbrechendes Buch *Life after Life* bietet auch die wichtigsten narrativen Muster für die Nahtoderfahrungsliteratur der letzten Jahrzehnte und das gleich in doppelter Hinsicht: Zum einen prägte Moody ein populärwissenschaftliches Genre, das auf spannend zu lesende Weise weitreichende Thesen über Leben und Tod vermittelt (wie es schon der Titel seines Buches ankündigt, der viele ähnliche Titel nach sich ziehen wird). Zum anderen synthetisiert Moody die von ihm gesammelten Erfahrungsberichte zu einer Modellerzählung, die die unterschiedlichen Motive in eine feste Sequenz bringt.[178] Dieses populäre Modell übt auch nach seiner empirischen Widerlegung eine ungebrochen hohe Suggestivkraft aus.[179] Seine Plausibilität verdankt es seinem artifiziellen Charakter. Es kombiniert die visionär auftretenden Motive zu einer eingängigen Sequenz. Diese beschreibt eine Reise, die mit dem Verlassen des physischen Körpers und einer Rückschau auf das eigene Leben beginnt und dann vom Dunkel ins Licht führt – hin zu einer letzten Grenze, die nicht mehr überschritten werden kann und bei der die Aufforderung zur Rückkehr ergeht. Selbst für Betroffene, deren Nahtoderfahrung nicht in allen Einzelheiten diesem Modell entsprechen – und diese sind nach den empirischen Untersuchungen in der Mehrzahl! –, kann es orientierungsstiftend wirken. Denn es macht das Erlebte als Teil einer umfassenderen Geschichte wahrnehmbar, die über mehrere Etappen vom Dunkel in ein himmlisches Licht führt. Zur Kehrseite dieses Modells gehört, dass es den Sinn verstellt für Erlebnisgehalte, die nicht in dieses Narrativ passen, und damit auch deren Artikulation erschwert.

Die ambivalente Wirkung von Moodys Modell betrifft Betroffene mit angstbesetzten Nahtoderfahrungen in besonderer Weise. Für Menschen, deren visionäres Erleben nicht im Licht, sondern im Dunkel endet, bedeutet es eine zusätzliche Belastung, mit ihren Erlebnissen außerhalb jenes normativen Erwartungsbilds zu stehen, das von der Nahtod- und Sterbebettvisionsforschung der 70er-Jahre entwickelt und in medialer Popularisierung verfestigt wurde. Zwar bietet Moodys Modell die Möglichkeit, visionär erlebte Dunkelheit und Verlorenheit als eine „unvollständige" Nahtoderfahrung zu deuten – als Steckenbleiben „im Tunnel". Das Widerfahrnis der Dunkelheit bedeutet so gesehen nur ein

178 Moody, *Leben nach dem Tod*; ders., *Nachgedanken*, 18 f.

179 Vgl. Knoblauch, *Berichte aus dem Jenseits*, 18 ff.; Kellehear, *Experiences Near Death*, 162 f. Kellehear zeigt auf, „that the full image of the NDE is an artifact of the composite picture put together by Moody and repeated endlessly in the NDE literature" (162).

Durchgangsstadium auf dem Weg zum Licht, eine vorletzte Wirklichkeit, die sich bei genauerem Betrachten als irreal erweist. Doch so attraktiv dieses Deutungsangebot sein mag: Es kann die belastende Frage provozieren, weshalb man selbst im Dunkel steckengeblieben ist und nicht wie andere ins Licht treten durfte. Auch (tiefen-)psychologische Interpretationsansätze dürften hier zu kurz greifen und werden von Betroffenen mitunter als viktimisierend empfunden.[180]

2 Grenzwelten

Es ist der auffälligste Zug visionären Erlebens in Todesnähe, dass es mit einem starken Wirklichkeitsakzent verbunden ist. Dazu haben sich nicht allein die Erlebenden selbst zu verhalten, sondern auch jene, die mit ihren Zeugnissen konfrontiert werden. An den Grenzwelten visionären Erlebens entzünden sich weltanschauliche Konflikte. Wie ist die Wirklichkeit dieser liminalen Räume und Schwellenorte par excellence zu beschreiben? Die Frage lässt sich nicht jenseits konkreter Kontexte beantworten. Was in lebensweltlichen oder wissenschaftlichen Zusammenhängen als „wirklich" anerkannt wird, hängt von sich wandelnden Wissensordnungen und kulturspezifischen Wirklichkeitsvorstellungen ab.[181] Was sich im Laufe der Geschichte durchhält, sind die Kontroversen, die die Beurteilung solchen Erlebens auslöst. Schon in der Antike stand visionäres Erleben unter Illusionsverdacht. Und umgekehrt hat es noch heute glühende Verteidiger. Die Zuordnungen der Betroffenen fallen, wie die zitierten Beispiele zeigen, durchaus verschieden aus. Die reflexiven Stellungnahmen hängen auch von der visionären Erlebnisform ab: Während es nach einem oneiroiden Erleben fast unausweichlich ist, sich vom Erlebten reflexiv zu distanzieren, um es von der alltäglichen Wirklichkeit unterscheiden zu können, identifizieren sich bei Nahtoderfahrungen viele Betroffenen mit ihren visionären Erlebnissen und betrachten sie als Begegnung mit Wirklichkeiten, die die „Sinnprovinz des Alltags" zum

---

180 Vgl. Bush, *The Paradox of Jonah*. Zum Problemfeld viktimisierender Deutungen vgl. Karle, *Sinnlosigkeit aushalten!* Nach Karle ist die Idee eines gerechten Tun-Ergehens-Zusammenhang nach wie vor „tief im Bewusstsein der Menschen verankert. Für viele gilt die Devise: ‚Jeder bekommt, was er verdient.' Zum andern hat das ‚blaming the victim' mit der Auffassung zu tun, man könne in einer geordneten Welt sein Schicksal selbst bestimmen und kontrollieren. Dem Opfer wird in diesem Fall fehlende Umsicht und Handlungskompetenz unterstellt. Beiden Motivkonstrukten gemeinsam ist das Streben ‚nach subjektiver Sicherheit, die eine gerechte und kontrollierbare Welt bietet'" (24).

181 Vgl. Al-Issa, *The Illusion of Reality or the Reality of Illusion.*

Schattenreich werden lässt. Auf die damit verbundenen Probleme der Integration werde ich im dritten Teil zurückkommen.[182]

Visionäres Erleben in Todesnähe wirft Fragen auf, die nicht nur Einzelaspekte des menschlichen Lebens betreffen, sondern den Horizont menschlicher Selbstdeutung überhaupt. Wie alle Erfahrungen, die im Umkreis des Todes angesiedelt sind, bilden sie einen Kampfplatz, auf dem unterschiedliche Weltanschauungen aufeinanderprallen.[183] Für Betroffene (und ihre Begleiter[184]) bedeutet das, dass sie sich nicht allein mit schwer integrierbaren Erlebnissen auseinanderzusetzen haben, sondern auch mit kontroversen Deutungen und reduktionistischen Erklärungen ihres Erlebens. Die Selbstdeutungen, zu denen sie spontan oder nach längerer Suche finden, bewegen sich in kulturell geformten Verständnishorizonten, die in den letzten Jahrzehnten, zumindest in den westlichen Gesellschaften, einer starken Wandlung unterworfen waren. Aus soziologischer Sicht bedeutet die hohe mediale Aufmerksamkeit für Nahtoderfahrungen „eine deutliche Veränderung in der Wirklichkeitstheorie in unserer gegenwärtigen Gesellschaft".[185] Sie lässt sich als eine Pluralisierung gesellschaftlich anerkannter Deutungszugänge beschreiben, die in einem spannungsreichen Verhältnis zueinander stehen.

Das lässt sich paradigmatisch am Konflikt ablesen, der kurz vor der Jahrtausendwende die Gründerväter der Nahtoderfahrungs-Forschung entzweite. Ausgelöst wurde der seit längerem schwelende Paradigmenstreit im Jahre 1998 durch Michael Saboms Buch *Light & Death*. Der Kardiologe beschränkte sich darin nicht darauf, die Ergebnisse der von ihm durchgeführten Atlanta Studie zu resümieren. Vielmehr wagte sich Sabom, der 1993 zur evangelikalen *Presbyterian Church in America* konvertiert war, auch auf das Terrain der Theologie vor. Seinem einstigen Weggefährten Kenneth Ring warf er vor, Forschungsergebnisse verzerrt zu haben, um sie mit seinen New Age-Ideen in Übereinstimmung bringen zu können. In einem offenen Brief im *Journal of Near-Death Studies* verteidigte sich Ring gegen diese Kritik und wies auf interpretative Engführungen Saboms hin.[186] Dieser bis heute nicht entschärfte Deutungsstreit, an dem sich noch weitere Ak-

---

182 Wenigstens am Rande sei vermerkt, dass auch die Erforschung visionären Erlebens der Tendenz erliegen kann, in Faszination für die untersuchten Phänomene alltägliche Erlebnisformen zu entwerten.

183 Kellehear, *Experiences Near Death*, vi.

184 Vgl. McDonald et al., *Palliative care professionals' experiences of unusual spiritual phenomena at the end of life*, 483.

185 Knoblauch/Schnettler/Soeffner, *Die Sinnprovinz des Jenseits und die Kultivierung des Todes*, 285.

186 Ring, *Religious Wars in the NDE Movement.*

teure beteiligten,[187] führte zu einer weiteren Polarisierung der Forschungslandschaft. Der zentrale Streitpunkt bleibt der Wirklichkeitsstatus des visionär Erlebten.

2.1 Visionäre Wirklichkeiten

Im eben vergegenwärtigten Deutungsstreit prallen divergente Wirklichkeitstheorien aufeinander.[188] Theologie und religiöse Selbstdeutung haben innerhalb dieser Auseinandersetzungen keinen festen Platz. Die Fragen, die sich bereits beim Traumerleben stellen, treffen sie schlecht vorbereitet: „Wohin schlägt sich die Religion, wenn sie so zwischen Traum und Wirklichkeit trianguliert wird? Ist sie die Schwester des Traums, weil in ihr genauso wie im Traum das Verhältnis von Sichtbarem und Unsichtbarem in die Schwebe gerät? Oder gehört sie in ihrer Jahrtausende alten materiellen Kompaktheit nicht doch eher auf die Seite der Wirklichkeit, die durch ihre Vertreter oft geradezu verbissen gegen den Traum verteidigt wurde?“[189] In der Frage nach dem Wirklichkeitsstatus visionären Erlebens steckt ein Bündel von Teilfragen, das nicht leicht zu entwirren ist. Um das doch zu versuchen, wähle ich den Weg einer geistesgeschichtlichen Annäherung. Im Rückblick zeigen sich zumindest Ansatzpunkte zur weiteren Klärung.

Die früheste Belegstelle des griechischen Wortes *phantasia* – sie findet sich in Platons Dialog *Politeia*[190] – richtet sich gegen die Ansicht, Träume würden von göttlichen oder dämonischen Mächten hervorgerufen werden: „Offenbar also ist Gott einfach und wahr in Wort und Tat, und verwandelt sich weder selbst, noch hintergeht er andere weder in Erscheinungen [*kata phantasias*] noch in Reden, noch indem er ihnen Zeichen sendet weder im Wachen noch im Schlaf.“[191] Gott vermittelt sich nach Platon *nicht* in Traumbildern und Zeichen, sondern, wenn überhaupt, mittels intellektueller Erleuchtung. Skeptischer noch äußerte sich Aristoteles. Er entwickelte erste Ansätze dessen, was man heute als neurowissenschaftliche Erklärung bezeichnen würde. Christliche Theologen wie Augusti-

---

187 Vgl. die übersichtlichen Darstellungen von Fox, *Religion, Spirituality and the Near-Death Experience*; Ellwood, *The Uttermost Deep*; Knoblauch/Schmied/Schnettler, *Einleitung*, 21.

188 Knoblauch, *Diesseits des Todes*, 207.

189 Morgenthaler, *Der religiöse Traum* (2008), 234.

190 Die Stelle gibt nach Watson, *Discovering the imagination*, 214 einige Probleme auf: „There is some manuscript uncertainty about the occurrence of the word in that passage, and if genuine, there is some ambiguity in its use: it may mean that God does not deceive us by visions, *phantasia* being given a passive sense, or on the other hand it may mean that we are not to blame God for our wrong interpretations of sense-experience, an active sense of the word.“

191 Platon, *Politeia* 382e (Übers.: Schleiermacher/Hülser Bd. 5, 177).

nus haben diese Deutungsansätze kritisch aufgenommen und weitergeführt. Sie stellen visionäres Erleben unter einen doppelten Vorbehalt: Zum einen sind gottgewirkte Träume und Visionen als Ausnahmeerscheinungen zu betrachten und zum anderen bedürfen sie einer verlässlichen Ausdeutung. Als mentale Bilder haben sie bestenfalls Zeichen- und Verweischarakter und können missverstanden werden.

Im Laufe der abendländischen Philosophie- und Theologiegeschichte durchmischten sich affirmative und skeptische Positionen. Als Minimalkonsens galt, dass Träume zumindest teilweise physiologisch bedingt sind. Bei bedeutungsträchtigeren Traum- und Wachvisionen blieb hingegen strittig, wie das Verhältnis von Traum und Wirklichkeit genau zu bestimmen sei. Petra Gehring weist darauf hin, dass die Beurteilung visionären Erlebens immer aus der Position des bewussten Denkens vorgenommen wird.[192] Gegenüber der abendländischen Tendenz, im Traum den Gegenpart zur wachen Vernunft zu sehen, wirft Gehring die Frage auf, ob das Denken im Träumen nicht einer Tiefenstruktur seiner selbst begegnet.

Sind die Grenzen zwischen Traum- und Wachwirklichkeit nicht fließender, als wir es wahrhaben möchten? Bereits Maurice Merleau-Ponty machte darauf aufmerksam, dass Wahrnehmung und bildhaftes Erleben sowie Denken und Imaginieren sich verschränken.[193] Der „Onirismus des Wachens" beschränkt sich nicht auf Tagträume. Unbestritten ist: Unser Wahrnehmen und Denken wird, meist unbemerkt, von Vorstellungen und Metaphern geleitet und geformt. Was wir erkennen, zeigt sich uns im Medium schematisierender Vorstellungsbilder. Zwischen Imagination und Wahrnehmung gibt es kein schroffer Gegensatz, sondern vielfältige Überlagerungen.

Was bedeutet dies für die Frage nach der Wirklichkeit des in Todesnähe visionär Erlebten? Man kann die Vielfalt der Antworten, die in der jüngeren Diskussion auf diese Frage gegeben werden, etwas vereinfacht den folgenden vier Deutungskategorien zuordnen:[194]

---

192 Gehring, *Traum und Wirklichkeit;* Gloy, *Was ist die Wirklichkeit?*

193 Merleau-Ponty wandte sich damit gegen Jean-Paul Sartres schroffe Kontrastierung von äußerer Wirklichkeit und subjektiver Imagination (vgl. Dufourcq, *Merleau-Ponty*). Waldenfels, *Phänomenologie in Frankreich*, 78 f. weist in seiner Kritik an Sartre darauf hin, dass eine starre „Trennung von Wahrnehmungs- und Phantasiewelt [...] einen sehr stumpfen Realitätsbegriff voraussetzt und den Deutungscharakter der Wahrnehmung zu wenig berücksichtigt." Vgl. auch Starobinski, *Psychoanalyse und Literatur*, 3.

194 Ich knüpfe hier an frühere Gedanken an: Peng-Keller, *Imaginatives Erleben in Todesnähe*, 29 ff.

Deutungskategorie 1: Visionäres Erleben als neurologisch oder psychologisch zu erklärendes Phänomen
Das gegenwärtig vermutlich verbreitetste Deutungsmodell, das uns bereits in der Selbstdeutung Rodins begegnet ist, tritt in Form einer kausalen Erklärung auf: Bildhaftes Erleben in Todesnähe ist als ein vom menschlichen Organismus produziertes imaginäres Gebilde zu begreifen, das entweder auf eine organische Fehlfunktion zurückzuführen ist oder aber eine überlebensdienliche Schutzfunktion erfüllt, indem sie Menschen in Grenzssituationen eine mentale Pufferzone eröffnet. Insofern diese inneren Ausweichwelten Schmerzen verringern, können sie als „palliative Imagination" beschrieben werden.[195] Die Deutung der inhaltlichen Aspekte des Erlebten tritt bei diesem Deutungszugang in den Hintergrund.

Deutungskategorie 2: Visionäres Erleben als übersinnliche Wahrnehmung
Nach dem zweiten Deutungsmodell stellen sich im Grenzbereich zwischen Leben und Tod außerkörperliche Formen der Wahrnehmung ein. Sie können sich sowohl auf die intersubjektiv geteilte Alltagswelt beziehen, die aus einer anderen Perspektive wahrgenommen wird („von oben"), als auch auf nichtsinnliche Wirklichkeiten. Dieser Deutungszugang, der in parapsychologischer Tradition steht, tritt in religiösen und areligiösen Varianten auf. Eine areligiöse Variante ist uns bereits aus Ayers Selbstreflexionen vertraut. Wie das erste Deutungsmodell bietet auch das zweite eine kausale Gesamterklärung des Erlebten, welche die inhaltliche Deutung als überflüssig erscheinen lässt. Was in einem veränderten Bewusstseinszustand wahrgenommen wurde, erscheint selbst nicht als deutungsbedürftig.

Deutungskategorie 3: Visionäres Erleben als wirklichkeitserschließende Imagination
Nach dem dritten Deutungsmodell, das bei Nádas anklang, erschließt visionäres Erleben in symbolischer und deshalb interpretationsbedürftiger Weise bestimmte Aspekte des erlebenden Selbst und seiner Lebenswelt. Im Unterschied zu den ersten beiden Deutungszugängen wird hier stärker auf die Inhalte visionären

195 Eine frühe Version dieser Deutungsperpektive findet sich bereits 1930 bei Oskar Pfister, *Schockdenken und Schockphantasien bei höchster Todesgefahr.* Die Stärke und Eleganz von Pfisters Ansatz liegt darin, dass er ohne komplizierte neurowissenschaftliche Hypothesen auskommt, sich jedoch problemlos mit solchen verbinden lässt.

Erlebens geachtet. Sie können auf ihre kulturelle Geprägtheit, aber auch auf ihre individuelle Bedeutsamkeit befragt werden.[196]

Deutungskategorie 4: Visionäres Erleben als Medium religiöser Offenbarung
Nach dem letzten Modell ist visionäres Erleben in Todesnähe zumindest manchmal religiös zu deuten. In dem zitierten Text Lusseyrans findet sich eine zurückhaltende Variante einer solchen Interpretation. Wie beim dritten Deutungsmodell richtet sich der Blick stärker auf die Erlebnisinhalte. Worin ihre Offenbarungsqualität besteht, wird unterschiedlich beantwortet. So kann die Lichtschau als Gotteserfahrung oder als antizipatorische Erfahrung der Vollendung[197] – in klassischer Metaphorik: als Vorglanz ewigen Lebens – erlebt und die Begegnung mit Verstorbenen als göttlicher Trost und als Bestätigung der eigenen Glaubensüberzeugung gedeutet werden.

Üblicherweise treten die genannten Deutungsmodelle als Opponenten in einem Interpretationsstreit zwischen unterschiedlichen Weltanschauungen auf. Dabei wird meist übersehen, dass sie sich nicht in jederlei Hinsicht gegenseitig ausschließen. Was spricht dagegen, dass das betreffende Erleben zugleich eine lebensdienliche Funktion erfüllt *und* für die Erlebenden in psychologischer und religiöser Hinsicht wirklichkeitserschließend ist? Die gängigen Diskussionen um visionäres Erleben in Todesnähe verlaufen entlang künstlich gezogener Grenzen. Das ist weder für die Menschen, die sich mit solchem Erleben konfrontiert sehen, noch für die akademische Beschäftigung mit ihm besonders hilfreich, denn es führt zu einer voreiligen Reduktion der Deutungsoffenheit und Vieldeutigkeit der bezeugten Erlebnisse.

Blickt man auf das ganze Spektrum der im ersten Teil betrachteten Phänomene, erscheint es angezeigt, keine der vier Deutungskategorien von vornherein auszuschließen. Das oneiroide Erleben als palliative Imagination zu betrachten, kann auch aus Betroffenenperspektive als hilfreiche Deutung empfunden werden,

196 Dieser Deutungsansatz findet sich in Carol Zaleskis 1987 erschienener Monographie *Otherworld Journeys* (dt. Übers.: *Nah-Todeserlebnisse und Jenseitsvisionen vom Mittelalter bis zur Gegenwart*) und in einer anderen Variante bei Hubert Knoblauch, *Gelebte Allegorien*. Auch die Deutung des Sterbeprozesses als Reaktivierung frühkindlicher Geburtserfahrungen ist diesem Ansatz zuzurechnen.

197 Diese Deutung findet sich innerhalb einer panentheistischen Denkfigur bei Klaus Müller, *Eschatologie und der Panentheistic Turn*, 124: „Die Kontinuität zwischen Materie und Geist, die diese Denkform unterstellt, macht für mich denkbar, dass jemand in einer Grenzsituation seines Lebens, da dieses buchstäblich an einem seidenen Faden hängt, anfänglich und antizipatorisch in eine Schau dessen gerät, was seine Lebenssumme aus Spuren, die dem Absoluten eingeschrieben wurden, insgesamt ausmacht."

und zwar auch dann, wenn man dem Erlebten darüber hinausgehend einen wirklichkeitserhellenden Charakter zuzuschreiben bereit ist (wie beispielsweise der bereits zitierte Kunsthistoriker Peter C. Claussen). Deshalb ist es sowohl in praktischer als auch in theoretischer Hinsicht zu problematisieren, wenn ein Deutungszugang von vornherein als der einzige und für alle Phänomene gültige gesetzt und dieser weder am Einzelfall überprüft noch die Möglichkeit alternativer Deutungen ernsthaft in Erwägung gezogen wird.

Die Deutungskategorien 2 bis 4 betrachten visionäres Erleben in Todesnähe nicht allein als in sich sinnhaltig, sondern auch als potenziell wirklichkeitserschließend. Klärungsbedürftig ist dabei unter anderem die Frage, wie sich sinnliche (Selbst-)Wahrnehmung und visionäres Erleben zueinander verhalten.[198] In vielen der zitierten Beispiele bleibt bei aller Ab- und Ausblendung der sinnlichen Wirklichkeit ein zumindest indirekter Bezug zu ihr enthalten. In mehr oder weniger verschlüsselter Form taucht er oft im visionären Erleben selbst auf: als erinnernde Vergegenwärtigung wichtiger Lebensereignisse, als symbolischer Einbezug aktueller Bedrohungen oder als quasi-sinnliche Schau des eigenen Körpers und seiner situativen Einbettung. Knoblauchs Begriff des „allegorischen Erlebens" basiert auf der Annahme, dass vorbewusste Wahrnehmungsvollzüge und imaginatives Erleben in ähnlicher Weise miteinander verflochten sind, wie das vom Traumerleben bekannt ist: Es vermag Bruchstücke der Außenwelt in seine Innenwelt zu integrieren.

Mit Blick auf solche Verflechtungen schlug Merleau-Ponty vor, den Schlaf als eine Modalität des Wahrnehmungsvorganges zu betrachten, in der das Bewusstsein sich in ein inartikuliertes, globales und vorpersonales Verhältnis zur Welt zurückzieht: „Diese Welt ist zwar nicht gänzlich abwesend, aber sie ist aus Entfernung gegeben; in ihr bezeichnet der Leib unseren Aufenthaltsort. Im Schlaf bewahrt der Leib ein Mindestmaß an Weltbezogenheit, die das Wachwerden ermöglichen wird."[199] Das dürfte auch auf Traumvisionen, Nahtoderfahrungen und oneiroides Erleben zutreffen. In der außerkörperlichen „Schau von oben", wie sie sich in manchen Nahtoderlebnissen findet, nimmt diese Verflechtung eine eigentümliche Gestalt an. Ein solches Wahrnehmen ist das rätselhafte Paradox einer entkörperlichten Bezugnahme auf die eigene Körperlichkeit.

---

198 Bei Osis/Haraldsson (*Der Tod – ein neuer Anfang*, 70 f.) sind die verschiedenen Momente im Hinblick auf den Beweis der Überlebenshypothese verknüpft.

199 Merleau-Ponty, *Das Problem der Passivität*, 78. Nach Merleau-Ponty gilt auch das Umgekehrte: dass traumartige Bezugnahmen das Wachbewusstsein prägen. Vgl. ebd. 79: „Unsere wachen Bezüge zu den Dingen und vor allem zu den Mitmenschen haben grundsätzlich etwas Traumhaftes an sich".

Trotz vieler Gemeinsamkeiten zwischen dem allnächtlichen Traumerleben und den hier untersuchten außerordentlichen Formen visionären Erlebens gibt es auch deutliche Unterschiede. Wer am Morgen aus einem Traum erwacht, durchlebt in der Regel einen Prozess rascher Entwirklichung. Die Traumwelt, in der sich das Traum-Ich eben noch bewegte, verflüchtigt sich meist im Nu und wird im Wachen tendenziell als irreal empfunden. Anders verhält es sich bei visionärem Erleben in Todesnähe: Die Welt, aus der die Betroffenen in die Alltagswelt zurückkehren, erscheint ihnen wirklicher als diese selbst. Im Vergleich zur Intensität seiner Nahtoderfahrung sei der Rest seines Lebens „a passing fantasy, a brief dream“, betonte ein Betroffener.[200] Während somit das Wirklichkeitserleben in allnächtlichen Träumen als ein Sonderfall dessen betrachtet werden kann, dass wir in fiktionale Welten eintauchen und dabei unsere Mitwelt vorübergehend völlig ausblenden können,[201] fällt bei visionärem Erleben in Todesnähe den Betroffenen eine solche Deutung schwer. Das intensive Gefühl, dass es sich um eine Begegnung mit einer *anderen* Wirklichkeit und nicht um einen Traum gehandelt hat, gehört zu den Merkmalen, die übereinstimmend berichtet werden (wobei es auch in dieser Hinsicht fließendere Übergänge zwischen traumartigem und visionärem Erleben gibt, als die meisten Berichte über Nahtoderfahrungen und Sterbebettvisionen vermuten lassen). Wie gezeigt wurde, gilt es allerdings hinsichtlich des Wirklichkeitsgefühls unterschiedliche Typen zu unterscheiden: Während in Nahtoderfahrungen und oneiroidem Erleben die Betroffenen aus ihrer Alltagswirklichkeit heraus in eine „andere Welt“ versetzt werden, tritt bei Sterbebettvisionen diese fugenlos in die Alltagswelt ein. Auch an dieser Stelle wird deutlich, wie bedeutsam es für die Deutung dieser Phänomene ist, das ganze Spektrum an Möglichkeiten zu berücksichtigen und sich nicht nur auf eine zu beschränken.

2.2 Selbstsein im Übergang

Der Theologe Richard J. Neuhaus berichtet in seinen Reflexionen über seine eigene „Nah-Lebenerfahrung“ von einer Begegnung mit einer Sterbenden: „Sie kam und ging und wechselte zwischen verschiedenen Ländern hin und her, und für mich lag keineswegs auf der Hand, welches davon das Land der Schatten und welches das war, was wir Realität nennen.“[202] Im Prozess des Sterbens werden Sterbende nicht allein mit anderen Wirklichkeiten konfrontiert, sondern auch mit starken

200 Beverly Brodsky in: Ring, *Frightening Near-Death Experiences revisited*, 61.
201 Iser, *Der Akt des Lesens*, 227; McGinn, *Das geistige Auge*, 118 ff.
202 Neuhaus, *Als ich im Sterben lag*, 61.

Veränderungen ihres Selbsterlebens. Solche Grenzerfahrungen bewussten Lebens stellen eine anhaltende Quelle menschlicher Selbstreflexion und thanatologischer Spekulation dar, die auf das Erleben selbst zurückwirken dürften.

Trotz aller zu vermutenden Verschränkungen von Erleben und Deutung ist es sinnvoll, das Phänomen des *Übergangsbewusstseins* methodisch von den Reflexionen zu unterscheiden, die sich daran anschließen und die es deutend zu erfassen suchen. Fragt man Menschen, die eine Nahtoderfahrung gemacht haben, wo sie in ihrem Erleben gewesen seien, bekommt man unterschiedliche Antworten. Die meisten sind sich einig, aus der liminalen Sphäre zwischen Leben und Tod zurückgekehrt zu sein. In vielen Erfahrungen findet sich das Motiv der Grenze oder der Tür auch ausdrücklich. Auffällig ist, dass diese Schwellen kaum je überschritten werden. Die populäre Darstellung, Menschen mit Nahtoderfahrungen seien aus einer jenseitigen Welt zurückgekehrt, verzerrt das Bezeugte. Sie übersieht die erlebten Grenzen und die zurückhaltende und vieldeutige Bildsprache, die die meisten Erlebnisberichte auszeichnet.

Der im Folgenden gebrauchte Begriff des *Übergangsbewusstseins* bildet den Versuch einer möglichst schlichten und phänomennahen Beschreibung.[203] Nach den uns zur Verfügung stehenden Zeugnissen tauchen Menschen in Todesnähe in ein solches Übergangsbewusstsein ein, das durch eine wachsende (und als solche auch wahrgenommene) Distanz zum gewohnten Selbst- und Welterleben gekennzeichnet ist. Es lassen sich wiederum verschiedene Formen unterscheiden: Während bei Sterbenden oft ein Übergangsbewusstsein zu beobachten ist, in dem sich alltägliches und visionäres Erleben überlagern,[204] lässt sich bei Nahtoderfahrungen in einem zweifachen Sinne von einem solchen Bewusstsein sprechen: zum einen im Hinblick auf das Eintauchen in visionäre Grenzwelten, zum anderen in Bezug auf Außerkörperlichkeitserfahrungen, in denen der Übergang von der alltäglichen in die visionäre Welt selbst erlebt wird. Die Unterscheidung zwischen zwei Formen des Übergangsbewusstseins darf nicht übersehen lassen, dass sie sich nicht immer klar treffen lässt. Ein schönes Beispiel dafür ist die weiter oben zitierte Traumvision, in der eine über 100-jährige Patientin ein neues Haus sieht, das in Bau ist, und sich diesem neuen Daheim schon so weit angenähert hat, dass sie wieder bewusst zurück muss ins „Provisorium“, das sie gegenwärtig bewohnt (1.9).

Im literarisch elaborierten Nahtodbericht von Péter Nádas tauchen verschiedene Metaphern auf, die diesen ihn „kosmisch“ überraschenden Vorgang erahnbar machen: Umkippen, Hinüberwechseln, Hinüberrutschen, Hinausbe-

203 Vgl. dazu auch Renz et al., *Dying is a Transition.*

204 Man kann dies als Near-Death-Awareness bezeichnen, vgl. Callanan/Kelley, *Final Gifts.*

fördern etc.[205] Dem definitiven, in einer entkörperlichten Atmosphäre sich ereignenden „Umkippen“ (das sich dann allerdings als ein vorläufiges herausstellt und deshalb erzählt werden kann) laufen die von Nádas minuziös registrierten leibkörperlichen Symptome eines ihn ereilenden Herzinfarkts voraus. Die Oszillation zwischen Beobachter- und Betroffenenperspektive, die das erinnernde und erzählende Ich des Autors reproduziert, betrifft in besonderem Maß das leibkörperliche Selbstverhältnis. An seine Stelle tritt zunehmend ein entkörperlichtes Selbsterleben. Folgt man der erzählerischen Rekonstruktion, tritt Nádas in ein Fremdverhältnis zur eigenen Körperlichkeit. Die Autoskopie, die Schau des eigenen Körpers von oben, gehört zu dieser Selbsttransformation. Das Selbstverhältnis wird in dieser Schau insofern merkwürdig aufgespannt, als der reglose Körper zwar als der eigene identifiziert wird, im selben Moment aber auch als fremd erscheint: als alte Haut und Hülle, die man wie eine sich häutende Schlange zurücklässt.

Eigentümlich ist auch, dass diese Fremdheit weder bei Nádas noch in anderen Berichten als Entfremdung oder leidvolle Selbstspaltung erlebt wird. Erzählt wird vielmehr eine beglückende Loslösung, die mit dem Gefühl des Entschwebens assoziiert wird. Die vergeistigende Desidentifikation wird durch ein Selbsterleben aufgewogen, das von dem körperlichen Zerfall unabhängig zu sein scheint.[206] Entsprechend mühevoll ist die Rückkehr ins leibkörperliche Selbsterleben. In vielen Berichten paart sich die Befremdung über das neu geschenkte verleiblichte Dasein mit dem Ärger über Ärzte und Pflegende, die die Rückkehr erzwangen. Nach Carol Zaleski scheint es, „als ob der Geist, sobald er sich einmal vom Körper gelöst hat, ärgerlich auf dessen unverschämten Anspruch reagiere, das Selbst repräsentieren zu wollen.“[207]

In manchen visionären Erlebnissen verbindet sich die Distanz zum eigenen Körper mit der Wahrnehmung einer anderen Form von Verleiblichung. In einer bereits 1980 veröffentlichten Studie gaben 58 % aller Befragten an, einen zweiten Körper erlebt zu haben, der dem ersten geglichen habe, jedoch leichter gewesen sei.[208] Ansatzweise findet sich diese Erfahrung auch in jenen Träumen schwer-

---

205 Nádas, *Der eigene Tod*, 69.

206 Vgl. Greyson, *Near-death experiences and deathbed visions*, 264.

207 Zaleski, *Nah-Todeserlebnisse und Jenseitsvisionen*, 175.

208 Greyson/Stevenson, *The Phenomenology of Near-Death Experiences*, 1194: „The nonphysical body was most commonly described as lighter in weight than the respondent's physical body (74 %) but the same size (68 %) and the same age (84 %). The nonphysical body was described as showing some indication of ‚life‘ (e. g., pulse, breath) by 67 % of those reporting a nonphysical body and as ‚linked‘ to the physical body in some way by 28 %. Twenty percent of those reporting a nonphysical body claimed that sensomotor or structural defects present in their physical body

kranker und sterbender Menschen, in denen diese sich als von ihren Behinderungen und Krankheiten befreit erleben, sowie in Sterbebettvisionen, in denen die Sterbenden ihre leibliche Not mit einem Schlag zu vergessen scheinen.

Der facettenreichen Transformation leibkörperlichen Selbsterlebens entspricht eine Wandlung der Möglichkeiten, sich zu sich selbst zu verhalten. Dass es in den hier betrachteten Erlebnisformen auch um Vollzugsweisen passivischer Selbstbestimmung gehen soll, erscheint zunächst kontraintuitiv. Mit Ausnahme von Wachvisionen, die mit kommunikativen Handlungen und Gesten einhergehen, wird der Zustand, in dem sich die Betroffenen befinden, aus der Außenperspektive als Situation wahrgenommen, in der jede Form von Selbstbestimmung ausgeschaltet ist. Orientiert man sich jedoch an den Berichten selbst, zeigt sich ein anderes Bild. Nach Nahtoderfahrungen und oneiroidem Erleben berichten viele Betroffene, dass ihnen im veränderten Bewusstseinszustand eigentümliche Verhaltensspielräume und Kontrollmöglichkeiten zur Verfügung gestanden hätten. Erzählt wird nicht nur von blitzschnell ablaufenden kognitiven (Wahl-)Prozessen, sondern ebenso von intensiven Formen des Wünschens und des affektiven Erlebens. In der Wirklichkeit des visionären Erlebens wird offenbar – trotz motorischer Passivierung und der oft auch im Erleben selbst wahrgenommenen Wehrlosigkeit – mitunter auch in intensiver Form „gehandelt" und „kommuniziert". In dieser Hinsicht gleicht visionäres Erleben in Todesnähe dem Phänomen des Klarträumens, das nicht allein durch ein luzides Bewusstsein charakterisiert ist, sondern ebenso dadurch, dass sich Träumende hier als in hohem Maße aktiv und reflexiv erleben.[209]

Lusseyrans Bericht steht diesbezüglich für viele andere. Was Lusseyran schreibend rekonstruiert, ist zwar zunächst und grundlegend die Erfahrung des Überwältigtwerdens: Der heftige Schmerz und der Kontrollverlust werden durch eine glückliche Passivität abgelöst, die mit einer intensiven Lichterscheinung verbunden ist. Innerhalb dieses Überwältigtseins finden sich verschiedene Formen von Selbstaktivität. Das Erleben ist von einer Haltung der Einwilligung und des Zulassens bestimmt. Auch spontane Formen des Gebets werden verzeichnet. Im Zentrum steht eine Herausforderung, die dem visionär entrückten Selbst größte Entschiedenheit abverlangt: sich nicht von seiner Angst überwältigen zu lassen, oder positiv formuliert: sich restlos dem visionär geschauten Licht anzuvertrauen.

Wie bei den meisten Nahtoderfahrungsberichten gibt es auch bei Lusseyran lediglich eine zeitliche Distanz zwischen erzählendem und erzähltem Selbst (bzw.

(e. g., partial deafness, missing limbs) were absent in the nonphysical body; 3% reported such defects to be present in the nonphysical body."

209 LaBerge, *Hellwach im Traum.*

zwischen dem sich erinnernden und dem erlebenden Selbst[210]). Anders als Rodin und Ayer identifiziert sich Lusseyran uneingeschränkt mit seinem visionären Selbst und seinen Aktivitäten. Angesichts der Tatsache, dass wir in der Regel zögern, uns vorbehaltlos mit dem Handeln und den Leiden unseres Traum-Ichs zu identifizieren, ist diese für Nahtoderfahrungen typische Identifikation ebenso auffällig wie bedenkenswert. Was Menschen in Todesnähe widerfährt, wirft Identitätsfragen auf, die durch das Erleben selbst nicht beantwortet werden. Susan Blackmore notiert lakonisch: „Es werden scheinbar Entscheidungen getroffen, doch ist nicht klar, von wem."[211]

So unverfänglich Blackmores Bemerkung erscheint, eröffnet sie doch ein weites Diskussionsfeld. Das beginnt mit der Frage nach der passenden Ausdrucksweise: Trifft die Rede von einer „Entscheidung" das Phänomen? Hat sie nicht einen zu aktiven Klang für das Geschehen, das sie beschreiben soll? Das wurde auch theologisch intensiv bedacht. Dass es im Sterben nicht allein zur Verendgültigung des bereits gelebten Lebens kommt, sondern Sterbende darüber hinausgehende Entscheidungen treffen, war in der katholischen Theologie des 20. Jahrhunderts eine vieldiskutierte Vorstellung.[212] Vor dem Hintergrund des Nahtoderlebens wandte Christoph Hampe ein, dass die von Ladislaus Boros entwickelte Konzeption einer „Endentscheidung" am Selbsterleben von Menschen in Todesnähe vorbeigehe. Sie sei zu aktivisch und zu rational gefärbt. Hampe schlug alternative Formulierungen vor: „Hinaustreten, sich loslassen, den Willen freigeben, nicht mehr entscheiden wollen, sondern sich tragen lassen, die Vergangenheit als gut hinnehmen, sich rufen lassen in die neue Existenz, in das Licht hineingeführt werden – das dürfte Sterben als die Summe der mitgeteilten Erlebnisse sein und bringen. [...] Die Summe ist weniger eine Entscheidung, sondern bedeutet, dass über uns entschieden wird und dass wir dies hinnehmen."[213] Ähnliche Akzente finden sich bei Richard J. Neuhaus: „Wenn man stirbt, muß man etwas mit sich selbst tun, und da man nur sehr wenig mit sich selbst tun kann, bleibt einem nichts anderes übrig, als sich selbst loszulassen. Man ergibt sich gewissermaßen, doch das ist nicht ganz eindeutig. Zu sagen, daß man sich

210 Zu den Abweichungen zwischen diesen beiden Selbst-Perspektiven vgl. Kahneman, *Schnelles Denken, langsames Denken*, 470; Welzer, *Das kommunikative Gedächtnis*.

211 Blackmore, *Neurophysiologische Erklärungen der Nah-Todeserfahrung*, 58 f. Blackmore machte 1970 in einem Drogenrausch eine Außerkörperlichkeitserfahrung, die sie zunächst von der Unsterblichkeit der Seele überzeugte. Nach einem Abstecher in die Parapsychologie zerfiel diese Überzeugung nach und nach, vgl. Plüss, *Zurück im Leben*.

212 Vgl. Boros, *Mysterium mortis*.

213 Hampe, *Sterben ist doch ganz anders*, 159 f.

ergibt, könnte ein Trick sein, um das Gesicht zu wahren; das Selbst wird einem genommen, und deshalb sagt man, daß man sich ergibt."[214]

Blackmore zieht aus ihrer Analyse des Übergangsbewusstseins in Todesnähe eine andere Konsequenz. Dass unklar sei, *wer* in ihm die Entscheidungen trifft, deutet sie als Indiz, dass im Sterbeprozess die Illusion durchgängiger Ich-Identität zerbricht. Sie vertritt die Überzeugung, dass es sich bei Nahtoderfahrungen „weniger um einen Blick auf ein größeres Selbst oder eine andere Welt handelt, sondern vielmehr um die Erkenntnis, dass das Selbst nicht die dauerhafte Einheit ist, für die sie viele halten."[215] Eine solche Interpretation, in der sich Blackmores Sympathien für die buddhistische Anatta-Lehre bemerkbar machen, steht in deutlicher Spannung zu den Aussagen der Betroffenen selbst.[216] Diese beschreiben in den meisten Fällen eine Intensivierung des Selbsterlebens, keine Entwirklichung des Selbst. Was in Nahtoderfahrungen als „entwirklicht" wahrgenommen wird, sind eher die alltägliche Wirklichkeit und die leibsinnliche Einbindung in sie.

Auffällig ist, dass viele Sprachformen und Bilder, die in Berichten visionären Erlebens in Todesnähe häufig vorkommen – der Leib als Hülle und Larve, die Seele als Lichtkörper und Schmetterling – einen ausgeprägten Leib-Seele- bzw. Körper-Geist-Dualismus nahelegen. Eine solche dualistische Metaphorik bedeutet nach Carol Zaleski allerdings noch nicht, dass die Berichtenden einem platonischen oder kartesianischen Wirklichkeitsverständnis verpflichtet sind. Sie folgen vielmehr einer erzählerischen Notwendigkeit: „Es gibt einfach keinen anderen imaginativen Weg, die Todeserfahrung erzählerisch zu erfassen: Die Seele verlässt den Körper und behält doch ihre Form."[217]

Die gewählte Metaphorik entspricht der in Todesnähe erlebten Dualität von entkörpertem Selbst und zurückbleibendem Eigenleib: der meist als befreiend wahrgenommenen Distanzierung von der schmerzlichen Körperwelt und dem überraschenden Hineinfinden in eine neue „Form". Die in der christlichen Tradition über viele Jahrhunderte vorherrschende Vorstellung, die Seele lasse ihre körperliche Hülle im Sterbeprozess wie ein abgetragenes und schmutziges Kleid zurück und entschwebe dann als reiner Lichtkörper, dürfte ihre Plausibilität

---

214 Neuhaus, *Als ich im Sterben lag*, 97.

215 Ebd. 62.

216 Dass Deutungen wie diejenige von Blackmore ethische und praktische Fragen aufwerfen, zeigt die bereits zitierte Auseinandersetzung N. Bushs mit einer ähnlichen Deutung von K. Ring, vgl. Bush, *The Paradox of Jonah*.

217 Zaleski, *The Life of the World to come*, 63 (eigene Übersetzung).

solchen Erfahrungen verdanken.[218] Mit Blick auf seine eigene Nahtoderfahrung formuliert der Religionspädagoge Albert Biesinger: „Gerade aufgrund dieses Nahtoderlebnisses gehe ich davon aus, dass ich im Übergang aus einem materiellen Körper auch ein geistiges Bewusstsein habe."[219] Auch die spekulative Idee, im Prozess des Sterbens bewege sich der menschliche Geist auf eine höhere Seinsstufe zu, findet in solchem Erleben einen gewissen Rückhalt. Wie wir gesehen haben, findet sich diese Vorstellung auch in nichtreligiöser Variante.[220] In seiner Reflexion über seine Nahtoderfahrung vermerkte Alfred Ayer, dass der Glaube an ein geistiges Fortleben nach dem Tod nicht notwendigerweise mit einem Gottes- und Erlösungsglauben verknüpft sei.

Metaphorisch-narrative Selbstartikulationen gehen konzeptionellen Selbstdeutungen voraus – und in sie ein. Es kann sein, dass sich beides spannungsvoll zueinander und zu den Erfahrungen verhält, die sie versprachlichen und deuten. Exemplarisch dafür ist Richard Neuhaus' Auseinandersetzung mit seinem eigenen visionären Erleben von Todesnähe. Was ihm widerfuhr, fügte sich nicht reibungslos in seinen theologischen Erwartungshorizont ein: „Es [das Erlebte] war so unbedingt gutartig, der Übergang von diesem Leben und dem, was auch immer darauf folgen mag, schien so sanft und leicht. Das paßt nicht zu meiner Vorstellung von der gewaltsamen und qualvollen Trennung der Seele vom Körper, der Zerstörung der Leib-Seele, die ich bin."[221] Die Besonderheit von Neuhaus' Bericht liegt darin, dass er die kognitive Dissonanz, die das visionäre Erleben in ihm auslöst, nicht abschwächt, sondern erzählerisch akzentuiert. Damit vermeidet er eine deutende Überfremdung des Erlebten und hält den Raum offen für weitere Deutungsversuche.

---

218 Einen Vorschlag, die klassische Seelenvorstellung in einem heutigen theologischen Horizont und mit Blick auf Nahtoderfahrungsberichte zu reformulieren, findet sich bei Kessler, *Was kommt nach dem Tod?* Nach Kessler deuten Nahtoderfahrungen „auf einen vom materiell-biologischen Körper ablösbaren Personkern (Seele) hin, der sich in einem unbeschreiblich andersartigen, schwerelosen Leib empfindet und anderen begegnen kann" (207). Kritisch dazu: Reményi, *Rez. zu Hans Kessler, Was kommt nach dem Tod?*

219 Biesinger, *Ein so großes Glück*, 107.

220 Zaleski, *The Life of the World to come*, 37 macht darauf aufmerksam, dass die Idee einer unsterblichen Seele in der parapsychologischen Forschung in einer analogen Weise von ihrem eschatologischen Rahmen getrennt wurde wie der heute in westlichen Ländern verbreitete Reinkarnationsglauben vom Samsara-Gedanken.

221 Neuhaus, *Als ich im Sterben lag*, 113.

3 Religiöse Deutungszugänge

Am Schnittpunkt zwischen den hermeneutischen Fragen des zweiten Teils einerseits und den praktischen Fragen des dritten Teils andererseits wende ich mich in diesem Kapitel religiösen Deutungsfragen zu. Dabei sollen Verstehensmöglichkeiten freigelegt werden, die sich in intensiven Diskussionsprozessen herausbildeten. „Wirklichkeitserzählungen" von visionärem Erleben in Todesnähe begleiteten die abendländische Philosophie und das Christentum seit ihren Anfängen. In Gestalt der Ostergeschichten und der paulinischen Visionsberichte gehören sie zum konstitutiven Grundbestand christlicher Religion. Der renommierte Spiritualitätshistoriker Bernard McGinn geht noch einen Schritt weiter, wenn er die These vertritt, das Christentum sei eine Religion, die sich auf Visionen gründet.[222]

Dass in Todesnähe visionäre Bilder zu Selbstdeutung und Selbstbestimmung beitragen und den drohenden Orientierungs- und Sprachverlust verhindern, ist eine alte Einsicht. In Platons *Phaidon* wendet sich der zum Tod verurteilte Sokrates der Sprache der Dichtung und des Mythos zu. Die bildhaft-erzählende Sprache eignet sich in seinen Augen für das, was ihn im Tod erwarte, besser als die abstrakte Sprache philosophischer Reflexion. Was im philosophischen Denken als Gegensatz erscheine, lasse sich durch Narrationen miteinander in Beziehung setzen.[223] Über die „Wanderung", die einem im Tode bevorstehe, lasse sich besser in Geschichten reden.[224] Der platonische Dialog lässt in der Schwebe, ob solche Geschichten auch wahr seien oder ob sie nur, wie Sokrates' skeptischer Gesprächspartner Kebes vermutet, das Kind in uns überreden, damit es den Tod nicht mehr wie ein Gespenst fürchte.[225] Immerhin weisen nach Sokrates solche Erzählungen auf ein „schönes Wagnis" hin. Sich mittels Geschichten über sich selbst und sein Schicksal zu verständigen, lässt Vertrauen entstehen.[226]

Visionäres Erleben in Todesnähe erscheint den Betroffenen oft selbst dort als sinnträchtig, wo es mit starken Irritationen verbunden ist. Den Sinn des Erlebten zu artikulieren und genauer zu bestimmen, fällt allerdings oft schwer. Das Erlebte macht in seiner Intensität und qualitativen Dichte sprachlos. Es fällt aus dem gewohnten Erfahrungsrahmen und entzieht sich dem vorhandenen Vokabular. Was sich erzählen lässt, sind Ereignissequenzen. Sie können wie in vielen Sterbebettvisionen sehr schlicht sein. Doch nicht selten sind sie verästelt und kom-

222 McGinn, *Hildegard of Bingen as Visionary and Exegete*, 321.

223 Platon, *Phaidon* 60b-c.

224 Ebd. 61d-e.

225 Ebd. 77e.

226 Ebd. 114c. Vgl. dazu Schäfer, *Der Mythos im Phaidon*, 173f.

plex. Welche Bedeutung man solchem visionären Erleben abzugewinnen vermag, hängt auch von den zur Verfügung stehenden Deutungshorizonten ab.

Die oben skizzierten Deutungskategorien bieten Betroffenen Interpretationsrahmen, die das Erlebte in mehr oder weniger befriedigender Weise fassbarer machen. Wie schon erwähnt, handelt es sich nicht nur um sehr unterschiedliche Deutungsangebote, sondern sie haben auch Unterschiedliches im Blick: Während die ersten beiden Deutungskategorien das Phänomen visionären Erlebens an sich zu erklären versuchen, fragen die letzten beiden stärker nach dem inhaltlichen Sinn des bezeugten Erlebens. Die von uns durchgeführte Umfrage bei Spitalseelsorgenden hat gezeigt, dass die Pluralität von Deutungskategorien auch innerhalb dieser Berufsgruppe vertreten ist.[227] Unter den gegenwärtigen Bedingungen können Menschen, die ihre visionären Erlebnisse religiös interpretieren, nicht unbedingt damit rechnen, dass die Seelsorgenden, denen sie sie anvertrauen, ihre Selbstdeutung teilen. Sie sollten jedoch darauf zählen können, bei diesen dafür zumindest ein offenes Ohr und die wertschätzende Begleitung ihrer Selbstdeutung zu bekommen. Von christlichen Klinikseelsorgerinnen und -seelsorgern darf insbesondere erwartet werden, dass sie theologisch gut vorbereitet sind für die religiösen Deutungsprobleme, die die hier behandelten Phänomene aufwerfen.

Um die unterschiedlichen Fragenkomplexe, die einer intensiveren theologischen Bearbeitung bedürfen, auseinanderhalten zu können, werde ich mich in den folgenden drei Abschnitten an zwei Leitdifferenzen orientieren. Zum einen unterscheide ich zwischen der *Wahrnehmung der Gegenwart Gottes* (3.1) und *Begegnungen mit Verstorbenen* (3.2), zum anderen zwischen *Präsenzerleben* (das sich auf Gott, Verstorbene und anderes beziehen kann) und *bildhaftem Erleben* (3.3). Wenn auch in manchen Erfahrungen das Unterschiedene zusammenkommt – symbolisches Erleben, Erscheinungen Verstorbener und das Wahrnehmen göttlicher Präsenz –, ist es gleichwohl klärend, die unterschiedlichen Erlebnisaspekte zusammen mit den Fragen, vor die sie stellen, je für sich zu betrachten. Auf diese Weise wird es möglich sein, die Phänomene auf intensive und differenzierte Weise mit einer reichen Tradition visionären Erlebens und ihrer Deutung ins Gespräch zu bringen.

Eine letzte Vorbemerkung: Längst nicht alle Berichte von visionärem Erleben in Todesnähe haben eine religiöse Färbung. Und umgekehrt finden sich die religiös qualifizierten Formen visionären Erlebens, die im Folgenden näher betrachtet werden sollen, nicht allein in perimortalen Situationen. Von Widerfahrnissen

227 Vgl. Peng-Keller/Köster/Rodenkirch, *Lebensend-Phänomene im Arbeitsfeld klinischer Seelsorge*.

göttlicher Gegenwart, inspiriertem Bilderleben und Erscheinungen Verstorbener berichten nicht nur Menschen in Todesnähe, und die theologische Reflexion über diese Phänomene bewegt sich zu einem größeren Teil ohne Bezug zu den Diskussionen, in denen die vorliegende Arbeit situiert ist. Die folgenden Abschnitte sind ein Versuch, bisher wenig verbundene Diskursfelder aufeinander zu beziehen.

3.1 Wahrnehmung göttlicher Gegenwart

In zahlreichen Berichten von visionärem Erleben in Todesnähe finden sich Spuren jener Präsenzwahrnehmung, die ein Kernmerkmal mystischer Erfahrungen darstellt. Dass sie gänzlich bildlos sein können, unterscheidet sie vom bildhaft-symbolischen Erleben, auf das ich mich bislang konzentriert habe. Zu den bereits kritisierten Engführungen der Nahtoderfahrungsforschung gehört es auch, dass solch bildloses Präsenzerleben kaum je in den Fokus der Aufmerksamkeit getreten ist und es bislang bestenfalls als Nebenaspekt betrachtet wurde. Das dürfte auch damit zu tun haben, dass es in sich schwer fassbar ist und sich offenbar oft mit bildhaftem Erleben verwebt. Was sich als Präsenz kundtut, entzieht sich der sprachlichen Einholung in noch größerem Maße als das bildhaft Erlebte. Umso aufschlussreicher sind jene Berichte eines intensiven Präsenzerlebens in Todesnähe, in denen bildhaft-symbolische Elemente nur schwach ausgeprägt sind oder gänzlich fehlen. Aus unserer Umfrage lassen sich zwei Beispiele anführen, die dem zumindest nahekommen. Den folgenden Bericht zeichnete ein Seelsorger unmittelbar nach dem Gespräch mit einer etwa 70-jährigen Patientin auf:

> [3.16] Frau M. erzählt, dass sie bereits zum x-ten Mal die Erfahrung gemacht habe, dass sie meinte, sterben zu müssen. Doch diesmal sei es anders gewesen: intensiver, friedvoller, nachhaltiger. Außer dem Gefühl tiefen Friedens habe sie während ihrer Erfahrung keine bildlichen oder andersartigen sensitiven Momente gehabt. Was sie erlebt habe, lasse sich mit einem Tennisspiel vergleichen: Es sei so schnell und so leicht gewesen wie der Tennisball, der hin- und zurückgeschlagen werde. Sie bereut, wieder zurück zu sein. Nun noch weiter zu leben, sei viel schwieriger als die andern Male. Während der von ihr beschriebenen Erfahrung seien Familienmitglieder anwesend gewesen. Diese haben es kaum glauben können, als Frau M. wieder zurückkam. Sie sei bei klarem Bewusstsein gewesen und habe ihrer anwesenden Schwester gesagt, was im Todesfalle zu regeln sei. Für die Abdankung wünscht sie sich unter anderem das Lied von Jacques Brel „J'arrive“, eine seiner letzten Kompositionen. Ein Lied, in dem Brel vom Zwischenraum singt, in dem man *die eine* Welt verlassen hat, aber in *der andern* noch nicht angekommen ist. „J'arrive“, das ruft er der ihn erwartenden Welt zu.

Was Frau M. beschreibt, ist ein intensiv wahrgenommener Übergang, der dann zur Rückkehr wird. Im Nachhinein findet sie eine schöne Metapher dafür: Wie ein

Tennisball sei sie von einem Bereich in den anderen und wieder zurück geflogen. Trotz dieser bildhaften Beschreibung handelt es sich gemäß dem Bericht um ein Erleben, das gänzlich bildlos war. Es beschränkte sich offenbar auf eine einzige Erlebnisqualität: ein intensives Gefühl von Frieden.[228] Ob Frau M. ihm eine religiöse Bedeutung gab, verrät die Vignette nicht. Was in ihr dieses intensive Empfinden von Frieden geweckt hat, bleibt im Dunkeln und lässt sich auch aus der gewählten Metaphorik nicht erschließen.

Ganz anders die bereits zitierte Vignette 3.9, die von einer katholischen Seelsorgerin im Gespräch mit einem 77-jährigen Patienten aufgezeichnet wurde. Da in diesem Bericht die göttliche Präsenz nicht nur symbolisch vermittelt, sondern in unmittelbar „energetischer" Weise wahrgenommen wird, sei er hier in einer erweiterten Fassung nochmals zitiert:

> [3.9] In der Klinik erlebte ich vor und während einer Reanimation Folgendes: Ich saß am Bettrand, da berührte mich eine Hand, die Hand des Herrn Jesus, auf der rechten Schulter und drückte mich ins Kissen hinein. Das erlebte ich drei Mal. Ich hörte und spürte den Herrn Jesus; er war immer hinter mir. Doch obwohl ich ihn gerne gesehen hätte, war das nicht möglich. Dann wurde ich bewusstlos zur Intensivstation gebracht. Auf dem Weg dorthin kam ich in einen Tunnel, und dann holperte es sehr stark, und ich spürte Jesu Hand und hörte seine Stimme, die sagte: „Du musst keine Angst haben, ich bin bei dir." Ich sah ein Licht und eine Mauer mit goldenen Ziegelsteinen. Auch sah ich einen Vorhang. Von dorther hörte ich wunderbare Gesänge. Ich wollte auf diesen Vorhang zugehen, da fragte mich die Stimme Jesu, ob ich hineingehen möchte. Es würde mir dort aber so gut gefallen, dass ich nicht mehr zurück möchte. Als Alternative zeigte er mir ein Bild mit meiner Familie: meine Frau, meinen Sohn und meine beiden Töchter. Ich sagte: „Herr Jesus, lass mich nochmals zurück zu meiner Familie und schenk mir noch ein paar Jahre." Dann bin ich über mir geschwebt. Dieser körperlose Zustand war wunderbar. Ich habe mich und die an mir arbeitenden Ärzte von oben herab gesehen und gehört, was sie gesprochen haben. Unter anderem haben sie sich über mich lustig gemacht, weil ein Arzt den Katheter nicht legen konnte und eine Frau dies tun musste. Ich habe auch gehört, dass ein Arzt sagte, es sei noch sechs Sekunden Zeit, dann müsse diese Arbeit fertig sein. Ich war ganz ruhig, weil die Erinnerung an die Hand Jesu mir alle Angst nahm. Beim Aufwachen sprach ein Arzt mich mit meinem Namen an. Ich hörte dies klar, konnte aber nicht antworten. Als ich erneut beim Namen gerufen wurde, konnte ich endlich antworten, döste aber gleich wieder weg. Später fragte ein Arzt: „Sehen Sie mich?" Als ich dies bejahte, sagte er: „Gott sein Dank, jetzt sind wir gerettet. Sie haben uns sehr geholfen, sonst wären Sie gestorben. Ich habe noch eine Bitte: Ihre Frau und Ihr Sohn warten draußen auf Sie, dürfen die beiden Sie jetzt besuchen?" Ich bejahte dies gerne. Da sagte ein anderer Arzt: „Aber zuerst müssen wir hier noch Ordnung machen." Als meine Frau mit dem Sohn kam, blickte sie zuerst erschrocken auf die vielen Kabel, dann sagte sie: „Es ist gut, jetzt

228 Das von Frau M. beschriebene Erleben dürfte weitgehend jenem Erfahrungstyp entsprechen, der bei Hubert Knoblauch et al. unter der Bezeichung „reine Empfindung" bzw. „reines Gefühl" fungiert, vgl. Schmied/Knoblauch/Schnettler, *Todesnäheerfahrungen in Ost- und Westdeutschland*, 238; Knoblauch, *Diesseits des Todes*, 197.

kann nichts mehr passieren." Als die beiden wieder gegangen und schon auf dem Gang waren, sprang ein Arzt ihnen nach und sagte, dass ihr Mann es sehr gut gemacht habe und ihnen (den Ärzten) sehr geholfen habe. Seither habe ich keine Angst mehr vor dem Sterben. Dies war ein so wunderbares religiöses Erlebnis, das mir immer in Erinnerung bleiben wird.

Vergleicht man diesen Erlebnisbericht mit Moodys Modell, fällt auf, dass zwar einige der von ihm standardisierten Erlebnismomente vorkommen, doch treten sie in anderer Reihenfolge auf. Die Außerkörperlichkeitserfahrung steht am Schluss der geschilderten Sequenz. Am Anfang wird hingegen ein eigentümliches Präsenzerleben geschildert. Herr D. beschreibt es als Berührtwerden durch die „Hand des Herrn Jesus", die sich auf seine rechte Schulter legt und ihn dreimal ins Kissen drückt. Auf die Nachfrage der Seelsorgerin, woran er denn gemerkt habe, dass es die Hand Jesu gewesen sei, konnte Herr D., wie bereits erwähnt, nichts Genaueres sagen. Er habe es einfach gewusst. Das von Herr D. geschilderte Gewahrwerden der Gegenwart Christi war zwar völlig bildlos, doch nicht bar jeglicher symbolischer Qualität. Was Herr D. erlebt, ist symbolischer Akt: Die „Hand des Herrn Jesus" legt sich auf seine rechte Schulter. Unklar bleibt, ob dem Druckerleben, das sich daran anschließt, ebenfalls symbolische Qualität zuzumessen ist. Das energetische Erleben sperrt sich gegen eine restlose Symbolisierung.

In Herr D.s Erfahrung kommt zusammen, was in visionärem Erleben in Todesnähe nicht immer miteinander verbunden ist: das Moment einer *wirksamen Kraft* und die Qualität einer *personalen Präsenz*. Die personale Gegenwart, die Herr D. wahrnimmt, ist verbunden mit der Kraft, die ihn berührt, ins Kissen drückt und danach durch den Tunnel begleitet. Viele Nahtoderfahrungsberichte schildern ähnliche energetische Erlebnisse, ohne jedoch die Wahrnehmung einer personalen Gegenwart zu erwähnen. So erzählt Nádas von einer Kraft, die eine starke Anziehung auf ihn ausgeübt und ihn zum „Umkippen" gebracht habe. Auch wenn solche Worte, ähnlich wie Frau M.s Bildrede vom Tennisspiel, dem Erlebten eine symbolische Qualität zumessen, verweist Nádas' Bericht auf ein vorsymbolisches Widerfahrnis energetischer Art. Bezüglich der erzählenden Bedeutungszuschreibung dürfte es sich hier ähnlich verhalten wie mit dem zuvor beschriebenen organischen Erleben des Herzinfarkts. In Todesnähe erfährt sich Nádas, der im Rückblick das Erlebte erzählerisch ordnet, intensiven Kräften ausgesetzt, die er bei schwindenden Sinnen ebenso luzide registriert wie das darauf antwortende Erleben und Denken.

Im Schnittfeld zwischen Präsenz und Symbol, zwischen atmosphärischem und gegenständlichem Wahrnehmen steht jener Erlebnistypus, der oft als das zentrale Merkmal visionären Erlebens in Todesnähe betrachtet wird: die Lichtschau. Die Verbindung zwischen Beschreibungen mystischen Erlebens und der jüngeren Nahtoderfahrungsliteratur lässt sich an dieser Stelle besonders einfach aufzeigen. Ich beschränke mich, um das zu veranschaulichen, auf einen Erfahrungsbericht Heinrich Seuses. Der aus der Bodenseeregion stammende Dominikaner erzählt darin von einem Widerfahrnis, das in den Anfangsjahren seines Ordenslebens situiert ist. Dass er es genau datiert – es fand in seinem 18. Lebensjahr morgens am St. Agnes-Tag (21. Januar 1313) statt und dauerte weniger als eine Stunde –, ist eines der Merkmale, die diesen Bericht mit heutigen Nahtoderfahrungsberichten verbindet. Der junge Dominikaner, der sich im erzählenden Rückblick als „Diener" beschreibt, befindet sich zwar nicht in Todesnähe, doch bedrückt ihn schwere seelische Not:

> Um diese Zeit fühlte er sich durch schweres Leiden, das ihn überkommen, besonders beengt. Und wie er da so stand, des Trostes bar, und niemand in seiner Nähe war, da ward seine Seele entrückt, ob im Leib, ob außer ihm, das wusste er nicht. Was er da sah und hörte, lässt sich nicht in Worte fassen. Es hatte weder Form noch bestimmte Art und hatte doch aller Formen und Arten freudenreiche Lust in sich. Des Dieners Herz verlangte danach und fühlte sich doch gestillt, sein Sinn war freudvoll und bewegt; Wünschen war ihm entfallen, Begehren entschwunden; er starrte nur in den hellen Abglanz, in dem er sich selbst und alles um sich vergass. War es Tag oder Nacht? Er wusste es nicht. Ein Ausbruch war es von des ewigen Lebens Lieblichkeit, seinem Wahrnehmen gegenwärtig, bewegungslos, ruhig. [...] Diese übermächtige Entrückung währte wohl eine Stunde, vielleicht auch nur eine halbe. Ob die Seele im Leib geblieben, ob sie von ihm geschieden war, das wusste er nicht. Als er wieder zu sich zurückfand, war ihm wie einem Menschen, der aus einer anderen Welt gekommen ist. Sein Leib erfuhr in dem kurzen Augenblick einen solchen Schmerz, dass er glaubte, keinem Menschen könne, außer in der Todesstunde, in so kurzer Zeit solcher Schmerz widerfahren. [...] Aber Seele und Sinne waren innen voll des himmlischen Staunens; himmlischer Glanz kam und ging im tiefsten Grunde seiner Seele, und ihm war, – wie, weiss ich nicht –, als schwebe er in der Luft. Die Kräfte seiner Seele waren von lieblichem, himmlischem Duft erfüllt, so, wie wenn man wohlriechende Salbe aus einer Büchse schüttet und sie dennoch den guten Geruch behält."[229]

Wie viele Menschen heute berichtet Seuse von einem schwebenden Außerkörperlichkeitserleben und einem äußerst schmerzlichen Wiedereintritt in sein beengtes leibliches Dasein. Dem gebildeten Dominikaner fehlt es nicht an Deutungsmöglichkeiten. In der Schilderung dessen, was ihm widerfuhr, seiner „Autopathografie", greift er auf den Entrückungsbericht zurück, mit dem sich der Apostel Paulus in die Geschichte christlicher Mystik einschrieb (2 Kor 12,2–4). Nach eigener Aussage fällt es dem „Diener" trotz dieser Artikulationshilfe schwer, das Erblickte in Worte zu fassen. Berichtet wird dann konsequenterweise weniger das, was er „sah und hörte", als der Modus visionären Erlebens. Ebenso wird vom responsorischen Erleben erzählt, in dem sich gegensätzliche Empfindungen

229 Seuse, *Schriften* 40f. (Vita 2).

mischten: heftiger Schmerz, Gelassenheit und unaussprechliches Glück. Die inhaltliche Beschreibung des Erlebten und seine Deutung bleiben auffällig kurz: Das visionär Erschaute wird als nicht in Formen und Weisen fassbarer „heller Abglanz" beschrieben; und es wird als „Ausbruch von des ewigen Lebens Lieblichkeit" gedeutet. Im Horizont von Seuses Glaubensüberzeugung verweist es verheißungsvoll auf die noch ausstehende Vollendung des Lebens – in Gott. Dass sich ihm im Lichtglanz die göttliche Wirklichkeit kundtut, steht für Seuse außer Frage. Dennoch wird das visionär erblickte Licht nicht mit Gott selbst identifiziert, sondern als Abglanz charakterisiert (im mittelhochdeutschen Original heißt es: *glanzenrichen widerglast*). Der Erfahrungsbericht lässt in der Schwebe, wie genau das Verhältnis zwischen dem Licht und der darin wahrgenommenen Gegenwart Gottes zu denken ist.

An diesem Punkt berührt sich dieses spätmittelalterliche mystische Zeugnis mit manchen heutigen Nahtoderfahrungsberichten. Manche von ihnen beschreiben das Erblickte weit genauer, etwa als ein farbiges oder strahlend weißes Licht mit warmen Qualitäten, das sich bei allen Ähnlichkeiten vom Sonnenlicht unterscheide und eine unvergleichlich glänzendere Qualität habe. Gelegentlich werden dem geschauten Licht auch personale Qualitäten zugeschrieben. Mitunter wird es als eine bergende, beschützende und belebende Kraft geschildert. Aus religiöser Sicht liegt es heute noch nahe, darin eine Epiphanie göttlicher Wirklichkeit zu sehen. Wie der Bericht von Péter Nádas zeigt, gibt es jedoch auch andere Deutungsmöglichkeiten. Nur wenige Texte beschreiben die besondere Lichtqualität so aspektreich wie jener von Nádas. Auch für ihn hat das Licht Offenbarungsqualität. Doch ist es für ihn keine göttliche Epiphanie: „Noch nie habe ich Licht gesehen, kenne seinen Namen nicht. Zwar ist Gott auch im Universum des Lichts nicht auffindbar, dennoch ist Licht für ihn die glaubwürdigste Metapher."[230]

Die Aussage, dass Gott auch im Universum des Lichts nicht „auffindbar" ist, ist mehrdeutig. Auch nach religiösem Verständnis ist Gott nicht auffindbar in einem gegenständlichen Sinne. Und auf die Unterscheidung zwischen der geschauten Lichtwelt und der Gegenwart Gottes treffen wir auch bei Seuse und anderen religiösen Zeugnissen, die von einer „ikonischen Differenz"[231] zwischen Erscheinung und Erscheinendem ausgehen. Doch während Seuse im geschauten Licht Gott *als gegenwärtig* wahrnimmt, scheint dies bei Nádas gerade nicht der Fall zu sein. Inwiefern das Nicht-auffinden-Können Teil des Erlebens war oder einen

230 Nádas, *Der eigene Tod*, 70.
231 Vgl. 1.2 in Teil II.

rückblickenden Kommentar darstellt, lässt der Bericht offen. Dasselbe gilt für die Aussage, dass das Licht die glaubwürdigste Metapher für Gott sei.

Nádas weist damit indirekt auf etwas hin, was auf Seuses religiös durchtränktes Selbstzeugnis ebenso zutrifft wie auf gegenwärtige Nahtoderfahrungsberichte: Sie bestehen zu weiten Teilen aus metaphorischer Rede, die das Erleben in bildhafter Weise bezeugt. Das betrifft auch die religiösen Erlebnisaspekte. Wenn „Licht" die glaubwürdigste Metapher für Gott ist: Kann man dann auch Nádas' eigene Rede vom Licht theologisch lesen? Vom Gesamttext her mag sich eine solche Lesart nicht aufdrängen. Doch spricht viel dafür, dass die bewusste Mehrdeutigkeit zu diesem literarischen Versuch gehört, das zurückliegende Widerfahrnis erzählerisch einzuholen.

Traut man den Berichten, kommt es gelegentlich auch im visionären Erleben selbst zu einer Reflexion über die Lichtschau. Pamela Reynolds berichtet in ihrem berühmt gewordenen Erfahrungszeugnis, sie habe während ihres Erlebens in Todesnähe gefragt, ob das sie überflutende Licht Gott sei, und die Antwort bekommen: „Nein, das Licht ist nicht Gott, das Licht erscheint, wenn Gott atmet."[232] Nicht anders als bei Seuse wird damit die ikonische Differenz betont. Das Licht verbindet auch bei Reynolds symbolische und atmosphärisch-ungegenständliche Qualitäten. Zusammenfassend kann gesagt werden, dass dem visionär geschauten Licht symbolische Qualitäten innewohnen und es zugleich eine Deutungsoffenheit besitzt, die nicht vorschnell interpretativ vereindeutigt werden sollte.

3.2 Visitationen

Erscheinungen von Verstorbenen und Lichtwesen gehören zu den häufigsten Motiven visionären Erlebens in Todesnähe.[233] Bemerkenswerterweise erscheint Sterbenden, ganz im Gegensatz zur kulturell verfestigten Imagination, nicht der personifizierte Tod,[234] sondern die lebendigen Verstorbenen. Wenn diese Phänomene „Visitationen" genannt werden, so ist das eine passende Beschreibung, verweist sie doch auf den charakteristischsten Zug dieser Erscheinungen. Wie in den im klinischen Kontext vertrauteren ärztlichen Visiten tritt jemand in den Eigenbereich der Erlebenden ein. In den Visitationen von Sterbenden präsentiert sich eine andere Wirklichkeit *innerhalb* ihres Lebensraums. In den meisten Fällen

232 Zitiert nach van Lommel, *Endloses Bewusstsein*, 187.

233 Wenigstens am Rande muss vermerkt werden, dass solches Erleben nicht nur perimortal auftritt, vgl. Hufford, *Visionary Spiritual Experiences in an Enchanted World*.

234 Ricœur, *Lebendig bis in den Tod*, 29 zählt das Auftreten des personifizierten Todes zum „rhetorisch Imaginären".

handelt es sich nicht allein um einen überraschenden, sondern auch erfreulichen Besuch.

Auch dafür findet sich eine ferne Entsprechung in dem uns vertrauteren Phänomen des Nachttraums. Das Erscheinen von nahen und fernen Bekannten gehört zu den regelmäßig vorkommenden Trauminhalten. Es dürfte an der Flüchtigkeit solcher allnächtlicher Erscheinungen liegen, dass sie uns nur selten befremden und uns die Frage nach ihrer Wirklichkeit in diesem Zusammenhang kaum beunruhigt. Dennoch ist nach Bernhard Waldenfels zu bedenken, dass das „Träumen von jemand Abwesendem [...] doch wohl eine Art der Kontaktaufnahme [ist] und kein Spiel innerer Vorstellungen oder imaginärer Sonderwelten. Rühren wir hier nicht an den sogenannten Wahrtraum?“[235]

Die Präsenzqualität von Visitationen wird meist als hyperreal empfunden. Sie ist aus der Erlebnisperspektive nicht zu vergleichen mit der flüchtigen Blässe gewöhnlicher Traumfiguren. Dass dies weitreichende Fragen weckt, insbesondere wenn es sich dabei um *Peak-in-Darien*-Erlebnisse handelt,[236] ist ebenso verständlich wie unvermeidlich. Überzeugende Deutungen sind rar und auch in der theologischen Literatur kaum zu finden. Bruce Greysons Ansicht, dass solche Erfahrungen „some of the most persuasive evidence for the ontological reality of deceased spirits“[237] liefern, dürfte auf theologischer Seite wenig Resonanz finden. Die Diskussion um eine mögliche „ontological reality of deceased spirits“ ist komplexer, als man vermuten könnte.

Schon Augustinus machte darauf aufmerksam, wie schwierig es ist, die Identität zwischen der Erscheinung von jemandem und dieser Person selbst zu bestimmen. Ein Vorkommnis aus seinem eigenen Umfeld dient ihm dazu, das Problem zu veranschaulichen. Vor einiger Zeit habe ein mit ihm befreundeter Rhetor eine Vorlesung über einen Text von Cicero halten müssen. Bei der Vorbereitung sei diesem trotz intensiven Deutungsversuchen eine Passage unverständlich geblieben. Sein Freund sei dadurch in Bedrängnis geraten und habe aus Angst, sich am nächsten Tage zu blamieren, kaum einschlafen können. Als es ihm doch noch gelang, sei ihm im Traum Augustinus erschienen und habe ihm die ihm unverständliche Stelle erklärt. In seiner Nacherzählung stellt Augustinus klar, dass zwischen der Gestalt, die dem Freund erschienen ist, und ihm selbst keinerlei

235 Waldenfels, *Philosophisches Tagebuch*, 29.

236 Seit William Barretts Pionierwerk zu Sterbebettvisionen fokussiert sich die Diskussion besonders auf jene Visitationen, in denen Sterbenden jemand erscheint, von dessen Tod sie zum Zeitpunkt des Erlebens noch keine Kenntnis hatten.

237 Greyson, *Seeing Dead People Not Known to Have Died*, 169. Anfragen stellen sich bereits an Greysons spiritualistische Terminologie: Ist es angemessen, Verstorbene als „deceased spirits“ (verstorbene Geister) zu bezeichnen?

Identität bestanden habe. Nicht er sei dem Freund erschienen, sondern nur ein von diesem geträumtes Fantasiebild, „während ich nichts davon wußte und, so fern von ihm auf der anderen Seite des Meeres, irgendetwas anderes tat oder träumte und mich nicht im geringsten um seine Sorgen kümmerte".[238] Daraus sei zu schließen, dass es sich auch dort, wo jemand von der Visitation durch einen Verstorbenen berichtet, lediglich um dessen Abbild handelt und dieser selbst an der Erscheinung nicht beteiligt ist. Augustinus geht nicht so weit, solche Erlebnisse als Wunscherfüllungsprojektion zu behandeln. Ganz im Gegenteil: Er würdigt sie als indirekte Gotteserfahrungen. Es sei Gott selbst, der Menschen durch die Vermittlung eines Engels (bzw. durch das von einem Engel hervorgerufene Bild eines vertrauten Menschen) die Zurückbleibenden tröste und ermahne.

Was auch immer man von der augustinischen Deutung halten mag, sie ist nicht ohne Tiefsinn. Macht sie doch auf die semiotische Differenz aufmerksam, die Erscheinungen charakterisieren: Sie vergegenwärtigen in symbolischer Weise eine Wirklichkeit, die nicht mit dem Erscheinungsbild zu identifizieren ist. Darin liegt ihre Deutungsoffenheit ebenso wie ihre Deutungsbedürftigkeit. Trotz der Subtilität dieses Deutungsversuchs hat sich die lateinische Kirche Augustinus' Deutung nur halbherzig zu eigen gemacht. Zwar wurde sie von der Schultheologie bereitwillig aufgenommen. Erscheinungen Verstorbener wurden als imaginative Visionen behandelt und damit jenen Phänomenen zugerechnet, die im vorangehenden Abschnitt zur Sprache kamen. In der gelebten Religion wurden jedoch andere Akzente gesetzt, die in einem zweiten Schritt teilweise in die offizielle kirchliche Praxis eingingen. Das zeigt sich insbesondere beim Heiligsprechungsverfahren, wie es im Hochmittelalter eingeführt wurde und mit einigen Anpassungen bis heute in der katholischen Kirche in Kraft ist. Nach diesem Verfahren bedarf es für jede Heiligsprechung zuverlässig bezeugter Wunder(heilungen), die sich auf eine Anrufung des betreffenden Heiligen zurückführen lassen. Das geltende Kanonisationsverfahren setzt demnach voraus, dass verstorbene Heilige das Leben von Menschen, die sie anrufen, in positiver Weise beeinflussen können – was manchmal auch mit ihrer Erscheinung verbunden ist. Wie ein solches Band der Solidarität zwischen Lebenden und Verstorbenen genau zu denken ist, dazu findet sich in der Theologie der Gegenwart wenig Erhellendes. Die augustinische Lösung, dass es sich bei solchen Erscheinungen um Abbilder handle, die von Gott selbst durch Engel hervorgerufen werden, vermag das Mitwirken der betreffenden Heiligen, das für die Heiligsprechung wichtig ist, nicht zu erklären. Doch auch mit Blick auf die Phänomene selbst greift Augustins Deutungsversuch zu kurz: Erscheinungen von Verstorbenen als imaginative Visionen zu behandeln, verkennt

238 Augustinus, *Die Sorge für die Toten*, 22 (XI, 13).

ihren Beziehungs- und Begegnungscharakter und damit genau das, was sie zu Visitationen macht.[239]

Dass es nicht um ein zu vernachlässigendes Randphänomen geht, zeigt sich an der Häufigkeit solchen Erlebens in perimortalen Situationen ebenso wie an seiner Popularität im Rahmen einer neuen Trauerkultur.[240] Was Augustinus mit seiner theologischen Deutung einzudämmen suchte, die Suche nach medialer Kommunikation mit Verstorbenen, genießt heute eine neue Popularität. Das gilt auch innerhalb der Kirchen, wo mit der wachsenden Bedeutung des afrikanisch und asiatisch geprägten Christentums die Frage des Ahnenkults neu diskutiert wird.[241] Mit Blick auf die seelsorgliche Begleitung fordert der evangelische Theologe Ulrich Eibach, der Frage nach dem „Verbleib“ der Toten nicht auszuweichen: „zu behaupten, die Frage: ‚Wo sind die Verstorbenen, wo ist z. B. mein verstorbenes Kind?‘ sei naiv und unberechtigt und bedürfe keiner Antwort, ist zwar scheinbar aufgeklärt, aber eben doch nur rationalistisch und zudem seelsorglich nicht hilfreich und theologisch nicht weise.“[242] Eibach selbst sympathisiert mit der Vorstellung, dass es zwischen diesem Leben und der definitiven Vollendung einen Wirklichkeitsbereich gebe, in den die Verstorbenen eintreten und aus dem heraus sie Sterbenden und Zurückbleibenden erscheinen. Das entspricht zwar der klassischen Vorstellung eines gestuften Jenseits, ruft jedoch zugleich die Anfrage hervor, ob hier nicht eine metaphorische Redeform substanzialisiert wird.

Die theologische Zurückhaltung, Erscheinungen Verstorbener als etwas zu betrachten, was über eine imaginative Vision hinausgeht, könnte paradoxerweise gerade mit dem besonderen religiösen Gewicht dieser Erfahrung zu tun haben. Für den christlichen Glauben ist sie in Gestalt der Ostererfahrung(en) konstitutiv. Dass es zwischen den österlichen Erscheinungsberichten und jenen von trauernden Angehörigen Parallelen gibt, lässt sich schwer bestreiten. Wenn die christliche Theologie letzteren bisher wenig Beachtung schenkte, so möglicherweise auch deshalb, weil sie die Ostererfahrungen nicht dem „Zwischenreich des Träumens“ annähern wollte.[243] Anders sieht es in der christlich-spirituellen Literatur aus. Neben den unzähligen Zeugnissen mystischer Begegnungen mit Christus, die bildhaft vermittelt oder in Form einer bildlosen Präsenzwahrnehmung auftreten können, finden sich viele prominente Beispiele von Visitationen in Todesnähe. So

---

239 Vgl. Schwenke, *Transzendente Begegnungen*, 22.

240 Walter, *Angels not souls.*

241 Vgl. Bujo, *Anamnetische Solidarität und afrikanisches Ahnendenken*; Oyibo, *Aspekte afrikanischer Eschatologie*; Heisswolf, *Japanisches Heilsverständnis.*

242 Eibach, *Nahtoderlebnisse*, 222.

243 Zur jüngeren Diskussion: Kessler, *Sucht den Lebenden nicht bei den Toten*, 219 ff.

erschien – gemäß einem ebenso populären wie literarisch feinsinnigen Passionsbericht – der altkirchlichen Märtyrerin Perpetua wenige Tage vor der Hinrichtung ein verstorbener Bruder.[244] Ebenso bekannt ist der von Gregor dem Großen überlieferte Bericht, der heilige Benedikt habe nicht lange vor seinem eigenen Tod in einer Vision die Himmelfahrt eines eben zu diesem Zeitpunkt verstorbenen Freundes geschaut.[245] Die Beispiele ließen sich vermehren. Aus heutiger Sicht kann man sie als Zeugnisse vormoderner Frömmigkeit betrachten oder aber als Vorformen einer narrativen Theologie. Statt sich wie Augustinus damit zu begnügen, die Verstorbenen fernab von ihren Angehörigen in Abrahams Schoß zu situieren und sie dadurch von der Sorge um die Welt zu entlasten, bringen diese Berichte ihren bleibenden Weltbezug zur Geltung.

Werfen wir vor dem Hintergrund dieser Überlegungen nochmals einen Blick auf jene Vignetten, in denen das Visitationsmotiv auftaucht. Die auffallende Häufigkeit des Motivs innerhalb unserer Beispielsammlung lässt sich empirisch bestätigen.[246] Sieht man vom oneiroiden Erleben ab,[247] gehört das Erscheinen von Verstorbenen zu den wichtigsten Inhalten der von uns untersuchten Formen visionären Erlebens in Todesnähe. Obwohl es ein gut abgrenzbares Phänomen darstellt, hat es fließende Übergänge zu dem, was als Präsenzwahrnehmung und inspiriertes Symbolerleben beschrieben wurde. Dass solchen Erscheinungen eine Präsenzqualität innewohnt und deshalb auch von personalen Begegnungen gesprochen werden kann, liegt auf der Hand. Weit weniger offenkundig dürfte sein, dass sich dieses Präsenzerleben zumindest manchmal mit der Wahrnehmung der Gegenwart Gottes berührt. Das zeigt sich insbesondere dort, wo es nicht verstorbene Angehörige sind, die erscheinen, sondern Repräsentanten einer göttlichen Sphäre: Engelswesen (2.5; 3.12) und religiöse Gestalten (1.16; 3.5; 3.13). Ihr Erscheinen ist lichtintensiv und damit mit jener Symbolwirklichkeit verknüpft, die in besonderer Weise als Vergegenwärtigung göttlicher Wirklichkeit wahrgenommen werden kann. Mitunter treten auch die verstorbenen Angehörigen in enger Verbundenheit mit Lichtphänomenen auf (1.7; 3.10). In seltenen Fällen erscheinen sie

244 Dörnberg, *Traum und Traumdeutung in der alten Kirche*, 107 f.

245 Gregor der Große, *Der Hl. Benedikt*, 195 (Dialoge 2,35); Courcelle, *La vision cosmique de S. Benoît*. Strenggenommen beschreibt dieser Bericht keine Visitation. Der verstorbene Freund tritt nicht in den Lebensraum Benedikts ein, sondern Letzterer wohnt auf visionäre Weise einer Himmelfahrt des ersteren bei.

246 In der Studie von Kerr et al. (*End-of-Life Dreams and Visions*, 300) findet sich das Erscheinen von Verstorbenen in 46 % der berichteten (Traum-)Visionen; vgl. auch Kellehear, *Sterbebett-Visionen*.

247 Vgl. jedoch Vignette 3.14, die auch unter die oneiroiden Erlebnisse subsumiert werden könnte.

in religiösen Symbolgestalten wie in Vignette 2.11, wo die verstorbene Mutter als weiße Taube wahrgenommen wird.

Der Übergang zwischen inspiriertem Symbolerleben und Visitationen zeigt sich beim letzten Beispiel besonders deutlich. Schon das Kernelement dieses Phänomens, das Besucht-Werden, lässt sich als symbolisches Erleben verstehen. Umso mehr als sich daran meist die Botschaft knüpft: „Bald hole ich dich ab, aber jetzt ist es noch nicht so weit!“ (1.4). Das Verheißungsmoment, das in solchen Erscheinungen steckt und sie zu „voraussagenden Wirklichkeitserzählungen“[248] macht, lässt sich mit Johann Christoph Hampe zur Aussage verdichten: „Ich bin gesucht. Ich tauche nicht in das Anonyme. Mein Sterben wird nicht Trennung sein.“[249] Das Moment des (meist) freundschaftlichen In-Beziehung-Tretens findet sich in vielfältigen Varianten: als gemeinsames Sitzen auf einer Bank (1.4), Wandern in den Bergen (3.15), scherzhaftes Lachen (1.8), langsame Annäherung (2.8; 2.10), Zupfen am Ärmel (2.5), Zuwinken (1.5; 1.6) oder als fröhliches Tanzen (1.18). In der visionären Schau des verstorbenen Ehemanns, der seinen Lieblingshut auf dem Kopf trägt und die Arme ausbreitet (1.14), und des Schokolade verteilenden Padre Pio (1.16) kommt der Verheißungscharakter dieses Erlebnistypus ebenso eindringlich wie humorvoll zur Geltung.

3.3 Inspirierte Symbolwelten

Dass visionäres Erleben inspiriert sein kann, gehört bis heute zu den Grundüberzeugungen gelebter Religion. Visionäres Erleben *und* sein Ausdruck sind „the stuff of inspiration“.[250] Oder poetischer formuliert: Gott kann sich in das Gewand kleiden, das ihm die menschliche Imaginationskraft näht.[251] Religiöse Offenbarung vollzieht sich im Medium von Bildprozessen *und* ihrer sprachlichen Artikulation. Die Imaginationskraft fungiert, offenbarungstheologisch betrachtet, als Spiegel göttlicher Wirklichkeit und Möglichkeit.[252] Willa Cather drückte es pragmatischer und nobler aus, wenn sie schrieb, dass eine Erscheinung eine menschliche Vision sei, die durch göttliche Liebe berichtigt werde.[253]

---

248 Klein/Martinez, *Wirklichkeitserzählungen*, 6.

249 Hampe, *Sterben ist doch ganz anders*, 163.

250 Vgl. Farrer, *The Glass of Vision*, 44: „The stuff of inspiration is living images.“ Zu Farrers theologischem Ansatz: Dalferth, *Mit Bildern leben*.

251 Zaleski, *The Life of the World to Come*, 35; Jamme, *„Gott an hat ein Gewand“*; Hvidt, *Christian Prophecy*; Rahner, *Visionen und Prophezeihungen*.

252 So der Titel von Austin Farrers Bampton Lectures, der auf 1 Kor 13,13 anspielt.

253 Cather, *Der Tod kommt zum Erzbischof*, 64.

Eine solche religiöse Adelung menschlicher Imagination ruft imaginationskritische Einwände hervor – auch von theologischer Seite.[254] Visionäres Erleben ist von dem betroffen, was Jean Starobinski die „ontologische Schwäche des Imaginären“ nannte.[255] Diese gründet in der alltäglichen Erfahrung, dass nicht allein unsere Traumwirklichkeiten flüchtig sind, sondern ebenso jene Welten, in die wir in ästhetischem Erleben eintauchen. In einleuchtender Konsequenz zu dieser Erfahrung schlug Colin McGinn vor, die Wirklichkeit der Traumwelt als einen Sonderfall des Absorbiertseins ins Fiktionale zu betrachten.[256] Dabei gibt es einen deutlichen Unterschied: Während im Eintauchen in die fiktionale Welt des Textes[257] oder des Films die sinnliche Wahrnehmung erhalten bleibt – unsere Augen wandern den Text entlang oder starren auf die Leinwand –, fehlt dieser Außenbezug im Traum weitgehend (und analog im visionären Erleben): „Es gibt in ihm kein Feld wahrgenommener Intentionalität, das von der dem Traum eigenen Intentionalität ablenken könnte. [...] Das Konzept der Wirklichkeit entfällt; es gibt keinen Gegensatz zwischen dem, was geträumt, und dem, was wahrgenommen wird, weil eben nichts wahrgenommen wird.“[258]

Auch wenn diese Unterscheidung weniger scharf ist, als McGinn es darstellt – auch Träumende und visionär Erlebende nehmen auf unbewusste Weise wahr und integrieren ihre Wahrnehmungen in ihr Traumerleben –, so lässt sich sein Deutungsangebot auf die hier untersuchten Phänomene beziehen. Ein differenzierter Versuch eines solchen Brückenschlags findet sich bei Carol Zaleski, die nach der theologischen Bedeutung von Nahtoderfahrungen fragt. Dabei konzentriert sie sich auf deren lichtvolle Varianten. Sie versteht diese als visionäre Vorwegnahme himmlischer Wirklichkeit, die auf den Menschen zukommt und ihn bereits umfängt. Religiöse Imagination hat in diesem Sinne ein antizipatorisches Erschließungspotenzial.[259] Die visionären Welten, die in Todesnähe aufgehen, nähren sich von den Vorstellungs- und Bildwelten, in denen sich Menschen zeitlebens bewegen. Es sind kulturell und individuell geprägte Formen und Farben, in die Menschen in Grenzsituationen eintauchen und von denen sie nachher berichten. Dennoch sollten sie, so meint Zaleski, nicht auf ihre kulturellen Bedingungen reduziert werden. Nahtoderfahrungen seien gleichzeitig imaginativ *und* real in

254 Einen informativen Überblick darüber gibt McGinn, *Visions and Visualizations in the Here and Hereafter.*

255 Starobinski, *Psychoanalyse und Literatur*, 8.

256 McGinn, *Das geistige Auge*, 118 ff.

257 Vgl. Iser, *Der Akt des Lesens*, 227.

258 Ebd. 121.

259 Zaleski, *The Life of the World to Come*, 33.

einem bestimmten Sinne.[260] Sie verweisen *auf imaginative Weise* auf die letzte Wirklichkeit. Während Zaleski in ihren früheren Reflexionen nicht zwischen verschiedenen Formen von Nahtoderfahrungen unterscheidet, betont sie in einem späteren autobiografischen Text die Notwendigkeit einer solchen Unterscheidung. Sie bekennt sich darin zu einer offenen und zugleich zurückhaltenden religiösen Deutung dieses Erlebens: „Meine Grundhaltung betreffend visionäre Zeugnisse ist gleichzeitig wohlwollend und skeptisch. Das Recht zu glauben ist kostbar; die Möglichkeiten der Selbsttäuschung grenzenlos."[261]

Zaleski belässt es bei dieser grundsätzlichen Feststellung. Nicht näher ausgeführt wird, welche Täuschungsmöglichkeiten ihr vor Augen stehen. Mit Blick auf ihren katholischen Hintergrund und ihre spiritualitätsgeschichtliche Forschung ist zu vermuten, dass dabei etwas von der Visionsskepsis mitschwingt, welche die westkirchliche Theologie seit dem Montanismusstreit[262] begleitet. Die theologische Abwertung der *visio imaginaria* gegenüber der *visio intellectualis*, der im vorangegangenen Abschnitt thematisierten Präsenzwahrnehmung, wurde in den letzten Jahrzehnten von verschiedener Seite theologisch problematisiert. Hans Urs von Balthasar betonte in seiner theologischen Ästhetik, dass der Mensch Gott nie unmittelbar, sondern nur „durch das Medium seiner menschlichen intentionalen Akte hindurch" wahrnehmen könne[263] und dass die bildhafte Schau zu jenen Vermittlungsformen gehört, die spätestens seit der Aufnahme der Johannesapokalypse in den biblischen Kanon ihren festen Platz innerhalb des Christentums haben.[264]

Ähnlich argumentiert in jüngerer Zeit Janet K. Ruffing, die in ihren Studien praktisch-theologische, spiritualitätsgeschichtliche und empirische Zugänge kombiniert. Ihr Plädoyer für eine theologische Neubewertung des Visionären ist von einem seelsorglichen Anliegen geleitet. Der theologischen Skepsis gegenüber visionärem Erleben und der herkömmlichen Höherstellung bildloser und entsinnlichter Kontemplation wohne eine normative Kraft inne, welche gelebter Spiritualität nicht gerecht werde und sie theologisch überfremde.[265] In einer empirischen Untersuchung befragte Ruffing 24 Frauen und Männer im Alter

---

260 Ebd. 20.

261 Zaleski, *Slow-Motion Conversion*, 21 (meine Übersetzung).

262 Der Montanismus war eine prophetische Sekte innerhalb des frühen Christentums, die mit Berufung auf direkte Inspiration durch den Heiligen Geist das nahe Ende der Welt und ein asketisches Christentum verkündete.

263 Balthasar, *Herrlichkeit*, 242. Zur neueren Diskussion: Hvidt, *Christian Prophecy*.

264 Eine kritisch-differenzierte Auseinandersetzung von Balthasars mit der theologischen Visionsskepsis findet sich in seinem Kommentar zu Thomas von Aquins Prophetietraktat, vgl. Balthasar, *Thomas und die Charismatik*, inbes. 255 ff. u. 400 ff.

265 Ruffing, *The World Transfigured*, 233.

zwischen 35 und 65, die zum Zeitpunkt der Untersuchung auf eine mindestens fünfjährige regelmäßige Gebetspraxis zurückblicken konnten und geistlich begleitet wurden. Die meisten gaben an, an 5 bis 7 Tagen pro Woche 40 bis 45 Minuten zu beten. Alle berichteten in der einen oder anderen Weise von einem „felt sense of the presence of God".[266] Diese Erfahrung habe sich ihnen oft erst im Prozess der Artikulation und im Nachhinein erschlossen.[267] Eine größere Anzahl der Befragten beschrieb auch visionäre Erlebnisse, und zwar innerhalb einer Entwicklung von einer aktiveren und inhalts- bzw. gefühlsreichen Form des Betens zu einem stärker kontemplativ geprägten Gebet.[268] Ruffing hält fest, dass es weder aus spiritualitätsgeschichtlicher noch aus empirischer Sicht Gründe gebe, visionäres Erleben als vorübergehende und täuschungsanfällige Vorstufe zur bildlosen Präsenzerfahrung zu betrachten.

Auch die in der vorliegenden Studie veröffentlichten Zeugnisse sprechen für eine enge Verschränkung von beidem. Damit stellt sich die Aufgabe, die theologische Zurückhaltung gegenüber visionärem Erleben deutlicher von einem materialistischen Reduktionismus à la Rodin zu unterscheiden, als Zaleski das tut. Sofern man aus der Perspektive christlichen Glaubens grundsätzlich davon ausgeht, dass Gott sich in seiner Schöpfung auf wahrnehmbare Weise vergegenwärtigt, ist der Unterschied zwischen bildlosem Präsenzerleben (Vignette 3.16) und visionärer Schau der Gegenwart Christi (Vignette 4.5) ein sehr relativer – besonders dann, wenn man die gläubige Selbstdeutung von Herrn D. und Frau C. als Moment eines inspirativen Gesamtgeschehens begreift. Die in dieser Studie betrachteten Bildwelten, die im Zwischenreich zwischen Leben und Tod angesiedelt sind, betreffen die „Wirklichkeit des Möglichen"[269] in einem doppelten Sinne: Sie entwerfen Möglichkeitshorizonte, in deren Licht sich Lebenswirklichkeiten neu erschließen können;[270] und es handelt sich um bildhafte oder bildlose Weisen, wie Menschen mit der Gegenwart Gottes in Kontakt kommen. Theologische Skepsis ist dann gerechtfertigt, wenn die erlebten Bilderwelten in Selbst- oder Fremdinterpretation spekulativ vergegenständlicht und zu Beweisstücken für weltanschauliche Auseinandersetzungen transformiert werden.

In den folgenden Überlegungen soll der Blick auf die verschiedenen Formen visionären Erlebens in Todesnähe geweitet werden. Dadurch kann die Frage nach der inspirativen Qualität des Visionären weiter differenziert werden. Wiederum soll ein „close reading" eines exemplarischen Textes zur genaueren Phänomen-

266 Ebd. 245.
267 Ebd. 240 f.
268 Ebd. 248.
269 Søren Kierkegaard zit. nach: Dalferth, *„Die Sache ist viel entsetzlicher"*, 258 (Fn. 125).
270 Dalferth, *Mit Bildern leben*, 98.

wahrnehmung beitragen. Ich wähle dafür einen Traumbericht von Sophie Scholl. Nach Auskunft ihrer Schwester soll die 21-jährige Studentin in der Nacht auf den 22. Februar 1943, den Tag ihrer Hinrichtung, geträumt haben:

> Ich trug an einem sonnigen Tag ein Kind in einem langen weißen Kleid zur Taufe. Der Weg zur Kirche führte einen steilen Berg hinauf. Aber fest und sicher trug ich das Kind in meinen Armen. Da plötzlich war vor mir eine Gletscherspalte. Ich hatte gerade noch so viel Zeit, das Kind sicher auf der anderen Seite niederzulegen – dann stürzte ich in die Tiefe.[271]

Ihren Mitgefangenen soll Scholl ihren Traum nicht nur erzählt, sondern auch gedeutet haben: „Das Kind ist unsere Idee, sie wird sich trotz aller Hindernisse durchsetzen. Wir durften Wegbereiter sein, müssen aber zuvor für sie sterben."[272] Liest man die motivisch reduzierte Traumerzählung und die bündige Auslegung vor dem Hintergrund von Scholls Leben und Engagement, wird ein dichtes Bedeutungsgeflecht erahnbar. Die christliche Motivik entspricht der existenziellen Augustinus-Lektüre, die Scholl während ihrer Gefangenschaft pflegte;[273] das weiße Taufkleid erinnert an die weiße Rose, das Emblem der jugendlichen Widerstandsbewegung, zu der Scholl gehörte; Aufstieg und Absturz gehören zu den transpersönlichen Elementen, die in den hier betrachteten visionären Erlebnisformen häufig auftreten. Bemerkenswert ist auch, dass der visionäre Charakter des Berichts sich nicht an einer bestimmten Erlebnisqualität festmachen lässt (es wird nichts von einem hyperrealen Charakter des Geträumten berichtet), dafür umso mehr am Trauminhalt und dessen Deutung: Das Kind, welches das Traum-Ich gerade noch rechtzeitig vor dem Absturz sicher auf der anderen Seite niederzulegen vermag, ist nach Scholls Deutung die den Widerstand begründende „Idee", die sich, so ist sie überzeugt, trotz aller Hindernisse, trotz des visionierten Absturzes durchsetzen wird.

Scholls Bericht zeigt, dass das visionäre Moment nicht allein in Form und Inhalt des Erlebens, sondern auch in seiner Deutung gesucht werden kann. Das gilt umso mehr, wenn es als – in einem religiösen Sinne – „inspiriert" qualifiziert und auf eine göttliche Eingebung zurückgeführt wird. Als in einem *religiösen* Sinne inspiriert ist es dann zu bezeichnen, wenn es auf die inspirierende Gegenwart Gottes zurückzuführen ist und für diese sensibilisiert. Der Ursprung des Bildhaften wird auf diese Weise in einer Wirklichkeit verortet, die selbst nicht bildhaft ist. Visionäre Erlebnisse in Todesnähe sind bestenfalls Spuren der Transzendenz,

---

271 Scholl, *Die Weiße Rose*, 60.

272 Scholl, *Die Weiße Rose*, 60. Die Frage nach der Verlässlichkeit des von Inge Scholl zitierten Traumberichts bzw. der zitierten Deutung kann an dieser Stelle nicht geklärt werden.

273 Drews, *Réception existentielle*.

keine Abbildungen von ihr. Sie antworten auf ein Widerfahrnis, das ihnen vorausgeht und sie insofern auch relativiert. Was in bildhafter Weise erlebt wird, ist ebenso sehr vom Erlebenden selbst hervorgebracht, wie es von etwas hervorgerufen worden ist, das sich ihm entzieht. Inspirierte Bilder verweisen auf eine göttliche Berührung, die nicht in den von ihr hervorgerufenen und sie bezeugenden Bildern aufgeht.[274] Sie sind Bilder des Menschen, mögen sie auch „Träume Gottes" sein, die in unsere Seele gelegt werden und an unser Vertrauen appellieren.[275]

Versteht man inspiriertes Bilderleben als responsorisches Sinnereignis, hat dies Konsequenzen für den deutenden Umgang, der seinerseits auf das bezeugte Erleben antwortet und insofern selbst an der inspiratorischen Kraft zu partizipieren vermag. Um der Offenheit und Auslegungsbedürftigkeit visionärer Erfahrung Rechnung zu tragen, hat bereits Thomas von Aquin den Gedanken eingebracht, dass nicht nur das Erleben selbst, sondern auch die daran anknüpfenden Deutungsaktivitäten geistgewirkt sein können. Mit Blick auf prophetische Visionen vergleicht Thomas die besonderen Qualitäten des Wachbewusstseins mit jenen des Erlebens im Schlaf oder in einem ekstatischen Zustand. Er kommt zum Schluss, dass wir im Wachzustand zwar weniger empfänglich sind für inspirierte Bilder, doch nur im Wachen können wir das Erlebte deuten und zu einem klaren Urteil kommen.[276] Deshalb könne zwar eine bildhaft-prophetische Schau leichter in Entrückung oder im Schlaf empfangen werden, was für die gnadenhafte Erleuchtung des Verstandes, die das zentrale Moment inspirierter Prophetie darstelle, nicht nötig sei.[277] Damit werden die Gewichte verschoben: Thomas stellt den erleuchteten Interpreten (und Verkündiger[278]) über den ekstatischen Seher, wenn auch im Idealfall beides in einer Person vereinigt sei.[279] Für dieses Zusammenfallen steht biblisch die Gestalt des Josef in der Genesiserzählung, der an ent-

274 Eine ausführliche theologische Begründung dieser Position findet sich bei Rahner, *Visionen und Prophezeihungen.* In neuscholastischer Terminologie argumentiert er dafür, dass der „bildhafte Inhalt der Vision nur ‚Bild' der eigentlichen göttlichen Berührung" ist bzw. dass er „auch ‚Bild' des Menschen [ist], der sie empfängt" (61).

275 Dieser Gedanke wird reichhaltig entwickelt in: Drewermann, *Das Markusevangelium.*

276 Thomas von Aquin, *Summa theologiae* II-II 172,1 zu 2.

277 Ebd. 173,3 Antwort.

278 Schlosser, *Lucerna in caliginoso loco*, 141 ff. arbeitet mit Bezug auf Thomas' Kommentar zu 1 Kor heraus, dass für ihn die prophetische Rede beinahe deckungsgleich ist mit der *gratia sermonis.*

279 Thomas von Aquin, *Summa theologiae* II-II 173,2 Antwort, 174,2 zu 1. und 174,3 Antwort.

scheidender Stelle darauf verweist, dass nicht er, sondern Gott den Traum des Pharaos deuten wird (Gen 41,16).[280]

Verteilt man das inspiratorische Potenzial gleichmäßig auf den Erlebnis- und den Deutungspol, erübrigt sich das bisweilen angestrengte Bemühen, das Inspiriertsein an bestimmten Erlebnisqualitäten oder -inhalten festmachen zu wollen. Inspiriert ist dann, was sich in der prozessualen Ganzheit von *Erleben – Artikulation – Deutung* für jemanden (den visionär Erlebenden oder andere Personen) als inspirierend erweist. Die inspirative Kraft des Visionären zeigt sich damit in je singulärer Gestalt. Viele der oben zitierten Vignetten lassen sich als Belege dafür beschreiben. Sie bezeugen zugleich die Zurückhaltung der Betroffenen, ihr Erleben religiös zu qualifizieren.

Das gilt selbst für Frau C. Ihre Überzeugung, in ihrem oneiroiden Erleben Jesus begegnet zu sein, artikulierte sie mit einer deutlich spürbaren Scheu: „Ich, für mich, bin überzeugt, dass es Jesus ist. Aber ich kenne ihn ja nicht. Er kann sich in verschiedenen Gestalten zeigen."[281] Die Zurückhaltung, mit der Frau C. ihre Selbstdeutung äußert, dürfte nicht zuletzt mit dem zu tun haben, was weiter oben als „ontologische Schwäche des Imaginären" bezeichnet wurde. Indem Frau C. trotz hyperrealer Qualität ihres Erlebens – mangels anderer Begrifflichkeit oder einer Scheu vor religiöser Selbstüberhöhung – von einem „Traum" sprach, rückte sie es ins „Zwischenreich des Träumens"[282], das im schlechten Ruf des Illusionären steht.

---

280 Christoph Morgenthaler (*Der religiöse Traum* 2008, 244) zieht daraus den Schluss: „Professionelle Deutungsarbeit hat [...] immer ‚sub conditione interpretationis dei' zu erfolgen: so Gott will und wir angemessen deuten."

281 Vgl. Vignette 4.5.3.

282 Vgl. Ogden, *Gespräche im Zwischenreich des Träumens*. Nach Richir, *Das Abenteuer der Sinnbildung*, 111 ff. ist das Imaginative als Grundregister alles Wahrnehmens und Erkennens zu betrachten, als Primärvorgang, aus dem alle Intentionalität erwächst.

III Spirituelle Begleitung

Menschen, die in Todesnähe mit visionärem Erleben konfrontiert werden und dieses zur Sprache bringen, fühlen sich oft unverstanden, isoliert und pathologisiert. Dass sie die spirituelle Begleitung erhalten, derer sie bedürfen, ist nicht selbstverständlich. Die vorliegende Studie ist vom Anliegen geleitet, der damit verbundenen Not entgegenzuwirken und auf ungenutzte Chancen für eine heutige Spiritual Care aufmerksam zu machen. Dazu bedarf es eines genaueren Wissens über die betreffenden Phänomene und der Fähigkeit, sie voneinander zu unterscheiden. Der erste Teil bot dafür nicht allein reiches Anschauungsmaterial, sondern wollte auch dazu anregen, Klarheit über Differenzen, Übergänge und Überlappungen zwischen den unterschiedlichen Erlebnisformen zu verschaffen.

Der zweite Teil ergänzte dies durch eine ausführliche Reflexion auf die Verstehensprozesse, die sich an visionäres Erleben anschließen. Bei näherer Betrachtung zeigte sich, dass diese Wege des Verstehens äußerst komplex sind und in kontroversen Deutungshorizonten verlaufen. Zumindest so viel dürfte klar geworden sein: Deutungsansätze, die alle Phänomene in denselben Topf werfen und den Erlebnisinhalten und dem Prozess ihrer Versprachlichung keine Aufmerksamkeit schenken, werden den Phänomenen und ihrer literarischen Bezeugung nicht gerecht. Berichte von visionärem Erleben in Todesnähe bedürfen einer besonderen hermeneutischen Sensibilität. Und was auf Texte zutrifft, gilt für mündliche Erzählungen in noch größerem Maße. Damit sind wir thematisch beim dritten und letzten Teil dieser Studie angelangt, der sich den Aufgaben der spirituellen Begleitung zuwendet.

Um visionäres Erleben in Todesnähe ernst zu nehmen und in angemessener Weise anzusprechen, kann man auf verschiedene Ansätze spiritueller Begleitung zurückgreifen. Unstrittig ist, dass die Deutungsfragen, mit denen wir uns auf den vorangehenden Seiten beschäftigt haben, zwar wichtig sind, doch die spirituelle Begleitung *nicht* mit ihnen einsetzt. *Vor* allem reflexiven Deuten und Verstehen will das Erlebte mitgeteilt und in einem gemeinsam gestalteten kommunikativen Raum wahrgenommen und als bedeutsam gewürdigt werden. Die Frage, wie das Erlebte *zu deuten* ist, stellt sich dabei längst nicht immer – und wo sie auftaucht, dürfte es oft ratsam sein, die Antwort in der Schwebe zu lassen. Wer Menschen mit visionärem Erleben spirituell begleiten möchte, muss bereit sein, sich geduldig auf fremde Bildwelten einzulassen und dem Impuls zu widerstehen, sich diese deutend anzueignen. Das bedeutet allerdings nicht, dass sich in einer solchen Begleitung nicht mitunter komplexe Deutungsaufgaben stellen.

Wiederum nähere ich mich dem Themenfeld in mehreren Schritten. Im ersten Kapitel frage ich nach der Möglichkeit einer spirituellen Begleitung, die visionä-

DOI 10.1515/9783110539998-004

rem Erleben in Todesnähe wertschätzend begegnet. Um an ein bereits eingeführtes Konzept anschließen zu können, werde ich meine Erkundungen unter den noch zu erläuternden Begriff der *Validation* stellen. Mit den Herausforderungen des deutenden Umgangs mit den untersuchten Phänomenen wird sich das mittlere Kapitel beschäftigen. Ich werde vom Gedanken ausgehen, dass der spirituellen Begleitung in diesem Zusammenhang vor allem die Aufgabe zukommt, Betroffene in ihren Selbstdeutungsprozessen zu unterstützen. Das letzte Kapitel wendet sich schließlich dem visionären Erleben der Begleitpersonen zu, auf das wir im Laufe unserer Untersuchung mehrfach und unvermutet stießen.

Stärker als in den ersten beiden Teilen tritt auf den folgenden Seiten die Perspektive der Begleitenden in den Vordergrund. Neben weiteren Vignetten werde ich auch Aussagen der von uns befragten Seelsorgenden einflechten und nach der Spiritual Care fragen, die andere im Bereich von Palliative Care tätige Fachleute wahrnehmen können. Auf diese Weise führt die Studie zurück an den Ort, von dem sie ausgegangen ist: die klinische Welt, in der sich heute viele Menschen ungesucht mit visionärem Erleben auseinanderzusetzen haben.

1 Validation visionären Erlebens

Visionäres Erleben in Todesnähe sättigt menschliches Ausdrucks- und Sinnverlangen und fordert es heraus. Als Sinnereignis besonderer Art antwortet es auf den Widersinn von Krankheit und Tod und weckt zugleich oft den Wunsch, das visionär Erlebte verstehen, mit anderen teilen und biografisch integrieren zu können. Helmuth Plessners Aussage, dass „Ausdrücklichkeit“ der Lebensmodus des Menschen sei,[283] gilt für solche Situationen ganz besonders. Nur Erlebtes, das zum Ausdruck gebracht werden darf und gewürdigt wird, kann verstanden und integriert werden. Klinische Welten bieten dafür normalerweise wenig Ermutigung. Die kommunikative Verarbeitung wird in ihnen dadurch erschwert, dass die von uns untersuchten Erlebnisformen in den Diskurssphären des heutigen Gesundheitssystems ortlos sind und direkt oder indirekt als pathologisch oder irreale Wunscherfüllungsphantasien abgewertet werden.[284] Um nochmals auf das Problem der epistemischen Ungerechtigkeit zurückzukommen: Wenn die Leidensgeschichten, die Patienten und Patientinnen erzählen, in einer naturwissenschaftlich geprägten klinischen Welt weit weniger Kredit genießen als medizinische Krankheitsgeschichten, rangieren Visionserzählungen in dieser

283 Plessner, *Die Stufen des Organischen*, 323.
284 Vgl. Hufford, *Visionary Spiritual Experiences in an Enchanted World.*

Hierarchie vertrauenswürdiger Aussagen noch tiefer. Wer im Haus der Medizin davon berichtet, von visionärem Erleben „heimgesucht“ worden zu sein, muss damit rechnen, schräg angeschaut und medikamentös behandelt zu werden.

Die Vorsicht, die aus vielen der zitierten Berichte herausklingt, ist unter diesen Umständen leicht nachvollziehbar. Umso vordringlicher ist es für alle beteiligten Fachpersonen, in der Begleitung von Patienten und Patientinnen und ihren An- und Zugehörigen das erzählte Erleben zu *validieren.*[285] Es will als bedeutsam wahrgenommen und anerkannt werden. In längeren Begleitprozessen kann seelsorgliche Validation auch bedeuten, das Erlebte in Erinnerung zu behalten und zu ermutigen, sich seiner orientierenden Kraft anzuvertrauen.[286] Folgt man den angeführten Berichten, wirkt das Erlebte manchmal so stimmig, dass es den Begleitpersonen leicht fällt, sie zu validieren. Für die Seelsorgerin, die uns die Vignette 1.8 mitteilte, war es selbstverständlich, dass sie mit Herrn N. über das visionäre Erscheinen des verstorbenen Freundes sprach und ihm Gelegenheit gab, die Gefühle, die seine Angst und Hoffnung angesichts des nahenden Todes widerspiegelten, zu artikulieren.

Befremdliche und unverständliche Berichte zu validieren, ist anspruchsvoll. Es bedeutet zunächst, allen Neigungen zur Einordnung zu widerstehen und sich dem (Noch-)Nicht-Verständlichen wertschätzend zu öffnen. Validation bedeutet in diesem Zusammenhang, Menschen in ihrem Erleben und Erzählen zu bestärken. Sie lebt vom Vorschussvertrauen, dass sich im Schwerverständlichen, das Menschen in Todesnähe zu artikulieren suchen, ein Sinn verbirgt, der sich mitunter deutlicher zeigt, wenn geduldig nach ihm gefragt wird. Letztlich geht es um die Haltung, die Sigmund Freud therapeutisch für die Arbeit mit schwerverständlichen Träumen einforderte. Mag es auch scheinen, dass ein Traum in einem unsinnigen Wortlaut verfasst sei, so müsse man ihn dennoch „wie einen heiligen Text“ behandeln.[287] Im vorliegenden Zusammenhang bezeichnet Validation ein wechselseitiges Geschehen: Nicht allein das berichtete visionäre Erleben und seine Deutung durch die Erlebenden ruft danach, von den Begleitenden validiert

---

285 Der Begriff der Validation wurde von Naomi Feil mit Blick auf die Begleitung von demenziell erkrankten Menschen eingeführt (Feil/de Klerk-Rubin, *Validation.* Zur Kritik dieses Konzepts vgl. Sachweh, *Spurenlesen im Sprachdschungel*). Seit einigen Jahren wird er auch für den Umgang mit visionärem Erleben in Todesnähe benutzt: Nosek et al, *End-of-Life Dreams and Visions*, 273; Wooten-Green, *When the dying speak*, 161.

286 Ein Beispiel dafür findet sich bei McGillicuddy, *Sacred dreams & life limiting illness*, 94f.

287 Freud, *Die Traumdeutung*, 518. Freuds Metapher ist angesichts der Fülle von Traummitteilungen hyperbolisch und ihrerseits auslegungsbedürftig. Verweist sie auf die Notwendigkeit intensiver interpretativer Anstrengungen oder ist sie kritisch gegen Versuche zu lesen, sich eines heiligen Textes deutend zu bemächtigen?

zu werden. Ebenso gilt: Auch die verbalen und averbalen Deutungsangebote der Begleitenden bedürfen der Validation – durch die Betroffenen.[288]

Die Selbsteröffnung, die sich im Erzählen visionären Erlebens ereignet, vollzieht sich schrittweise und tastend. Erkundet werden auf diese Weise sowohl die Artikulierbarkeit des Erlebten als auch die Vertrauenswürdigkeit und Belastbarkeit der Begleitperson sowie die Angemessenheit des Zeitpunkts. Wenn es schon für das Erzählen von Träumen eines geschützten Raumes bedarf, gilt das in noch größerem Maße, wenn es um die untersuchten visionären Phänomene geht. Entsprechend äußern sich Seelsorgende, wenn sie auf ihre Wahrnehmung der diesbezüglichen Bedürfnisse von Sterbenden befragt werden. Weitgehend einig waren sich die von uns befragten Personen bei der Frage, ob die visionären Erfahrungen, die Sterbende bezeugen, sie in ihrem Sterbeprozess unterstützen: 11,1 % antworteten mit „ganz bestimmt“, 69,4 % mit „ich stimme zu“, 16,6 % mit „neutral“ und 2,8 % mit „ich stimme nicht zu“.[289] Danach gefragt, ob Sterbende „nur mit Zurückhaltung von ihrem imaginativen Erleben“ sprechen, gingen die Wahrnehmungen der Befragten hingegen auseinander: 12,8 % beantworteten sie mit „ganz bestimmt“, 51,3 % mit „ich stimme zu“, 20,5 % mit „neutral“ und 15,4 % mit „ich stimme nicht zu“.[290]

Die voneinander abweichenden Einschätzungen dürften nicht allein mit den erwähnten Schwierigkeiten zu tun haben, in einem klinischen Kontext von solchem Erleben zu erzählen, sondern auch mit den unterschiedlichen Einstellungen und Kommunikationsformen der Seelsorgenden. Viele der zitierten Vignetten berichten indirekt vom Vertrauen, das ein solches Erzählen erfordert. So entstammen die meisten der ausführlichen Berichte offenbar längeren Begleitprozessen.[291] Die Ausnahmen, zu denen die Vignetten 3.9 und 3.15 gehören, machen auf das Phänomen des „swift trust“ aufmerksam, das in klinischen Seelsorgesituationen nicht selten vorkommen dürfte. In besonderen Situationen sind wir bereit, vertrauenswürdig erscheinenden Personen, die wir zum ersten Mal sehen, Dinge anzuvertrauen, die wir normalerweise für uns behalten würden.[292] Ein Beispiel dafür ist vermutlich in Vignette 3.11 zu finden, wo Herr M. am Sterbebett

---

288 Renz, *Zeugnisse Sterbender*, 39 spricht in diesem Zusammenhang von der „Verifikation durch Beobachtung von Reaktion und Nichtreaktion des Patienten“.

289 Peng-Keller/Köster/Rodenkirch, *Lebensend-Phänomene im Arbeitsfeld klinischer Seelsorge*.

290 Ähnlich uneinig waren sich die Seelsorgenden in der Frage, ob es für die seelsorgliche Begleitung von Sterbenden bedeutsam ist, sie auf visionäres Erleben anzusprechen: 12,5 % beantworteten sie mit „ganz bestimmt“, 47,4 % mit „ich stimme zu“, 28,9 % mit „neutral“ und 10,5 % mit „ich stimme nicht zu“.

291 Vgl. 1.6; 1.7; 1.13; 1.15; 1.17; 1.18; 2.5; 2.8; 2.9; 3.4 – 3.8; 3.14.

292 Vgl. Meyerson et al., *Swift Trust and Temporary Groups*.

seines Zwillingsbruders von seinem eigenen, lange zurückliegenden visionären Erleben erzählt.

Nach den uns vorliegenden Angaben ist davon auszugehen, dass das Erzählen in den meisten der beschriebenen Situationen spontan einsetzte und nicht auf eine direkte Nachfrage der Seelsorgenden antwortete. Was den Erzählraum eröffnete, kann nur vermutet werden. Gibt es neben dem, was vertrauensbildende Kommunikation allgemein auszeichnet,[293] auch spezifische Faktoren? Die folgende Rückmeldung eines Seelsorgers könnte als ein Hinweis darauf gelesen werden:

> Das Wichtigste ist mir, die Äußerungen der Sterbenden wahrzunehmen, ernst zu nehmen, d. h. nicht zu banalisieren oder abzulehnen oder zu übergehen, d. h. so zu tun, als ob ich es nicht gehört hätte. Ernstnehmen heißt auch, nicht zu bewerten, sondern die Deutung und Bedeutung den Patienten zu überlassen, sie nach der Bedeutung für sie zu fragen; diese Erfahrungen öffnen meinen Horizont. Ich werde zunehmend bereit, solche Erfahrungen als Wirklichkeit anzunehmen, auch wenn ich selber bisher keinen Zugang dazu hatte."

Validation beginnt mit dem Wahrnehmen von beiläufigen Äußerungen, mit denen Betroffene die Offenheit und Unvoreingenommenheit ihrer Gesprächspartner erkunden. Sie lassen sich leicht überhören. Der zitierte Seelsorger macht auf die Versuchung aufmerksam, aus Unsicherheit so zu tun, als ob man sie nicht gehört hätte. In ihrem kommunikativen Verhalten signalisieren Begleitende ihre Reserven oder ihre Offenheit gegenüber einem bestimmten Erleben. Eine wertschätzende Haltung gegenüber visionärem Erleben bringen sie zum Ausdruck, wenn sie auf symbolische Dimensionen kommunikativer Handlungen achten (1.1), in der Begleitung von Menschen in veränderten Bewusstseinszuständen interaktiv darauf eingehen (1.2) und Erzählräume schaffen, in denen Betroffene ihr Erleben zur Sprache bringen können (1.3).

1.1 Symbolische Kommunikation

Angesichts der Schwierigkeit, herkömmliche religiöse Vertrauensbilder situativ angemessen zu vermitteln, schlug Elftraud von Kalckreuth vor, Ausdrucksweisen zu suchen, die für verschiedene Vorstellungen und Visionen offen sind: „Wenn wir sagen – und es auch in uns spüren: ‚Sie sind in guter Hut!' – wird das kaum die innere Bilderwelt des Patienten stören oder gar zerstören, wird vielleicht aber in

293 Vgl. Peng-Keller, *Kommunikation des Vertrauens in der Seelsorge.*

eine vertrauensvollere Stimmung führen."[294] Mit der Sprache, die sie wählen, und den Bildern, die sie verwenden, schaffen Begleitende einen atmosphärischen Raum, in dem die Menschen, die ihnen anvertraut sind, sich mit ihren Bildern und Vorstellungen einfinden können – oder sie halten sie auf Distanz. Umgekehrt können Seelsorgende durch die Symbole, die ihnen mitgeteilt werden, in die fremden Bildwelten der Menschen, die sie begleiten, eintreten und sie mit ihnen erkunden. Visionäres Erleben in Todesnähe korrespondiert mit der Bildsprache von Sterbenden und der in ihr anzutreffenden Überlagerungen von Erinnerung und Imagination.[295] In der folgenden Vignette zeigt sich diese Verbindung von Bildsprache und symbolisierendem Wahrnehmen und Imaginieren besonders deutlich:

> [5.1] Frau O., eine ältere Patientin mit einer Krebserkrankung im Terminalstadium, weist mich während eines Gesprächs auf die große, schöne Buche hin, die sich vor ihrem Fenster im Garten des Spitals erhebt. Es ist Herbst, und sie hat schon viele Blätter verloren. Frau O. sieht sich selbst darin gespiegelt. Auch sie müsse mit Verlusten fertig werden und von vielem Abschied nehmen. Wie die Buche verliere sie alle Blüten und Blätter. Sie sagt dies nicht weinerlich, sondern sehr würdevoll und gefasst. Plötzlich beginnt sie zu lächeln und berichtet mir von einer Linde, die in ihrem Leben wichtig war. Dieser Lindenbaum, der mitten auf einem Feld stand, war der Ort, wo Frau O. sich mit ihrem zukünftigen Bräutigam vor der Hochzeit regelmäßig traf. Daraufhin erzählt mir Frau O., sie stelle sich vor, dass diese Linde im Paradies unendlich schön blühen und dass sie ihren verstorbenen Mann wieder unter ihr treffen werde. Als ich mich von ihr verabschiede, liegt ein leichtes Lächeln auf ihrem Gesicht.

Wenn es zur Begleitung von Sterbenden gehört, ihnen die Geborgenheit und Ruhe zu vermitteln, damit sie in die Welt ihrer Bilder eintauchen können,[296] bietet die vorliegende Vignette ein sprechendes Beispiel dafür. Die Aufgabe der Seelsorgerin bestand offenbar hauptsächlich darin, einen Raum des Erzählens, des Erinnerns und des Imaginierens zur Verfügung zu stellen. Frau O. kann in diesem geschützten Raum in ihre innere Bildwelt eintreten und zur Sprache bringen, was sie bewegt. Ihre Selbstmitteilung entspinnt sich aus einer versonnenen Betrachtung der Buche, die sich vor dem Spitalfenster entblättert. Sie entpuppt sich als erhellender Spiegel, in dem Frau O. zunächst ihre aktuelle Situation wiedererkennt, dann aber auch Erinnerungen aus einer fernen Vergangenheit erblickt. Das Realsymbol des Baums wird zur Brücke zu vergangenem Glück und imaginativ vorweggenommener Zukunft. Es ist die enge Verknüpfung von präsenter Wahrnehmung, Erinnerung und zukunftsgerichteter Imagination, die diese Vignette so

294 Kalckreuth, *Sterbebegleitung*, 334.
295 Vgl. zum Folgenden auch: Peng-Keller, *Symbolsprachen Sterbender*; ders., *Symbolische Kommunikation in Todesnähe*.
296 So Kalckreuth, *Sterbebegleitung*, 333.

aufschlussreich macht. Von einem visionären Erleben im engeren Sinne ist in ihr zwar keine Rede, doch scheint der Übergang zu einem solchen nicht fernzuliegen.

Im Besuch der Seelsorgerin klingt, ohne dass die Vignette das ausspricht, auch das vertraute Motiv der „Visitation durch eine religiöse Gestalt“ an. Weil es in den weiteren Zusammenhang der hier thematisierten symbolischen Kommunikation gehört, soll wenigstens kurz darauf hingewiesen werden. Es ist oft bemerkt worden, dass Seelsorgende in klinischen Zusammenhängen häufig immer noch als „Todesboten“ wahrgenommen werden, obwohl es längst nicht mehr so ist, dass sie erst dann auftauchen, wenn der Tod vor der Tür steht.[297] Die über Jahrhunderte vollzogene Dramaturgie der Todesstunde wirkt noch in den säkularen klinischen Welten des 21. Jahrhunderts nach. Ob es sich nun tatsächlich um die Finalphase des Sterbens handelt oder nicht: Allein schon durch ihre berufliche Rolle tragen Seelsorgerinnen und Seelsorger zur spirituellen Symbolisierung der Situation bei. In der seelsorglichen „Visitation“, ihrem aufmerksamen Verweilen am Kranken- und Sterbebett und ihrem Adieu kommuniziert sich etwas, was bedeutsamer sein kann als die gesprochenen Worte. Dass ein Patient, wie uns im Rahmen unserer Fragebogenumfrage berichtet wurde, in einer reformierten Seelsorgerin, die an seinem Bett steht, Maria wahrnimmt, erstaunt vor diesem Hintergrund nicht.[298] Auf diskrete Weise verweist der seelsorgliche Besuch auf ein Umfangen- und Begleitetwerden, das die aktuelle Situation transzendiert. In besonderer Weise gilt dies in jenen flüchtigen heiligen Räumen, die religiöse Rituale und Gebetsvollzüge mitten in der säkularen Welt eines Spitals für kurze Momente entstehen lassen.

In metaphorischen Sprachformen, die zum Imaginieren anregen, und in der Symbolträchtigkeit dessen, was sich situativ konstelliert, liegen kommunikative Chancen, die in der Begleitung von Sterbenden bedeutsam werden können. In den Rückmeldungen auf unsere Umfrage finden sich auch dafür Beispiele. Nicht immer sind es die Sterbenden selbst, die sich die passenden Symbole aussuchen:

> [5.2] Ein kleines Kind fragt seinen schwerkranken Vater, ob es nach seinem Tod seine Armbanduhr bekommt. Die Anwesenden sind über diese Frage schockiert. Der Vater jedoch nimmt diese Frage als Anlass dafür, seinen Angehörigen mitzuteilen, dass er darum weiß, dass sein Leben bald zu Ende gehen wird. Durch die Frage des Kindes ist ein Damm gebrochen. Jetzt konnte über den Tod gesprochen und noch andere Dinge als die Weitergabe der Uhr an das Kind thematisiert werden.

297 Zur Symbolwirkung der Seelsorgerrolle: Weiher, *Symbolische Kommunikation in Seelsorge und Spiritual Care*.

298 Es könnte auch sein, dass Seelsorgerinnen weniger häufig als Todesboten wahrgenommen werden als ihre männlichen Kollegen.

Das Kind bricht das starre Schweigen der Erwachsenen. Unverblümt spricht es aus, was unbenannt im Raum steht, und bringt mit der väterlichen Armbanduhr ein prominentes Lebensend-Symbol ins Gespräch. Während der sterbenskranke Vater in der vorliegenden Vignette die direkte Kommunikation über sein Sterben aufnimmt, ziehen es andere vor, auf der symbolischen Ebene zu bleiben und indirekt über ihr Sterben zu sprechen. Symbole erlauben, über etwas zu sprechen, wofür die Worte fehlen.[299] Neben den großen Symbolen religiöser Sprache und den kleinen Symbolen des Alltags (zu der die Uhr des sterbenden Vaters ebenso gehört wie die Buche vor dem Fenster von Frau O.) bieten auch Erinnerungsgegenstände, Fotos und Zeichnungen[300] naheliegende Anknüpfungspunkte dafür. So kann auch das gemeinsame Betrachten einer selbstgetöpferten Skulptur zu einer Form von Spiritual Care werden:

> [5.3] Frau I. war eine junge Muslima, die mit einer terminalen Krebserkrankung in einem Vierbettzimmer lag. Ich hatte sie zusammen mit ihren Mitpatientinnen begrüßt. Da die Frau gut Deutsch sprach, kamen wir miteinander ins Gespräch. Sie war mit einem Mann verheiratet worden, der sehr gewalttätig war. Als sie sich schließlich scheiden ließ, wurde sie von der Familie verstoßen. Während ihrer schweren Krebserkrankung hatte sie den Elefanten ohne Stoßzähne getöpfert. Ihre Interpretation: „Ich kann mich nicht wehren, nicht gegenüber der Familie, der Krankheit, dem Tod. Ich fühle mich wie ein Elefant ohne Stoßzähne."

An den fehlenden Stoßzähnen des tönernen Elefanten thematisierte Frau I. ihre Not. Im Elefanten symbolisiert sich gleichzeitig die Widerstandskraft der Frau. Möglicherweise kam auch diese zur Sprache. Der zahnlose Elefant steht für die sinnreichen Ambivalenzen, die Symbole und Metaphern in der spirituellen Begleitung so bedeutsam machen. Sie verbinden, was auseinanderzubrechen droht. Sie bringen ans Licht, was jemandem besonders am Herzen liegt. Die von Sterbenden verwendeten Symbole sind nach Erhard Weiher „eine Landschaft von Bedeutung. Sie enthalten die *Essenz von vielen Erfahrungen* [...]. In Symbolen wird das Ganze aufgerufen. Sie präsentieren kondensierte Lebenserfahrung, Lebensleistung, die mit dem Schwierigen zusammen erbracht und errungen wurde."[301] In Situationen der Trauer und des Verlustes eignet ihnen eine kontrafaktische und, wie das Beispiel von Frau O. mit dem Lindenbaum zeigt, auch eine antizipatorische Kraft. „Gerade angesichts des Nichteinlösbaren und Verlorenen verdichtet

---

299 Nach Morgenthaler ist es „eine wohlbelegte Tatsache, dass es die Sprache der Symbole, der Bilder, der metaphorischen Rede ist, die Menschen wählen, wenn sie von dem zu sprechen versuchen, was sich nur noch unter größten Ängsten in Sprache fassen lässt und doch einen Ausdruck finden will" (*Der unvollendete Pullover*, 252).

300 Vgl. Hillermann/Niethammer, *Bilder sterbender Kinder.*

301 Weiher, *Symbolische Kommunikation in Seelsorge und Spiritual Care.*

sich der Inhalt eher, wird kostbarer und kraftvoller als das Einlösbare. Das gehört zur eigentümlichen Logik der symbolischen Kommunikation: Das Verlorene wird – obwohl verloren – zum unverlierbaren Schatz, der immer wieder aufgerufen werden kann."[302] Weihers Plädoyer für eine Spiritual Care in Gestalt symbolischer Kommunikation ist bedenkenswert. In dem Maße, in dem die symbolische Ebene in einer spirituellen Begleitung beachtet wird und die Begleitenden es verstehen, sie behutsam anzusprechen, kann das, was sich als zentrales Motiv herausbildet, zum Ankerpunkt des Gesprächs werden.

Es ist gerade ihre Vieldeutigkeit, die Metaphern und Symbole in diesem Zusammenhang so bedeutsam macht. Sie erlaubt es, existenzielle Ambivalenzen zur Sprache zu bringen und zusammen- und offenzuhalten: Hoffnung und Furcht, Trauer und Trost. Die bereits erwähnte Ambivalenz, die dem Erscheinen des Seelsorgers am Krankenbett anhaftet, dient Weiher als Beispiel für die Kunst, Ambivalenzen zu benennen, ohne sie auflösen zu wollen: „Wenn [...] der Patient bei der Vorstellung des Pfarrers sofort an das Lebensende erinnert wird und entsetzt fragt: ‚Ist es schon so weit?', dann habe ich mit ihm seine Symbolisierung, also das Dritte (sein Drittes) zu erschließen. Sonst wird die *symbolische Differenz* aufgehoben. In der Zweipoligkeit (‚Ja – es ist bald soweit', oder: ‚Nein – Sie brauchen keine Angst zu haben') wird das Symbol platt, die Triangel wird in Linearität aufgelöst."[303] Symbolische Kommunikation erfordert seitens der Begleitenden die Fähigkeit, in der Eigensprache von Patienten zu bleiben und Bedeutungen in der Schwebe zu lassen. Nach Weiher bedeutet das, ein Geheimnis zu „berühren", ohne es zu analysieren. „Ein Symbol enthüllt und verhüllt zugleich, es bietet Offenbarung und Schutz. Gerade am Kranken- und Sterbebett geht es nicht darum, das Vorgezeigte zu bearbeiten, sehr wohl aber, dazu in Beziehung zu treten und diese Beziehung den Klienten durch behutsame Resonanz spüren zu lassen."[304]

Einige der von uns befragten Seelsorgerinnen und Seelsorger wiesen darauf hin, dass es schwierig sei, den Bereich der symbolischen Kommunikation klar einzugrenzen. Zum einen kann man sich fragen, ob nicht jede Form der Kommunikation dazu zu zählen ist. Zum anderen sind die Grenzen zwischen der nicht bewusst gesteuerten Sprache des Leibes und ausdrücklichen kommunikativen Handlungen fließend. Ist eine Bewegung der Augäpfel nach oben oder ein tiefes Durchatmen eine Form symbolischer Kommunikation?

302 Ebd.
303 Ebd.
304 Ebd.

Die auf den Fragebögen vermerkten Gesten von Sterbenden gehören zweifellos dazu. Neben alltäglichen Abschiedsgesten (Winken, fester Händedruck etc.) finden sich auch eigentümliche Ausdruckshandlungen wie das Verweisen „nach oben". Die Rückmeldungen waren hier besonders zahlreich: „Hinweis auf nächsthöheres Stockwerk"; „mit dem Finger nach oben zeigen"; „Kopfnicken gegen Himmel"; „es wird mit der Hand Richtung Himmel gezeigt." Oder expressiv gesteigert: „Arme emporheben. Hände greifen nach oben"; „mit den Händen rudern"; „Patienten greifen in die Luft, versuchen sich auch an den Haltegriffen festzuhalten. Oft wollen sie dabei offenbar keine Hand ergreifen, sondern es scheint, als griffen sie nach etwas Unnennbarem oder nach etwas, das nur sie zu erblicken vermögen." Es gibt auch einige Hinweise auf Zeigegesten, die auf ein näheres Ziel gerichtet sind, zum Beispiel auf Bilder im Raum oder das Kreuz an der Wand. Vermerkt wurden schließlich auch Gesten, die eine Introversion zum Ausdruck bringen: „Hände falten"; „Hände auf dem Bauch oder über der Brust verschränken"; „wie ein Embryo sich zusammenkrümmen".

Auch nicht verbale Formen der Selbstartikulation gehören zu den kommunikativen Handlungen, die seitens der Begleitpersonen beachtet und validiert sein wollen. In der professionellen Begleitung von kommunikativ beeinträchtigten Patienten und Sterbenden hat sich dafür die Praxis ausgebildet, in respektvoller Weise in Worte zu fassen, was man bei den begleiteten Menschen wahrnimmt. In der im nächsten Abschnitt zitierten Vignette 5.5 treffen wir auf ein Beispiel dafür. Der Seelsorger artikuliert sowohl das, was er wahrnimmt, als auch seine Vermutungen, die an das Wahrgenommene anknüpfen. Er lässt die von ihm begleitete Patientin auf diese Weise die Erfahrung machen, dass sie in ihrer Not wahrgenommen wird, und gibt ihr die Gelegenheit, seine Wahrnehmungen und Vermutungen zu korrigieren oder zu bestärken.

1.2 Begleitung von Menschen in veränderten Bewusstseinszuständen

Von besonderer Bedeutung für die vorliegende Untersuchung ist die Unterscheidung zwischen delirantem Erleben oder Kommunizieren einerseits und visionärem Erleben und symbolischer Kommunikation andererseits. Entgegen der in klinischen Kontexten beobachtbaren Tendenz, die von Patienten berichteten bzw. bei ihnen beobachteten visionären Erlebnisse umstandslos einem deliranten Zustand oder einer demenziellen Erkrankung zuzuordnen, ist es für eine patientenzentrierte Begleitung wichtig, die Phänomene voneinander zu unterscheiden und gegenüber pathologischen Zuordnungen Zurückhaltung zu üben. Dass eine validierende Haltung in jedem Fall angebracht ist und es Übergangs- und Mischformen gibt, tut dem Unterscheidungsbedarf keinen Abbruch. Aus der

Perspektive dessen, der sowohl delirantes Halluzinieren als auch oneiroides Erleben aus eigener Erfahrung kennt, beschreibt Peter C. Claussen die Not, die durch pathologisierende Zuschreibungen entsteht. Er vermutet darin einen Abwehrreflex gegenüber dem Nicht-Einzuordnenden: „Mir scheint die Reaktion der Ärzte, die, wie bei mir, die Symptome durch Neuroleptika zu kupieren versuchen, etwas von der Angst gegenüber dem unerklärlichen und oft auch lästigen Phänomen widerzuspiegeln."[305]

Wenn für professionelle Begleiter das, was Menschen in Todesnähe erleben und kommunizieren, unverständlich bleibt, könnte das auch an ihnen selbst liegen. Das *principle of charity* ist gerade in solchen Situationen besonders wichtig. Es geht davon aus, dass der andere einem etwas Bedeutsames mitteilen möchte und dass sich die Mühe des Verstehens lohnt. Im Zweifelsfall sollten unverständliche oder befremdliche Mitteilungen von Sterbenden *nicht* als delirant betrachtet werden, sondern als Mitteilungen aus einem veränderten Bewusstseinszustand, die gewürdigt und nach ihrer Bedeutung für die Begleitung befragt werden sollten.[306]

Das gilt in besonderer Weise für die symbolische Interaktion, von der in Vignette 2.8 berichtet wird: Frau L.s Vater erteilt seine Anweisungen bei hellwachem Bewusstsein. Um seinen Lebensendwünschen entsprechen zu können, hat die Tochter symbolische Handlungen zu verrichten: Türen schließen und öffnen. Wer die drei geheimnisvollen Männer sind, die zunächst auf Distanz gehalten werden, dann aber herantreten dürfen, muss sie hingegen nicht verstehen. Sie validiert das visionäre Erleben ihres Vaters dadurch, dass sie die Rolle, die ihr Vater ihr zuteilt, übernimmt und ihm so die Gelegenheit gibt, in szenischer Weise das Bedrohliche, dem er keinen Namen geben kann, an sich herankommen zu lassen. Auffällig dabei ist auch, dass Frau L. nicht allein die symbolische Kommunikation ihres Vaters validiert, sondern dass sie umgekehrt auch ihre eigenen symbolischen Handlungen von ihm validieren lässt.

Während die Interaktion zwischen Frau L. und ihrem Vater bei aller Symbolizität realitätsbezogen bleibt und sich die Identitäten nicht verwischen, sieht in der folgenden Vignette ein Patient in seiner Tochter eine andere Person:

> [5.4] Der 88-jährige Herr M. war ein kritischer Protestant, kein häufiger Kirchgänger. Er schätzte gute Pfarrer und hatte ein gutes Gespür für echt und unecht. Seine Mutter war katholisch aufgewachsen, musste bei der Heirat jedoch konvertieren. Seit einigen Tagen lag er nun im Spital. Sein Zustand hatte sich nach einer Operation plötzlich stark verschlechtert.

305 Claussen, *Phänomenologie und Sinn oneiroiden Erlebens*, 145.

306 Zur Begleitung von Menschen in komatösen Zuständen vgl. Ziegler, *Autonomes Körperselbst im Wachkoma*; Hauser, *Seelsorgliche Erfahrungen.*

Er versank in Dämmerzustände, hatte aber dazwischen auch klare Momente. In kurzen Intervallen wechselte er zwischen beidem hin und her. Manchmal reagierte er adäquat, und für wenige Momente waren realitätsbezogene Dialoge möglich. Dann befand er sich wieder in einer anderen Welt. Ein paar Tage vor seinem Tod berichtete er in einer Wachphase von einem geheimnisvollen Bild an der Decke mit schönen Farben. Dazu sagte er: „De Herr M. gaht go luege." [„Herr M. geht schauen."] Später sagte er mehrfach mit einem Ton der Bewunderung zu seiner Tochter: „Du hast so schöne violette Haare." Auch am Tag vor seinem Tod schwankte er zwischen Dämmerschlaf und kurzen Wachperioden. Immer wieder zeigte er mit dem Finger an die Decke und sagte mit angstvoller Stimme: „Das Kreuz! Jetzt fällt es gleich herunter." Als die Tochter ans Bett trat, rief er freudig überrascht: „Ist aber nicht wahr!" Für sie war ganz klar, dass er nicht sie selbst meinte, sondern in ihr eine Person zu erkennen glaubte, die ihm vertraut war. Sie hatte jedoch keine Ahnung, wen er meinte. Als sie sich über ihn beugte, lächelte er sie heiter an und tastete mit seinem Finger ihre Nasenspitze und ihr Gesicht ab wie ein kleines Kind das Gesicht seiner Mutter.

Im rückblickenden Gespräch mit den Angehörigen wurden einige dieser Szenen verständlich. Herr M. hatte als Kind seine Großmutter sehr geliebt. Sie war katholisch und habe oft unter dem Kreuz gebetet. Seine Tochter hatte den Vornamen der Großmutter erhalten. Ihr Vater habe ihr oft gesagt, sie gleiche der Großmutter sehr. Vermutlich war „die Frau mit den violetten Haaren", die er in seiner Tochter zu erkennen meinte, seine Großmutter. Violett getönte Haare waren früher bei älteren Damen sehr verbreitet. Das Kreuz an der Decke, das er sah, war offensichtlich eine Kombination der kreuzförmigen Fugen der Deckenverkleidung und der Erinnerung an das Kreuz der Großmutter. Die Angst vor dem herunterfallenden Kreuz könnte man als Symbol des Todes verstehen, der auf Herrn M. zukommt. Das wäre dann vergleichbar mit dem Erleben des Kindes, das vor etwas Angst hat, aber sich gleichzeitig in der Nähe einer Vertrauensperson sicher, geschützt fühlt. Der Satz: „De Herr M. gaht go luege" erinnert an die Rede eines Kleinkindes. Kleine Kinder reden oft in der dritten Person von sich. Es war im Übrigen auch eine Gewohnheit von Herrn M., in gewissen Zusammenhängen von sich in der dritten Person zu reden, zum Beispiel wenn er über etwas nicht Alltägliches erzählte oder wenn er sich über sich lustig machte. „Da hett doch de M..." „Dr M het de scho gwüsst was ztue isch." Diese Rede bedeutet wohl eine Form der Selbstdistanzierung, wenn einem etwas nicht ganz geheuer ist.

Die Vignette verweist auf die humane Bedeutung des Anerkannt-Werdens. In der liebenden Zuwendung der Tochter vergegenwärtigt sich für Herrn M. das Gesicht der geliebten Großmutter, deren Wertschätzung zu den tragenden Erfahrungen seines Lebens gehörte. Auch das Kreuz, das Herr M. oben an der Decke wahrnimmt, dürfte ihn mit der Welt der frommen Großmutter verbinden. Begleiterinnen und Begleiter von Sterbenden müssen damit rechnen, zu Repräsentanten und Stellvertreterinnen von Personen zu werden, deren Tod vielleicht schon lange zurückliegt. Das erfuhr nicht zuletzt jene bereits erwähnte Seelsorgerin, die von einem Sterbenden als Maria wahrgenommen wurde.

Die Rückmeldungen der Seelsorgerinnen und Seelsorger lassen vermuten, dass eine validierende Begleitung besonders anspruchsvoll ist, wo sich im Erleben und Kommunizieren von Patienten belastende Lebensereignisse oder unabgeschlossene Aufgaben manifestieren. Ein eindrückliches Beispiel dafür findet sich in Vignette 2.9. Sie schildert, wie Frau N. zwischen verschiedenen Realitätsebenen hin- und herwechselt. Bei der Ausstattung einer „inneren Galerie“ fühlt sie sich von „Fratzen“ bedrängt, die offenbar mit familiären Verstrickungen zu tun haben. Der Seelsorger taucht in die Bilderwelt von Frau N. ein und gibt ihr Raum zum Erzählen und Imaginieren. Das Gesprächsprotokoll verrät, wie anspruchsvoll sich diese symbolische Interaktion gestaltete. Nicht weniger herausfordernd war die Begleitung, die in der folgenden Vignette beschrieben wird:

[5.5] Frau L., die zwischen 50 und 60 Jahre alt war, lag mit einer Krebserkrankung im Terminalstadium über Wochen auf der onkologischen Station. Sie war bereits stark geschwächt und konnte sich nur noch sehr undeutlich mitteilen. Die Ärzte und Pflegenden rechneten schon seit längerem mit ihrem Tod und wunderten sich, dass sie immer noch lebte. Für das Pflegepersonal war sie sehr schwierig. Ihre anhaltende Unruhe und ihr endloses und unverständliches Rufen waren äußerst belastend. Die Wort- und Satzfetzen konnten als verzweifeltes Drängen verstanden werden, nach Hause gehen zu wollen. Immer wenn Frau L. wahrnahm, dass jemand in ihre Nähe kam, begann sie, um Hilfe zu rufen. Das war auch das Erste, was ich bei ihr erlebte. Ein Dialog mit ihr war nicht möglich. Verständnisfragen kamen nach meiner Wahrnehmung nicht bei ihr an. Mir blieb nur die Möglichkeit, gut zuzuhören und zu beobachten – und gelegentlich zu bestätigen, dass ich ihr Rufen höre, aber noch nicht verstehe. Ab dem dritten Besuch wurden mir ihre Hilferufe allmählich etwas verständlicher. Ich versuchte, die Wort- und Satzfetzen in einen Zusammenhang zu bringen, was umso schwieriger war, als ich Frau L. nicht kannte und nichts über ihren Lebenshintergrund wusste. Es glich dem Zusammensetzen eines Puzzles mit fehlenden Teilen. So verstanden bedeuteten die Hilferufe: „Ich muss dringend nach Hause, um noch etwas zu erledigen, etwas in Ordnung zu bringen.“ Als ich ihr mitteilte, was ich glaubte, verstanden zu haben, reagierte sie heftig, ohne sich verständlich ausdrücken zu können. Das kam bei mir so an: „Also, wenn Sie mich schon verstanden haben, dann helfen Sie mir jetzt, sofort!“

Nach der ersten Verunsicherung wurde mir klar, wie ich ihr helfen könnte, zur Ruhe zu kommen und loslassen zu können. Während der folgenden Besuche, die zwischen 45 und 60 Minuten dauerten, teilte ich ihr behutsam und in kleinen Schritten mit, was ich wahrnahm und zu verstehen meinte:

„Sie möchten unbedingt noch etwas erledigen, etwas in Ordnung bringen.“

„Es macht Ihnen große Sorgen, es macht Ihnen Angst, dass Sie es nicht erledigen können.“

„Ich stelle fest, wie sehr Sie sich verantwortlich fühlen.“

„Sie haben den guten Willen. Mehr ist in ihrer Situation nicht verlangt.“

„Sie dürfen beruhigt sein, es wird jetzt alles gut.“

Zwischen den einzelnen Aussagen versuchte ich wahrzunehmen, ob sie bei Frau L. ankamen. Tatsächlich wurde sie zunehmend ruhiger. Wie ich vom Pflegepersonal erfuhr, hielt die Wirkung am Anfang allerdings nur etwa eine halbe Stunde an. Ich besuchte Frau L. nun täglich, und was ich ihr immer in gleicher Weise sagte, wurde zu einem Ritual. Schritt für Schritt und in möglichst gleichen Worten ging ich mit ihr immer denselben Weg. Nach und nach stellte sich bei Frau L. eine dauerhaftere Ruhe ein. Sie starb gut zwei Wochen nachdem ich sie zum ersten Mal besucht hatte.

Diese Vignette schildert einen Grenzfall dessen, was man als symbolische Interaktion mit Sterbenden bezeichnen kann. Frau L.s Erleben und Rufen auf eine demenzielle Erkrankung oder ein delirantes Erleben zurückzuführen, scheint sich nahezulegen. Wie die Ärzte und Pflegenden es eingestuft haben, verrät uns die Vignette allerdings nicht. Der Seelsorger nimmt die SOS-Rufe von Frau L. jedenfalls ernst und sucht zu verstehen, wonach sie so hartnäckig ruft. Was er nach längerem validierendem Zuhören zu verstehen beginnt, ist nicht viel. Doch es genügt, um Frau L. das Gefühl zu geben, verstanden zu werden. Offenkundig artikulierte Frau L. eine innere Zerrissenheit. Sie musste unbedingt noch etwas in Ordnung bringen. Doch ihr Zustand ließ es nicht zu, das zu tun. Die Begleitung konzentrierte sich darauf, Frau L.s Wunsch, etwas noch in Ordnung zu bringen, zu würdigen und ihrer guten Intention Gewicht zu geben.

1.3 Eröffnung von Erzählräumen

Menschen, die in Todesnähe mit unvertrautem visionärem Erleben konfrontiert werden, finden sich häufig in einem Dilemma wieder: Zwar drängt das Erlebte schon allein aufgrund seiner emotionalen Intensität zur Mitteilung, doch ist es zu intim und zu eigenartig, um davon zu sprechen.[307] Gesprächspartner, die Zeit dafür haben, auf wertschätzende und unvoreingenommene Weise auf ihre „besonderen Erlebnisse" einzugehen, sind oft nicht leicht zu finden, und die Angst vor einer Pathologisierung des Erlebten mahnt zur Zurückhaltung. Fehlt die Möglichkeit, das Erlebte erzählend mitzuteilen, können auch Erlebnisse mit erfreulichen Inhalten zur Belastung werden. Oder positiv formuliert: Was für biografisches Erzählen in schwerer Krankheit und am Lebensende allgemein gilt, trifft auf die Berichte über visionäres Erleben besonders zu: Sie sind eine Möglichkeit, das Erlebte zu klären und lebensgeschichtlich einzuordnen.[308] Auch Angehörige bedürfen mitunter der Unterstützung, um die Erlebnisse der von ihnen begleiteten Menschen einordnen zu können.[309]

Seelsorgende werden von den Betroffenen nicht immer als geeignete Gesprächspartner erlebt. So erzählte mir Frau C. in dem schon erwähnten Interview auch von einem wenig erfreulichen Telefongespräch mit ihrem Ortspfarrer (Vignette 4.5.1). Dieser zeigte für das, was sie ihm andeutungsweise mitteilte, so wenig Gehör, dass sie beschloss, ihm gegenüber künftig davon zu schweigen. Es

307 Vgl. z. B. die eindringlichen Schilderungen von Claussen, *Phänomenologie und Sinn oneiroiden Erlebens* und Strätling/Simon, *„50 Tage intensiv"*.
308 Frank, *The necessity and dangers of illness narratives.*
309 Wholihan, *Seeing the Light*, 497.

dauerte mehrere Jahre, bis sie den Mut hatte, ihr Erleben im Rahmen einer seelsorglichen Begleitung wieder zur Sprache zu bringen. Ein positives Gegenbeispiel dazu findet sich in Vignette 3.11. Am Sterbebett seines Zwillingsbruders deutet Herr M. dem Seelsorger an, vor vielen Jahren in einem künstlichen Koma „einiges erlebt zu haben". Der Seelsorger geht auf diese Äußerung ein und signalisiert, dass ihm solche Erfahrungen nicht unvertraut sind: „Ich sage ihm, dass ich oft erlebt habe, dass Menschen sich an die Erlebnisse in dieser Zeit noch lange sehr gut erinnern könnten, weil sie so intensiv und extrem seien." Diese offene Aussage des Seelsorgers ermutigt Herrn M., dem Seelsorger zu erzählen, was er selbst im komatösen Zustand erlebt hatte.

Eugene Gendlins Hinweis, dass Traumkommunikation einer Vertrauenssphäre bedarf, in der jemand erzählen darf, aber nicht muss, gilt für die Mitteilung von visionären Erlebnissen in klinischen Kontexten in besonderer Weise: „Wenn die Leute nicht die Freiheit haben zu verschweigen, was es ist, werden sie überhaupt nichts sagen".[310] Um in einem klinischen Kontext einen Raum dafür zu schaffen, in dem von einem Erleben gesprochen werden darf, das zumindest auf den ersten Blick als merkwürdig erscheint, bedarf es neben einer Schulung der Begleitpersonen auch klarer Rollenzuständigkeiten. Sterbende und aus dem Koma Erwachte darüber zu informieren, dass ungewöhnliche Erlebnisformen für ihre Situation gerade nicht ungewöhnlich sind und dass es hilfreich sein könnte, darüber zu sprechen, gehört zunächst ins Aufgabenfeld von Pflege und Medizin.[311] Der Hinweis auf die Bedeutsamkeit solcher Erlebnisse kann mit dem Hinweis verbunden werden, dass es seelsorgliche Fachpersonen in Reichweite gibt, die sich diesbezüglich auskennen und darauf angesprochen werden können.

In der Art und Weise, wie Gesundheitsfachleute von solchem Erleben sprechen, manifestiert sich ihre Haltung zu ihm. Das betrifft besonders, wenn auch nicht allein die verbale Ebene. Es macht offenkundig einen großen Unterschied, ob einem Patienten, der von oneiroiden Erlebnisepisoden erzählt, erklärt wird, dass er aufgrund seiner Erkrankung unter einer „vorübergehende[n] Funktionsstörung des Gehirns" gelitten habe,[312] oder ob man ihm mitteilt, dass solche Erfahrungen bedeutsam sind und es wichtig sein könnte, sie auf die eine oder andere Weise zum Ausdruck zu bringen. Wenn die Betroffenen in einer späteren reflexiven Auseinandersetzung zum Schluss kommen, dass es bei dem von ihnen Erlebten um mehr ging als nur um eine „vorübergehende Funktionsstörung des Gehirns", werden sie eine solche Aussage nicht allein als moralischen Affront und Fehl-

310 Gendlin, *Dein Körper – dein Traumdeuter*, 28.

311 Orne, *The Meaning of Survival*; Simpson, *Near death experience; Manley, Enchanted journeys.*

312 Strätling/Simon, *„50 Tage intensiv"*, 171.

diagnose empfinden, sondern als ein weltanschauliches Urteil in medizinischer Verkleidung. Ein solches Gefühl kann sich selbst dann einstellen, wenn die Betroffenen selbst ihrem Erleben keine spirituelle Bedeutung zumessen.[313]

Spiritual Care bedarf deshalb für alle beteiligten Berufsgruppen nicht allein einer Einübung in der Unterscheidung der Phänomene, sondern ebenso in der Urteilsenthaltung.[314] Allein schon die Tatsache, dass die bisher beigebrachten neurowissenschaftlichen Erklärungsversuche solcher Phänomene zu weiten Teilen spekulativen Charakter haben und sich, trotz gegenteiliger Behauptung, nicht auf gesicherte empirische Untersuchungen abstützen können, mahnt zu Vorsicht. Wichtiger jedoch sind die bereits angeführten therapeutischen Überlegungen. Wie immer auch solches Erleben medizinisch erklärt werden mag: Welchen Sinn es hat, liegt in der Deutungshoheit der Betroffenen selbst. Aufgabe von professionellen Begleitpersonen ist es, diese auf Deutungsräume aufmerksam zu machen. Sie sollen die deutende Aneignung des Erlebten initiieren und sie nicht durch medizinische Erklärungen oder durch eine skeptisch-abwehrende Haltung verhindern.

Doch ist ein validierender Umgang mit visionärem Erleben in Todesnähe möglich, wenn eine Ärztin oder eine Pflegefachfrau persönlich der Überzeugung ist, dass das, was ihr eine Patientin erzählt, Ausdruck einer vorübergehenden Funktionsstörung ihres Gehirns darstellt? Dass es dabei auch um medizinische Einschätzungen geht, macht die Frage nicht einfacher. Doch ist es eine ungünstige Lösung des bereits angesprochenen Konflikts zwischen unterschiedlichen Wirklichkeitskonzeptionen, wenn am Krankenbett die reduktionistische Sicht triumphiert und die tastende Suche nach dem Sinn des Erlebten für nichtig erklärt wird. Was zunächst der Validation durch professionelle Begleiter bedarf, sind nicht allein die weltanschaulichen Überzeugungen vulnerabler Menschen, sondern schwer einzuordnende Erlebnisse, deren Bedeutung für die Betroffenen selbst oft alles andere als feststeht. Dass viele dieser Erlebnisse eine unverkennbar positive Wirkung auf die Betroffenen ausüben, könnte ein Anstoß sein, sie insgesamt neu zu bewerten. Mit Blick auf Nahtoderfahrungen plädiert Gian-Domenico Borasio für einen pragmatischen Umgang seitens der Medizin: Allein schon die Tatsache, dass die „meisten Menschen, die eine Nahtoderfahrung erlebt haben, berichten, dass ihre Angst vor dem Tod danach deutlich geringer geworden und ihre Einstellung zum Leben ruhiger und gelassener ist“, sei „Grund genug, um dem ganzen

---

313 Claussen, *Herzwechsel. Ein Erfahrungsbericht.*

314 Simpson, *Near death experience*, 525 betont mit Blick auf Pflegefachleute, dass eine solche (Ent-)Haltung eine Überprüfung der eigenen Einstellungen voraussetzt.

Phänomen positiv gegenüberzustehen. Denn das, was die Angst vor dem Tod verringert, hilft den Menschen."[315]

Visionär Erlebtes bedarf sicherer Räume – „Willkommensorte"[316] –, um artikuliert, geordnet und lebensgeschichtlich eingeholt zu werden. Solche Räume entstehen, wo ihm mit Wertschätzung begegnet und durch diskretes Nachfragen Möglichkeiten zum Erzählen eröffnet werden. Validation umfasst neben achtsamem Zuhören und behutsamem Rückfragen auch ein vergewisserndes Wiederholen, das zur Präzisierung oder Bestätigung einlädt.[317] Auf diese Weise kann die visionierte Erlebniswelt im gemeinschaftlich eröffneten Raum des Erzählens gegenwärtig werden. Die Betroffenen erhalten dadurch die Möglichkeit, sich das Erlebte durch erzählendes Vergegenwärtigen und Ordnen bewusst anzueignen oder sich von ihm bewusst zu distanzieren.

Willkommensorte sind in den unterschiedlichsten Phasen wichtig. Mit Blick auf die Aufgaben der Intensivpflege fordert Linda Manley, Patienten nach Wiederbelebungsmaßnahmen während mindestens vier Stunden nicht alleine zu lassen und ihnen, wenn die Situation es erlaubt, durch offene Fragen die Möglichkeit zu geben, von ihren Erfahrungen zu erzählen.[318] Allein schon die zeugenhafte Präsenz relativiert nach Thomas Kammerer die Bedrohlichkeit mancher Erlebnisse.[319]

Ist das, was für die Verarbeitung von episodischem Erleben von Todesnähe hilfreich ist, auch in Sterbeprozessen passend? Ist es angezeigt, Patientinnen und Patienten in palliativen Kontexten auf solches Erleben anzusprechen? Der australische Palliativmediziner Michael Barbato spricht sich dafür aus, auch hier das „Orakel der Träume" aktiv einzubeziehen.[320] In dieselbe Richtung geht Cheryl Noseks an Gesundheitsfachleute (und Angehörige) adressierte Ermutigung, Gespräche über visionäres Erleben zu initiieren, um deren positive Auswirkung zu verstärken.[321] Nach Dorothy Wholihan gehört es zur palliativen Pflege, Patienten auf ihre diesbezüglichen Wahrnehmungen anzusprechen.[322] Die von uns befragten Seelsorgenden äußerten sich diesbezüglich zurückhaltender. Sie waren geteilter Meinung, inwiefern es angebracht ist, Patientinnen und Patienten, die keine

315 Borasio, *Über das Sterben*, 27.

316 Bulkeley/Bulkley, *Dreaming Beyond Death*, 31.

317 Wooten-Green, *When the dying speak*, 158.

318 Manley, *Enchanted journeys*.

319 Kammerer, *Lebensatem an der Grenze*, 286. Das betont auch Parker, *On confronting life and death*.

320 Barbato, *Reflexions of a Setting sun*, 116 und 126.

321 Nosek et al., *End-of-Life Dreams and Visions*, 273. Zu ähnlichen Schlüssen kommen Broadhurst/Harrington, *A Thematic Literatur Review*.

322 Wholihan, *Seeing the Light*, 496.

Andeutungen machen, auf solches Erleben anzusprechen. Man kann das als Hinweis interpretieren, dass die Frage nicht pauschal beantwortet werden kann, sondern nur im Hinblick auf konkrete Situationen. Zu diesen gehören auch die professionellen Begleitpersonen selbst: Je vertrauter ihnen solches Erleben ist, desto eher dürfte es ihnen möglich sein, es behutsam anzusprechen und entsprechenden Erzählungen eine unterstützende Resonanz zu geben.

Erzählräume zu schaffen, dürfte auch dort noch bedeutsam sein, wo es den Patientinnen und Patienten aufgrund von schweren Beeinträchtigungen nicht mehr möglich ist, selbst aktiv zu erzählen. Darauf deutet der folgende Bericht hin:

> [5.6] Ein Mann, mittleren Alters, lag seit Monaten nach einem schweren Unfall im Koma. Ich besuchte ihn regelmäßig. Meist saß ich einfach eine Weile da. Wenn es Neuigkeiten aus dem Dorf zu berichten gab, erzählte ich ihm davon. Oder ich schilderte ihm jahreszeitliche Naturbeobachtungen. Ab und zu glaubte ich, minimale Reaktionen seiner Augenlider feststellen zu können. Ich war mir aber nicht sicher, wie sehr da Wunschdenken eine Rolle spielte. Dann kamen der Winter und Weihnachten. Am Weihnachtstage erzählte ich von Weihnachten und von den Lichtern am Christbaum. Und auf einmal hatte der Mann Tränen in den Augen.

2 Unterstützung reflexiver Selbstdeutung

Visionär Erlebtes zu validieren bedeutet, es als sinnhaltig zu würdigen. Dass sich dieser Sinn der Begleitperson erschließt, ist dabei nicht entscheidend. Reflexives Verstehen mag für Spiritual Care hilfreich sein, doch ist es keine Voraussetzung für einen validierenden Umgang mit den Mitteilungen Betroffener. Bemerkenswerterweise haben diese, zumindest nach den von uns gesammelten Rückmeldungen, oft kein Verlangen, das Erlebte in reflexiver Weise zu deuten.[323] So versicherte uns Herr T. (Vignette 4.4), dass er das Erlebte zwar als sehr bedeutsam erachte, doch keinen Wunsch verspüre, es zu analysieren oder zu deuten. Vielmehr empfinde er eine Scheu, die geheimnisvolle Sinnfülle des Erlebten durch eine ausdeutende Selbstreflexion zu gefährden. Bei oneiroiden Erlebnissen tritt der Wunsch nach reflexivem Verstehen, wenn überhaupt, offenbar oft erst mit Verzögerung ein. Unmittelbar nach dem Erleben mag anderes vordringlicher sein. Herr T. berichtete, dass er zunächst wieder zu einer alltäglichen Orientierungsfähigkeit zurückfinden

---

323 In der empirischen Forschung finden sich auch Hinweise auf geschlechtsspezifische Unterschiede. So ist nach der Studie von Iordache, *Palliative People's Dreams*, 181 das Interpretationsbedürfnis bei den befragten Frauen größer als bei den Männern.

und sich gesundheitlich stabilisieren musste, bevor er sich intensiver mit dem Erlebten beschäftigen konnte.

Ein Bedürfnis nach einem reflexiven Verstehen fehlt auch dort, wo der Rätselcharakter, der viele Träume und manche Visionen auszeichnet, ganz oder teilweise fehlt oder Betroffene ihr Erleben bereits vorreflexiv in einer Weise gedeutet haben, die eine weitere Interpretation als überflüssig erscheinen lässt. Das scheint besonders bei harmonischen und motivisch reduzierten Erfahrungen der Fall zu sein. Wer sich ganz „im Licht" erlebte, hat wenig Anlass dazu, das Erlebte zu analysieren und zu deuten. Man könnte gerade darin den zentralen Unterschied sehen zwischen einer Traumarbeit, wie sie Michael Kearney auch für palliative Kontexte empfiehlt,[324] und dem bewussten Umgang mit visionärem Erleben.

Das gilt jedoch nicht immer. Wie manche der zitierten Vignetten belegen, zieht visionäres Erleben gelegentlich einen Deutungsbedarf nach sich. Was das Bemühen um reflexive Selbstinterpretation initiiert, sind etwa kognitive Dissonanzen und belastende Erlebnisinhalte. Einige Vignetten weisen darauf hin, dass sich Dissonanzen manchmal auch aus vorreflexiven Deutungen und Wertungen ergeben oder aus der Unfähigkeit, das Erlebte in den Sinnhorizont des eigenen Lebens einordnen zu können. Einer spirituellen Begleitung wächst in solchen Fällen die Aufgabe zu, Menschen in ihrer Selbstartikulation und -deutung zu unterstützen und zu einer „interpretativen Selbstverantwortung"[325] zu ermutigen. Das soll in den folgenden beiden Abschnitten näher beleuchtet werden. Ich wende mich zunächst den Aufgaben der Sterbebegleitung zu (2.1) und gehe anschließend jenen nach, die sich in der Begleitung von Menschen mit Nahtoderfahrungen und oneiroiden Erlebnissen (2.2) stellen.

2.1 Reflexive Deutungsprozesse am Lebensende

Manche der Sterbenden, die uns im ersten Teil dieser Studie begegneten, hatten ihr Erleben längst gedeutet, als sie einer Seelsorgerin oder einem Seelsorger davon erzählten. Die seelsorgliche Aufgabe beschränkte sich in diesen Fällen meist darauf, diese Deutung zu validieren. So deutete Frau B. in Vignette 1.6 das Erscheinen und Winken ihrer Mutter als Zeichen dafür, dass diese ihr vergeben hatte. Herr P. sah sich durch seinen Traum von der kaputten Heizung in seiner Entscheidung bestätigt, auf weitere Therapien zu verzichten (Vignette 1.2). Für Frau F.

324 Kearney, *A Place of Healing*.

325 Frank, *The necessity and dangers of illness narratives*, 166.

war klar, dass die drei Lichter in ihrem Traum ihr signalisierten, sie werde in drei Wochen sterben (Vignette 1.14). Und für Herrn S. war nach seinem visionären Erlebnis klar, was er in der verbleibenden Zeit noch zu regeln hatte (Vignette 2.4).

Manchmal findet ein Gespräch zu einem Zeitpunkt statt, in dem der Deutungsprozess schon zum Abschluss gekommen ist, während es in anderen Fällen noch zu früh dafür ist. Wenn Patienten von Träumen und visionärem Erleben berichten, bedeutet das nicht immer, dass sie auch nach deren Bedeutung fragen. Auch wenn sie davon umgetrieben werden, heißt das noch nicht, dass sie bereit sind, sich auf einen reflexiven Deutungsprozess einzulassen. Das zeigt sich im folgenden Erfahrungsbericht einer Seelsorgerin deutlich:

> [5.7] Herr M., der mir seit längerem bekannt ist und sich gerade von einer Herztransplantation erholte, erzählte mir, er habe geträumt, ich würde seine Beerdigung halten. Er ist über diesen Traum belustigt. Als ich nachfrage, was dieser Traum für ihn bedeute, winkt er ab und möchte nicht weiter darauf eingehen. Ich respektierte das. Dass die Signale des Unbewussten etwas anderes zeigen als die bewussten Äußerungen, ist eine Erfahrung, die ich häufig mache.

Klinische Erfahrung und Empirie zeigen: Zwar ist das Phänomen prognostischer Träume und Visionen nicht selten, doch lange nicht jeder Traum, der vom eigenen Tod handelt, weist auf ein baldiges Sterben hin. Träumt man einen solchen Traum jedoch wie Herr M. nach einer lebensbedrohlichen Operation mit ungewissen Folgen, ist es nicht abwegig, ihn als Todesahnung zu deuten. Traumbilder brechen Tabus, auch in Todesnähe, und wirken allein dadurch schon entlastend. Dass Herr M. sich mit dem Traum nicht weiter auseinandersetzen möchte, wird von der Seelsorgerin respektiert. Das Beispiel zeigt, dass in einer Traumkommunikation indirekt Ahnungen und Gefühle zur Sprache kommen können, die zu bedrohlich sind, um sie direkt in den Blick zu nehmen. Dass Herr M. seinen Traum erinnert und der Seelsorgerin erzählt, zeigt, dass er ihm Bedeutsamkeit zumisst. Er belustigt ihn. Vielleicht fühlt er sich insgeheim getröstet durch die imaginativ vergegenwärtigte Gewissheit, dass die Seelsorgerin ihn bis an die letzte Schwelle und in gewisser Weise noch darüber hinaus begleiten wird.

Wie die Berichte von Seelsorgenden zeigen, kommt auch das Umgekehrte vor: dass Sterbende ausdrücklich nach dem Sinn dessen fragen, was sich ihnen in Traum oder Vision gezeigt hat. Deutungsfragen stellen sich insbesondere dann ein, wenn es sich um belastende Inhalte handelt oder um solche, die mit dem Selbst- oder Wirklichkeitsverständnis der Betroffenen oder naher Bezugspersonen nur schwer vereinbar sind. Ein Beispiel dafür finden wir in Vignette 3.7. Die seelsorgliche Begleitung bestand hier darin, Frau O. zu befähigen, die von ihr visionierte „verschlossene Himmelstüre“ in ihrem eigenen Glaubenshorizont zu deuten und die Fremddeutung ihrer Schwester zu hinterfragen.

Auch in der folgenden Vignette geht es um die Unterstützung reflexiver Selbstauslegung im Rahmen spiritueller Begleitung:

> [5.8] Frau D., eine Frau im Alter zwischen 50 und 60, suchte das Gespräch, weil sie zunehmend von diffusen Ängsten vor dem Sterben geplagt wurde. Es zeigte sich bald, dass sie sich nicht vor dem Sterben an sich fürchtete. Die Angst musste etwas mit dem Danach zu tun haben. Aber wovor? Es war nicht die Angst vor dem „letzten Gericht", auch nicht vor der „Hölle". Während Wochen waren wir auf der Suche, welche konkreten Ängste sich hinter dieser diffusen Angst verbergen könnten. Aus ihrer Lebensgeschichte erfuhr ich, dass sie als Einzelkind sehr einsam aufgewachsen war. Ihre Mutter hatte sie nur als ständig krank in Erinnerung, als Mutter, die keine Kraft und echte Aufmerksamkeit für ihr Kind hatte. Der offensichtlich von der Situation überforderte Vater hatte sich in die Arbeit geflüchtet und war kaum anwesend. Ihr Lebensgefühl als Kind war ein Gefühl völliger Verlassenheit auf einer einsamen Insel. Sie lebte über Jahre in der Vorstellung, niemand wisse, dass es sie gab. Und wenn sie verloren ginge, würde sie niemand vermissen oder gar suchen.
>
> Ich hatte erst kurz vorher einen Science-Fiction-Film gesehen, in welchem ein Astronaut außerhalb des Raumschiffes beschäftigt war. Da riss die Sicherungsleine und der Astronaut schwebte unauffindbar ins Nichts davon. Ich bot ihr diese Szene als Bild für ihre Angst an. In diesem Bild konnte sie zwar einen Teil ihrer Angst erkennen. Aber „im Nichts" zu verschwinden, widersprach ihren Glaubensvorstellungen.
>
> Wir blieben weiter auf der Suche nach dem passenden Bild für ihre Angst. Eines Tages hatte sie ein Traumbild, das sie sehr aufwühlte. Sie sah, *wie sie im Tode als Wassertropfen im unermesslichen Meer aufgeht.* Dieses Traumbild war offenkundig eine Übertragung der kindlichen Erfahrungen auf die unendliche Existenz, an die sie aufgrund ihrer religiösen Überzeugung fest glaubte. Das Bild übte eine zwiespältige Wirkung auf sie aus: Einerseits hatte ihre Angst nun eine konkrete Gestalt, was ihr half, sich selber zu verstehen. Anderseits war die Vorstellung, nach dem Tode zwar irgendwie noch existent zu sein, aber so, dass sie nicht als sie selber, als eigenständige Existenz, wahrgenommen werden würde, unerträglich. Wir verglichen daraufhin die biblischen Aussagen über das Leben nach dem Tode mit diesem Bild. Unter anderem mit Joh 14,2: „Im Haus meines Vaters sind viele Wohnungen; wäre es nicht so, hätte ich euch dann gesagt: Ich gehe, um euch eine Stätte zu bereiten?" Der Gedanke, im Jenseits in einem Zuhause geborgen sein zu dürfen, half ihr, das Angstbild in Frage zu stellen. Dazu trug auch die Einsicht bei, dass sie ihre Kindheitserfahrung direkt auf das Leben nach dem Tod übertragen hatte.
>
> Kurz danach wurde bei ihr überraschend eine schon weit fortgeschrittene unheilbare Krankheit diagnostiziert, an der sie etwa zwei Jahre später starb. Gefasst und ohne Angst vor dem Danach.

Das von Frau D. als zwiespältig empfundene Traumbild, in dem sich ihre Todesahnung mit einer lebensgeschichtlich geformten Transzendenzvorstellung (Gott als „unermessliches Meer") verbindet, intensiviert den bereits im Gang befindlichen Klärungsprozess. Der Seelsorger bringt neutestamentliche Bilder ein, die Frau D. in ihrer reflexiven Auseinandersetzung unterstützen. Im Geträumten erkennt sie schließlich ein Angstbild, von dem sie sich dadurch distanzieren kann, dass sie ihm ein Vertrauens- und Hoffnungsbild entgegensetzt: Aus dem weiten

Meer, in dem ein Wassertropfen restlos verschwindet, wird ein Zuhause, das Geborgenheit vermittelt.

Eine derart intensive Auseinandersetzung mit einem einzigen Traumbild dürfte im klinischen Alltag nur selten möglich sein. Eine mögliche Ausnahme bilden Palliativstationen. Wie bereits erwähnt, legte der Palliativmediziner Michael Kearney vor einigen Jahren ein ausgereiftes und erprobtes Konzept dafür vor, Träume in die Begleitung von Sterbenden einzubeziehen.[326] Leitend ist darin die Überzeugung, dass ein bewusster Umgang mit Träumen zu einer ganzheitlichen Begleitung am Lebensende gehört. Die zentrale Aufgabe professioneller Begleitpersonen sei es, einen Raum der Traumkommunikation zur Verfügung zu stellen und die Sterbenden bei der Amplifikation des Geträumten zu unterstützen.

Das trifft sich mit der Beobachtung, dass sich ein Begleitgespräch an geträumten oder visionierten Bildmotiven entlang bewegen kann, ohne dass die Frage nach der Bedeutung ausdrücklich gestellt wird und beantwortet werden muss. Im Rahmen unserer Umfrage beschrieb eine Seelsorgerin, wie sie mit den Erzählungen sterbender Patienten umgeht: „Ich nehme solche Äußerungen ernst, nehme sie auf und versuche, die Bilder weiterzuentwickeln, d. h. vorübergehend selbst in die Welt des Sterbenden einzutauchen. Also z. B. ‚Gibt es vieles, was Sie noch aufräumen müssen? Was hat sich da alles angesammelt? Helfen die Kinder beim Aufräumen? Und wenn Sie fertig sind mit Aufräumen, was werden Sie dann tun? Aber vielleicht ist man nie fertig?'"

In den Vignetten 1.8 und 1.11, die beide von derselben Seelsorgerin stammen, findet sich ein weiterer wichtiger Hinweis für die spirituelle Begleitung. Nachdem sie sich die Traumberichte angehört hatte, folgte die Seelsorgerin einer Grundregel aller Traumdeutung und fragte die Patienten, welche Gefühle das Traumerleben in ihnen weckte. Im ersten Fall ermöglichte die bewusste Vergegenwärtigung der heiteren Stimmung, welche die lustige Traumerscheinung erzeugte, ein unbefangeneres Ansprechen der Todesangst. Im zweiten Fall regte die Frage der Seelsorgerin Frau Q. an, ihren Traum als Ausdruck ihres Krankheitserlebens und ihrer Hoffnung zu deuten.

Die intensiven Bilder, die Menschen in Todesnähe visionieren, wecken nicht nur in ihnen selbst starke Affekte, sondern rufen auch in jenen ein responsorisches Erleben hervor, die ihnen zuhören. In der Begleitung von Menschen mit visionärem Erleben ist mit affektiven und imaginativen Resonanzphänomenen zu rechnen und auf sie zu achten.[327] Wenn Träume und visionäre Erlebnisse erzählt und aufmerksam Zuhörende in fremde Bilderwelten hineingenommen werden,

---

326 Kearney, *A Place of Healing*.

327 Vgl. die Vorbemerkung zu 1.15.

beginnen Begleitpersonen unwillkürlich selbst zu imaginieren. Darin liegen für eine Spiritual Care Chancen und Gefahren. Unter dem Titel der symbolischen Kommunikation wurde weiter oben besonders auf die Chancen hingewiesen: Das Sich-Einlassen auf fremde Bildwelten erschließt ein intuitives Verstehen und eine bildbasierte Verständigung. Gleichzeitig ist damit zu rechnen, dass die in den Begleitenden entstehenden Bilder eine Eigendynamik entfalten, die den Begleitprozess stören können. Erhard Weiher mahnt zur Zurückhaltung: Die Bilder und Gedanken, die sich bei den Begleitpersonen einstellen, sollen zunächst dort bleiben, wo sie sich einstellen: in ihrem Hinterkopf.[328] Um sich auf fremde Bildwelten einlassen zu können, braucht es beides: die Bereitschaft, sich imaginativ auf die kommunikativ vermittelten Bilder einzulassen, *und* den zurückhaltenden Umgang mit den Bildern, die vor dem eigenen Auge entstehen. Auf den bisher kaum thematisierten Aspekt, dass sich bei den Begleitenden auch visionäres Erleben im engeren Sinne einstellen kann, werde ich im letzten Abschnitt eingehen.

Das Bedürfnis nach reflexiver Selbstdeutung scheint mit wachsender Todesnähe abzunehmen. Selbst Sokrates, der Vater abendländischer Selbstreflexivität, lässt die reflexive Selbsterforschung in Todesnähe hinter sich und beginnt, Gedichte zu schreiben.[329] In ihrem Umgang mit visionierten Bildern gleichen Sterbende Künstlern, die ihr Verhältnis zum Anderen und zu sich selbst imaginativ erkunden und klären. In der Begleitung von Sterbenden geht es nach Ron Wooten-Green deshalb nicht in erster Linie darum, dass die Begleitpersonen selbst etwas besser verstehen (auch wenn das für ihre Aufgabe wichtig sein mag), sondern dass die begleiteten Menschen zu einem für sie angemessenen Verständnis ihrer selbst und ihrer Situation finden.[330]

Ein bildvermitteltes Selbstverstehen intuitiver Art mag in gewissen Situationen die passendste Form der Selbstverständigung darstellen. Christoph Morgenthaler ermahnt spirituelle Begleiter, den Raum, „den das Änigma des Traums aufstösst, nicht deutend gleich wieder [zu] schliessen, sondern einen solchen Traum als Anderes, Drittes, Fremdes, mit einem kritischen, potentiell transzendierenden Potential wahr[zu]nehmen und am Leben [zu] erhalten".[331] Das Nachfragen ist dann passend, wenn es die Betroffenen selbst dazu animiert, das visionär Erlebte kreativ zu sättigen.[332]

Interpretative Zurückhaltung dürfte in der Begleitung von Menschen in Todesnähe oft, aber nicht immer angezeigt sein. Besonders bei schwerverständli-

328 Weiher, *Symbolische Kommunikation in Seelsorge und Spiritual Care.*

329 Platon, *Phaidon* 61a.

330 Wooten-Green, *When the dying speak*, 159.

331 Morgenthaler, *Träume in Todesnähe*, 60.

332 Vgl. dazu den Abschnitt 1.3.1 im ersten Teil und das dort angeführte Beispiel.

chen symbolischen Mitteilungen kann es unumgänglich sein, ein interpretatives Wagnis einzugehen und ein Deutungsangebot in einer direkteren Form einzubringen. Ein Beispiel dafür findet sich in der weiter oben zitierten Vignette 4.2. Der Patient, der sich in einem brennenden Haus glaubte, konnte erst wieder durchatmen, als die Seelsorgerin ihm versicherte, das Feuer sei gelöscht und es gehe allen gut. Was auf den ersten Blick als beruhigende Notlüge erscheinen mag, kann aus religiöser Sicht als eine Form indirekter Glaubenskommunikation verstanden werden: die bildhafte Mitteilung, dass der bedrängte Patient darauf vertrauen darf, dass für ihn und seine Angehörigen gut gesorgt ist.

Das Motiv des Feuers taucht in der seelsorglichen Begleitung von Sterbenden öfters auf. In der folgenden Vignette antwortet der Begleiter, ein erfahrener Klinikseelsorger, in einer ausdrücklich religiösen Sprache und macht dem bedrängten Patienten ein rituelles Angebot:

> [5.9] Herr Q., ein 39-jähriger italienischer Patient mit einem Krebsleiden, liegt im Sterben. Die Stationsärztin bittet mich, ihn zu besuchen. Er ist sehr unruhig. Als ich zu ihm komme, schläft er gerade. Seine Frau erzählt mir, dass er immer wieder davon rede, dass es brenne. Sie meint, er halluziniere. Während des Gespräches wird der Patient wach und ich stelle mich ihm als Seelsorger vor, wohl wissend, dass bei italienischen Patienten der Besuch eines Pfarrers oft als eindeutiges Zeichen des bevorstehenden Todes verstanden wird. Der Patient kann nicht sprechen. Ich sage ihm, dass ich Pfarrer bin und von seiner Frau gehört habe, dass er immer wieder vom Feuer, vom Brennen gesprochen habe. Ich habe die Vermutung, dass er Angst vor der Hölle haben könnte. Deshalb sage ich ihm, dass ich als Pfarrer ihn von seinen Sünden lossprechen könne, wenn ihn etwas sehr belastet. Dabei bin ich mit dem Kopf über ihn gebeugt. Nachdem ich das gesagt habe, nimmt er meinen Kopf, zieht ihn zu sich hinunter und küsst mich. Nach der Absolution wird er ganz ruhig. Seinem sehnlichsten Wunsch entsprechend wird er dann nach Hause verlegt, wo er einen Tag später stirbt. Seine Ehefrau berichtet mir hinterher, dass er keine Angst mehr gehabt habe und ruhig gestorben sei.

Die religiöse Welt, aus der Herr Q. stammt, ist dem Seelsorger aufgrund langjähriger Erfahrung vertraut. Dessen Angst vor dem Feuer deutet er mit Blick auf dessen kulturellen Hintergrund. Das interpretative Wagnis, das er dabei eingeht, wird von Herrn Q. in für mitteleuropäische Verhältnisse ungewöhnlicher Weise ratifiziert: durch einen Kuss. Im Kontext der sakramentalen Beichte, der durch das Angebot des Pfarrers evoziert wird, gewinnt diese Geste ein symbolisches Gewicht: Sie steht an der Stelle des Schuldbekentnisses, für das Herrn Q. die Worte fehlen. Der Kuss ist ein symbolisch dichtes Ja. Er kann als Versöhnungszeichen wahrgenommen werden, mit dem Herr Q. sein Leben besiegelt.

Die Sprache der Bilder und Gesten, in der Sterbende sich zum Ausdruck bringen und die ihnen dazu dient, mit sich selbst, mit Verstorbenen oder der Wirklichkeit Gottes zu kommunizieren, bleibt für die Begleitenden manchmal unverständlich. Ihnen kommt dann die Rolle von Zeuginnen und Zeugen zu, die einem Kommunikationsprozess beiwohnen, der sich ihnen in wesentlichen Aspekten entzieht. Dennoch können sie durch ihre Präsenz und ihr Nachfragen diesen Prozess der Selbstklärung begleiten und unterstützen. Wo Angehörige oder spirituelle Begleiter zu unmittelbaren Zeugen von Sterbebettvisionen werden, wohnen sie in den meisten Fällen[333] einem Geschehen bei, in das sie nichts mehr einzubringen haben und in dem ihre Begleitaufgabe an ein Ende kommt. Die Begleitung wird an dieser Stelle gewissermaßen von den visionär erscheinenden Gestalten übernommen.

2.2 Reflexive Deutungsprozesse nach episodischer Todesnähe

Wer in episodischer Todesnähe in eine visionäre Welt entrückt wird, braucht meist viel Zeit, um sich im Alltag wieder zurechtzufinden. Nach Pim van Lommel dauert es in der Regel etwa sieben Jahre, um eine Nahtoderfahrung zu integrieren.[334] Dazu muss das Erlebte zur Sprache kommen dürfen. Bei Herrn L., dessen Nahtoderfahrung bei einem Absturz in den Bergen uns weiter oben begegnete (Vignette 3.3) und der lange Zeit keine Worte für sie fand, meldete sich der Schrecken des Abstürzens über Jahre in Albträumen und Flashbacks. Artikulation schafft Distanz und die Möglichkeit zu differenzierten Stellungnahmen zum Erlebten. Nicht immer, aber in vielen Fällen regt das Widerfahrnis episodischer Todesnähe zu intensiven Deutungsprozessen an.

Die Fragen, die Betroffene dabei umtreiben, sind sehr unterschiedlich. Sie können sich auf die weitere Lebensgestaltung beziehen, doch geht es nicht selten auch um ein Wirklichkeitsverständnis, das ins Wanken geraten ist. Rodins, Lusseyrans, Nádas' und Ayers Auseinandersetzungen mit ihren Nahtoderfahrungen bieten dafür instruktive Beispiele. Sie zeigen auch auf, in welcher Weise der selbstdeutende Umgang mit Nahtoderfahrungen in den letzten Jahrzehnten zu einem literarischen Thema wurde. Nicht zuletzt dürften solche Zeugnisberichte der sozialen Realisation des Erlebten dienen.

Die Gesprächsforen, in denen Betroffene über ihre Erfahrungen austauschen, ermöglichen deren Validation und Integration. Dass sich die im Medium der Sprache vollziehende Selbstklärung derart öffentlich vollzieht, dürfte jedoch auch mit dem Finden zu einer neuen Identität zu tun haben, die sozial realisiert werden will. Das gilt sogar für die Berichte von Rodin und Ayer, die bezeugen, dass eigene Nahtoderfahrungen nicht unbedingt dazu führen müssen, eine materialistische

333 Dass es auch hier Ausnahmen gibt, zeigt Vignette 2.6.
334 Van Lommel, *Endloses Bewusstsein*, 79.

oder atheistische Weltanschauung zu revidieren. Beim oneiroiden Erleben ist demgegenüber ein öffentliches Bezeugen äußerst selten. Peter C. Claussen, der über sein Erleben nach einer Herztransplantation ein ganzes Buch schrieb, ist die große Ausnahme.[335] Die komplexen und häufig albtraumartigen Oneiroide eignen sich weit weniger zur Veröffentlichung als lichtvolle Nahtoderfahrungen. Dasselbe gilt für jene Nahtoderfahrungen, in denen die belastenden Inhalte überwiegen. Nach Bush, die dabei vor allem den US-amerikanischen Kontext im Blick hat, gibt es drei typische Reaktionen auf belastende Nahtoderfahrungen:

(1) *Konversion:* Die Erfahrung wird als göttlicher Wink interpretiert und setzt eine religiöse und/oder ethische Umkehr in Gang. Bush hat insbesondere Menschen mit „höllischen" Nahtoderfahrungen im Blick, die nach längerem Suchen in fundamentalistischen Gruppierungen jene Deutungskategorien finden, die ihnen ihre Erfahrungen erklären, bzw. eine Gemeinschaft, in der sie sich mit ihren Erfahrungen verstanden fühlen. Bush zitiert dafür das Beispiel eines Mannes, der seine Erfahrung zunächst nicht zu deuten vermag, sich dann aber auf eine fundamentalistische Interpretation festlegt, die ihm Sicherheit vermittelt.

(2) *Reduktionistische Interpretation:* Das Erlebte wird medizinisch erklärt und als Halluzination gedeutet, was die Angst, die es auslöst, zumindest kurzfristig zu bannen vermag. Damit wird eine interpretative Integration der Erfahrung von vornherein ausgeschlossen.

(3) *Chronifizierte Verzweiflung:* Die Erfahrung wird verdrängt und verfestigt sich in einem untergründigen Gefühl von Panik und Verzweiflung.

Wir wir gesehen haben, schwankte Bush selbst zwischen der dritten und der ersten Reaktionsweise. Ihre Erfahrungen zeigen – ebenso wie Vignette 3.5 – eindrücklich, wie die belastende Qualität solcher Erlebnisse sich im Prozess der Reinterpretation vermindern kann. Dabei ist entscheidend, jene impliziten Deutungen zu entdecken, die eine reflexive Distanzierung vom Erlebten und seine kreative Integration blockieren. Eine spirituelle Begleitung kann helfen, fixierte Deutungen narrativ zu verflüssigen und verborgene Bedeutungsaspekte auszuloten. Um die traumatische Erstarrung aufzulösen, bedarf es eines Reframings, welches das Erlebte in einen neuen Sinnhorizont hineinstellt. Um eine neue Rahmung und Fokussierung ging es auch in der seelsorglichen Begleitung von Frau C., die uns bereits mehrfach begegnet ist (Vignetten 3.5 und 4.5). Wir erinnern uns: Frau C. widerfuhr während eines Spitalaufenthalts eine Nahtoderfahrung, in der sie sich vor einer leicht geöffneten Tür sah. Sie lebte danach über Jahre im Gefühl, nicht

335 Claussen, *Herzwechsel. Ein Erfahrungsbericht.*

würdig genug gewesen zu sein, durch dieses Tor in die himmlische Freude aufgenommen zu werden. Weil sie lange Zeit niemandem davon erzählte, war für sie diese spontane Deutung ihres Erlebens die einzig mögliche. Erst im Gespräch mit der Seelsorgerin, die uns die Vignette übermittelte, weichte sich diese fixierte Selbstdeutung auf und rückte das Erlebnis in ein neues Licht.

> [5.10] Im Laufe der Begleitung schlug ich Frau C. vor, ihr Erlebnis von einer anderen Seite zu betrachten: als offenstehende Verheißung, in ihrem Sterben durch diese verheißungsvolle Tür hindurchgehen und in den erahnten Raum eintreten zu dürfen. Dass es noch nicht so weit war, passte zu ihrer aktuellen Lebenssituation, in der sie noch wichtige Aufgaben wahrzunehmen hatte. Frau C. reagierte auf dieses Deutungsangebot ebenso überrascht wie erleichtert.

In dem Interview, das ich mit Frau C. führte, bestätigte sie mir, dass sie diese Erfahrung lange belastet habe und ihr das Gespräch mit der Seelsorgerin sehr geholfen habe. Diese habe ihr gesagt: „Es war einfach noch nicht ihre Zeit!" Das konnte sie akzeptieren. Daraufhin sei das mit dieser Erfahrung verbundene Problem für sie „erledigt" gewesen.

Wie wir gesehen haben, können auch einengende Fremddeutungen eine reflexive Deutung dringlich machen. Neben der pathologisierenden Abwertung finden sich in den zitierten Vignetten zwei Beispiele, in denen freikirchliche Begleitpersonen das Erlebte entweder verteufeln (Vignette 3.6) oder auf eine Weise deuten, die Angst erzeugt (Vignette 3.7). In beiden Fällen berichteten die involvierten Seelsorgepersonen von einem intensiven Ringen um die angemessene Deutung des Erlebten. Während im ersten Fall die reformierte Seelsorgerin auf „biblische Bilder (u. a. Joh 10,9)" rekurrierte, berichtete der katholische Seelsorger, der uns die zweite Vignette übermittelte, von einem Austausch über Glaubensvorstellungen.

Der Ausgangspunkt des dritten Teils dieser Studie war die Beobachtung, dass das visionäre Erleben in Todesnähe *vor* aller Deutung der Validation bedarf. Das kann nun noch ergänzt werden durch die Erkenntnis, dass gelegentlich auch die *Deutungen*, die Menschen dem von ihnen Erlebten geben, nach einer Validation rufen. Beispiele dafür sind uns bereits in den Vignetten 3.4 und 3.8 begegnet. Frau B. verknüpft ihr visionäres Erleben im seelsorglichen Gespräch mit Ps 23 und deutet die Gestalt, die ihr während ihrer Nahtoderfahrung erschienen war, als beschützenden Hirten, an dessen Stab sie sich festhalten kann. Und auch Herr S. hat nach Auskunft der Seelsorgerin sein Erlebnis selbst zu deuten gewusst. Ihre Aufgabe sei es gewesen, aufmerksam zuzuhören und Herrn S.s Deutung zu bestätigen.

3 Visionäres Erleben im Kontext von Spiritual Care

Das Ziel unseres Forschungsprojektes war es, visionäres Erleben in der ganzen Vielfalt seiner Formen zu untersuchen, um Menschen im Angesicht des Todes besser verstehen und begleiten zu können. Die Seelsorgerinnen und Seelsorger wurden deshalb daraufhin befragt, welche Formen solchen Erlebens ihnen aus dem klinischen Alltag vertraut sind, wie häufig sie ihnen begegnen, wie sie auf diese eingehen und diese einschätzen. Was wir nicht erfragten, war das visionäre Erleben von Angehörigen (vgl. Vignetten 2.10 und 2.11) und der Seelsorgenden selbst. Umso überraschter waren wir, dass uns mehrfach ungefragt von solchem Erleben berichtet wurde. Die Vignetten, die von Seelsorgenden selbst stammen, schildern vier Erlebnisse, die in Form und Inhalt sehr unterschiedlich sind. Es ist zu vermuten, dass es weitere Variationen solchen Erlebens gibt und dass es nicht allein bei Seelsorgenden, sondern auch bei Gesundheitsfachleuten vorkommt, die mit der Begleitung von schwerkranken und sterbenden Menschen betraut sind.

Im ersten Beispiel kehrt ein Motiv wieder, das uns in den Vignetten des ersten Teils bereits mehrfach begegnete: die visionäre Vorahnung des bevorstehenden Todes. Nur ist es diesmal nicht eine Sterbende, sondern die sie begleitende Seelsorgerin, der eine solche Vorahnung zuteilwird:

> [6.1] Backflashartig im Traum: Zwei bis drei erwartbar in der näheren Zeit „Sterbende" standen wartend und beobachtend vor mir – nicht eigentlich bedrohlich – mit großen Augen und wie in einer Glaskugel ein bisschen verzerrt.

Die Charakterisierung des Traums als „backflashartig" lässt auf eine besondere Intensität schließen. Eigentümlich ist, dass es gleich mehrere Patienten sind, die der Seelsorgerin in einer leicht verfremdeten Form im Traum erscheinen. Die Warte- und Beobachterposition der Sterbenden und ihre großen Augen könnten Tagesreste darstellen: eine Resonanz auf die erwartungsvollen Blicke, denen die Seelsorgerin in ihrer Aufgabe begegnet. Dieselbe Seelsorgerin berichtete uns von einer zweiten Erfahrung. Diesmal handelte es sich um eine traumvisionäre Erscheinung eines bereits verstorbenen Patienten. Die Seelsorgerin deutete auf dem Fragebogen, den sie uns zurückschickte, dieses Erlebnis nur an. Auf die Rückfrage, wie sich denn diese Erscheinung abgespielt habe, schrieb sie:

> [6.2] Herr F. „erschien" mir im Traum etwa zwölf Stunden nach seinem Tod. Ich kannte ihn aus meiner Tätigkeit als Gemeindepfarrerin. In der Zeit, als ich an seinem Wohnort wirkte, betreute ich stärker seine Frau, besprach mit ihm aber oft ungezwungen Alltägliches. Hin und wieder öffnete er seine Seelentür ein Spältchen und gab etwas aus seiner sehr kargen und harten Jugendzeit preis. Das waren dann Momente, in denen ich dachte, das wäre ein Pfarrersein, wie ich es mir idealerweise vorstellte: auf der Basis eines Vertrauensverhältnisses

> auf ganz normal mitmenschlicher Augenhöhe. Dass dieser Mann dann Jahre später von mir „Abschied nahm", hat mich, als ich etwa drei Tage danach von seinem Tod erfuhr, nicht überrascht, nur im ersten Augenblick etwas aufgewühlt, dann mir aber völlig stimmig gedünkt. Auch Dankbarkeit verspürte ich. Der Mann sah in dieser Erscheinung so aus, wie ich ihn kannte, nur feiner, leicht blasser. Und er strich mir mit einer sozusagen nicht-von-dieser-Welt-zärtlichen Geste über die Wange. Bekleidet war er mit einem klar identifizierbaren Totenhemd. Das ganze Szenario war irgendwie schwebend über seinem Wohnhaus und den umliegenden Bauernhäusern und dem Dorfplatz, wo eine lockere Trauergemeinde sich versammelte. Irreal, aber eindeutig und klar. Gesagt hat er, glaube ich, nichts.

Die traumvisionäre Erscheinung ist in diesem Beispiel eingebettet in eine Szenerie, die den finalen Abschied hervorhebt: das Totenhemd, die Blässe der erscheinenden Gestalt, die sich versammelnde Trauergemeinde. Der Abschied geschieht nicht durch Worte, sondern verdichtet sich in einer eindrücklichen Zeichenhandlung, für die die Seelsorgerin einen eigenen Ausdruck schafft: Der Verstorbene streicht ihr mit einer „nicht-von-dieser-Welt-zärtlichen Geste" über die Wange. Die darin zum Ausdruck kommende Intimität entspricht in der Reflexion der Seelsorgerin der Vertrauensbeziehung, die über die Jahre gewachsen war. Dass die Seelsorgerin im Augenblick ihres visionären Erlebens noch nicht von Herrn F.s Tod Kenntnis hat, macht es zu einer Variante der bereits erwähnten *Peak in Darien Experience.*

Demgegenüber zeigt sich im dritten Beispiel das Phänomen, das in der Vertrauensforschung als „swift trust" bezeichnet wird: ein sich gerade in kurzzeitigen Begegnungen spontan einstellendes Vertrauen.[336] Die Vignette wurde diesmal von mir selbst nach einem persönlichen Gespräch mit der Seelsorgerin aufgezeichnet und von ihr autorisiert:

> [6.3] Die Seelsorgerin erzählte, zu Beginn ihrer klinischen Seelsorgetätigkeit als 28-Jährige am Sterbebett eines Patienten erlebt zu haben, dass sie sich in einem kurzen Moment plötzlich in einem Tunnel befand und auf ein Licht zubewegte. Sie hatte den Patienten zuvor intensiv begleitet. Diese Erfahrung habe in ihr eine Zurückhaltung gegenüber religiösen Interpretationen von Nahtoderfahrungen geweckt, die eine Tendenz zur Verklärung des Todes haben.

Das visionäre Erlebnis, das die Seelsorgerin berichtet, ist ein Beispiel für ein Phänomen, für das sich in der Fachliteratur der Terminus der „empathischen" Nahtoderfahrungen eingebürgert hat.[337] Der Sterbende, dem im vorliegenden Fall auf seinem Sterbebett offenbar ein wachvisionäres Erleben religiöser Art wider-

336 Vgl. Meyerson et al., *Swift Trust and Temporary Groups.*
337 Vgl. van Lommel, *Endloses Bewusstsein*, 69 f.

fährt, zieht die Begleiterin hinein in eine visionäre Entrückung. Die junge Seelsorgerin bewegt sich für kurze Zeit selbst in einem Übergangsbewusstsein auf ein Licht zu.

Wie intensive Seelsorge am Lebensende von visionären Momenten durchsetzt sein kann, zeigt auch die letzte Vignette, mit der ich meine Untersuchung visionären Erlebens in Todesnähe abschließe. Sie stammt von einem Seelsorger mit langjähriger Erfahrung im klinischen Bereich:

> [6.4] Frau Z. wirkte durch ihre Erkrankung und die damit verbundenen Therapien sehr ausgezehrt und erinnerte mich an Bilder von Hexen in Märchenbüchern. Dieser „hexenartige" Eindruck wurde noch dadurch unterstrichen, dass sie oft negativ über andere sprach, denen sie die Schuld gab, dass in ihrem Leben so vieles nicht gut gelaufen war. Ich versuchte immer wieder, auch etwas Gutes ans Licht zu bringen, um sie auch diese Seiten sehen zu lassen, aber es war sehr schwer. Während eines solchen sehr intensiven Gesprächs geschah es plötzlich, dass ich eine andere, wunderschöne Frau – eher eine Jugendliche – vor mir im Bett liegen sah. Ich war einen Moment wie verzaubert von diesem Anblick. Die Patientin hat davon anscheinend überhaupt nichts gemerkt. Sie fuhr in ihren Erzählungen fort. Für mich war sie ab diesem Moment eine andere Frau.

Die visionäre Schau, die dem Seelsorger unerwartet zufiel, entspricht seinem Bemühen, im Gespräch mit Frau Z. „etwas Gutes ans Licht zu bringen". Während es in den Traum- und Wachvisionen Sterbender oft bereits verstorbene Angehörige sind, die in verjüngter und verklärter Gestalt erscheinen, ist es in dieser Vignette die sterbende Frau selbst, die dem Seelsorger in dieser Weise „erscheint". Dieser deutete dieses Erlebnis als geschenkhaftes Erblicken des wahren Gesichts der Frau, das sich hinter ihrer hexenhaften Maske verbarg: „Ich glaube, dass ich in diesem Augenblick einen Blick in die Seele bzw. in das Geheimnis dieser Person tun durfte. Theologisch könnte man sagen, ich berührte das Göttliche in ihr, das Schöne schlechthin in dieser Frau und in jedem Menschen."

Ausblick: Palliative und transformative Imagination

„It is our imaginations which shape us, keep us, create us."
Doris Lessing, Rede zur Annahme des Nobelpreises[338]

Visionäres Erleben eröffnet in Todesnähe einen Zugang zur „Wirklichkeit des Möglichen". Man mag dies als Ausweichmanöver des menschlichen Geistes betrachten, als palliative Imagination. Allein schon das Wissen um die Möglichkeit, in Todesnähe einen imaginativen Ausweichraum zur Verfügung zu haben, ist tröstlich. So wenig es angezeigt ist, bei einer funktionalen Deutung der untersuchten Erlebnisformen stehenzubleiben, so sehr ist doch auch zu betonen, dass eine solche Sicht nicht nur legitim, sondern für einen entspannten Umgang mit den von uns untersuchten Phänomenen auch hilfreich ist. Um nochmals den Vergleich mit dem Phänomen des Träumens zu bemühen: Es ist für eine inhaltliche Beschäftigung mit Träumen nicht abträglich, wenn man dem Traumgeschehen eine psychohygienische Funktion zubilligt, die auch ohne Deutung auskommt. Ebenso trägt es zur Wertschätzung visionären Erlebens in Todesnähe bei, wenn man seine schmerzlindernde und tröstliche Wirkung zur Kenntnis nimmt. Ihre palliative Wirkung wird durch Pathologisierung beeinträchtigt.

Die vorliegende Studie zeigt, dass zu einem wertschätzenden Umgang mit solchem Erleben darüber hinaus auch ein Interesse an den inhaltlichen Aspekten gehört. Die hermeneutische Aufgabe, die Theologie und Spiritual Care auf unterschiedlichen Ebenen wahrnehmen, besteht darin, sich geleitet vom *principle of charity* den Erlebnisinhalten und den Selbstdeutungen der Betroffenen zuzuwenden und sich auf die komplexen Sinnfragen, die sie aufwerfen, einzulassen. Versteht man Spiritual Care als interprofessionelle Aufgabe, so haben die unterschiedlichen Berufsgruppen in diesem Zusammenhang verschiedene Verantwortlichkeiten. Mit Blick auf die Seelsorge meinte John Swinton kürzlich, sie habe in pragmatisch orientierten Gesundheitsinstitutionen die Aufgabe, „eine Form transformativer Imagination einzubringen, die sowohl eine Herausforderung bedeutet als auch ein Heilungspotenzial anbietet".[339] Vor dem Hintergrund der überwältigenden Fülle visionärer Erfahrungen, die Menschen in Todesnähe zuteilwerden, kann das insofern nuanciert werden, als diese „transformative Imagination" nicht von der Seelsorge aktiv eingebracht werden muss, sondern durch das spontane Erleben von Menschen in Todesnähe bereits in klinischen Kontexten

338 Lessing, *On not winning the Nobel Prize*, 11.
339 Swinton, *Afterword*, 300 (meine Übersetzung).

DOI 10.1515/9783110539998-005

präsent ist. Das aktive Imaginieren setzt mit einem Erleben ein, das sich am Lebensende oft ungesucht und unkontrollierbar einstellt. Die Aufgabe *aller* professionellen Begleitpersonen ist es, dem darin verborgenen Heilungs- und Trostpotenzial genügend Beachtung zu schenken und ihm dadurch Raum zu geben. Was für die Traumkommunikation im Allgemeinen gilt, trifft auf das Erzählen von visionärem Erleben ganz besonders zu: Es führt meist zu einer Verwesentlichung und Vertiefung des Gesprächs.[340] Das gilt nicht nur für tröstliche Erlebnisse, sondern auch für solche mit belastenden Inhalten. Um die Kommunikation nicht durch Fachterminologie zu belasten, dürfte es dabei in klinischen Kontexten sinnvoll sein, schlicht von „(besonderen) Träumen" zu sprechen.

Ein Schlüssel zu einer professionellen Spiritual Care liegt in der reflektierten Selbsterfahrung. Das gilt auch im vorliegenden Zusammenhang. Um sich für die untersuchten Erlebnisformen zu sensibilisieren, bietet es sich an, bei etwas Vertrautem anzusetzen: dem Phänomen unwillkürlicher Traumphantasien.[341] Wenn professionelle Begleiterinnen und Begleiter beginnen, auf ihr eigenes imaginatives Erlebens zu achten und es ernst zu nehmen, wird es ihnen einfacher fallen, sich in Menschen mit visionärem Erleben einzufühlen und sie in angemessener Weise zu begleiten. Insofern das auch eine „Spiritual Self-Care" darstellt, verknüpft es den Bereich professioneller Fertigkeiten mit dem, was in einem weiten Sinne als Persönlichkeitsbildung bezeichnet werden kann. Ich skizziere in aller Kürze drei Wege einer solchen Spiritual Self-Care:

(1) *Aufmerksamkeit für Nachtträume:* Auf seine Träume zu achten, ist nicht allein eine grundlegende Form von Self-Care,[342] sondern zugleich eine wesentliche Voraussetzung für den professionellen Umgang mit den in dieser Studie untersuchten Phänomenen. Die Wertschätzung für die orientierende Kraft von Träumen erwächst der Bereitschaft, ihnen persönlich Aufmerksamkeit zu schenken – und umgekehrt! Wer im inneren Dialog bleibt mit den Bildern, die seinem Unbewussten entspringen, dem wird es einfacher fallen, auf die von Patientinnen und Patienten ins Gespräch gebrachten Traumbilder einzuge-

---

340 Das ist auch das Fazit der Studie von Iordache, *Palliative People's Dreams,* 185 f.: „The findings of this project suggest that dream talk may be a particularly useful type of personal narrative when working with palliative people. This is firstly because, as evidenced, dreams appear to reflect highly intimate memories, relationships, and personal concerns. Secondly, independent of the content of dreams, personal interpretations facilitate further discussions and contextualisations of the concerns thought by participants to be relevant to their dreams. Furthermore, discussing dreams and personal interpretations with palliative patients may be a therapy in its own right because it allows for ongoing problems to be expressed or 'aired out'."

341 Hess et al., *Exploring the Dreams of Hospice Workers.*

342 Morgenthaler, *Der religiöse Traum* (2008), 235 formuliert es *ex negativo:* Seine Träume im Dunkelraum des Vorbewussten zu lassen, gleicht dem Aufstapeln ungeöffneter Post.

hen, sie zu validieren und Fragen einzubringen, die zu ihrer Entfaltung beitragen. Der persönliche Umgang mit Träumen kennt bekanntlich viele Formen. Alle beruhen auf dem aktiven Bemühen, Träume zu erinnern und sie über die Bewusstseinsschwelle ins Tageswachbewusstsein zu retten. Die bis in die Antike zurückreichende Praxis, sie in einem Traumtagebuch zu notieren, genießt den Vorteil aller stetigen Praxis. Damit werden die Unter- und Überwelten unwillkürlicher Imagination kontinuierlich mit wachbewusstem Erleben verknüpft und wiederkehrende Motive ans Licht geholt.

(2) *Bewusstes Tagträumen:* Folgt man der jüngeren Traumforschung, ist der Übergang zwischen Nacht- und Tagträumen fließend.[343] Es ist dasselbe Reich, das durch zwei unterschiedliche Türen betreten wird. Der Weg übers Tagträumen ist insofern der naheliegendere, als auch der Übergang zwischen aktiver Imagination und passivischem Phantasieren fließend ist. Daraus ergeben sich Möglichkeiten bewussten Tagträumens. Karl Jaspers beschrieb und empfahl seine Form des „musing" so: „Oft blicke ich in die Landschaft, in den Himmel, die Wolken, oft saß oder lag ich, ohne etwas zu tun. Nur die Ruhe des Besinnens in der unbefangenen Bewegung der Phantasie läßt die Impulse zur Geltung kommen, ohne die jede Arbeit endlos, unwesentlich, leer wird. Mir scheint: Wer nicht täglich eine Weile träumt, dem verdunkelt sich der Stern, von dem alle Arbeit und jeder Alltag geführt sein kann."[344] Das dürfte auch für die Alltäglichkeit am Lebensende gelten. Auf den vorangehenden Seiten ist uns das Tagträumen denn auch bereits mehrfach begegnet: in der Gestalt des Sokrates, der in Todesnähe beginnt, Gedichte zu schreiben; in Frau O.s Tagtraum vom paradiesischen Lindenbaum, unter dem sie ihren verstorbenen Mann wiederzusehen hoffte (Vignette 5.1); in der Praxis symbolischer Kommunikation; und schließlich auch im tagtraumartigen Erlebnis jenes Seelsorgers, der während eines intensiven Gesprächs plötzlich ein verwandeltes Gesicht vor sich sah (Vignette 6.4). Im Grenzbereich der Todesnähe ist das gemeinsame Imaginieren und Tagträumen eine „Grenzland-Praxis"[345], in der Sterbende und Begleitende einander auf einer tieferen Ebene begegnen können.[346]

(3) *Zeugnisberichte:* Die Validation von visionärem Erleben in Todesnähe, die in Antwort auf mündliches Erzählen angezeigt ist, kann durch eine aufmerk-

343 Hartmann, *The Nature and Functions of Dreaming;* Strauch/Meier, *Den Träumen auf der Spur.*

344 Jaspers, *Philosophische Autobiographie*, 44.

345 Nach Mattingly, *The Paradox of Hope*, 7 ff.

346 In zwei jüngeren seelsorglichen Beiträgen finden sich profilierte Versuche, solches „musing" in der Begleitung von Sterbenden bewusst einzubeziehen: Wooten-Green, *When the dying speak*; McGillicuddy, *Sacred dreams & life limiting illness.*

same Lektüre von verschriftlichten Zeugnisberichten eingeübt werden. Dass Bilder im Ohr entstehen, zeigt sich nicht nur im Hören mündlicher Erzählungen, sondern in analoger Weise auch im Lesen narrativer Texte. In welchem Medium auch immer von visionärem Erleben in Todesnähe berichtet wird, das Erzählte regt die Imagination der Rezipienten an und schafft in ihnen eine resonante Bildwirklichkeit. In diesem Sinne ist das vorliegende Buch mit seinen vielen Vignetten auch eine imaginative Einübung in Spiritual Care. Ich beschließe sie mit einem Zeugnis, das einen letzten Ausblick zum Ausdruck bringt. Es stammt von einer Diakonisse, die selbst über viele Jahre im klinischen Bereich tätig war. In ihrem visionären Erlebnis kurz vor ihrem Tod durchlebt sie, in symbolischer Verdichtung, nochmals ihre Berufs- und Berufungsgeschichte – als Aufstieg besonderer Art.

[3.17] Eine Diakonisse berichtet ein paar Monate vor ihrem Tod von einem Traum, den sie nachdrücklich für ein Nahtoderlebnis hielt: Darin habe sie einen ganz dürren, schwankenden Baum mit sehr vielen Ästen erklettern müssen. Sie sei dabei von zahlreichen präsenten, aber unsichtbaren Wesen begleitet worden. Schnell habe sie gemerkt, dass jede neue Astlage auf dem Baum eine Station ihres Berufs- und Berufungslebens als Diakonisse darstellte. Bei jeder dieser Stationen sei sie laut und deutlich gefragt worden: Hast du hier noch etwas gut zu machen, zu klären oder zu vergeben? Wenn nicht, dann klettere weiter voran und hinauf. Als sie mit viel Anstrengung, Schmerz und zerkratzten Gliedern ganz zuoberst angekommen sei, habe sie sich in einer leuchtenden Wärme, in einer ganzheitlichen Schwerelosigkeit und absoluter Liebe wiedergefunden. Seither habe sie vor nichts mehr Angst. Alles sei klar und leicht.

Verzeichnis der Vignetten

DOI 10.1515/9783110539998-006

Visionäres Erleben von Seelsorgenden

Literaturverzeichnis

Al-Issa, Ihsan, *The Illusion of Reality or the Reality of Illusion:* British Journal of Psychiatry 166 (1995), 368 – 373.

Alloa, Emmanuel, *Phantasia. Aristoteles' Theorie der Sichtbarmachung*, in: G. Boehm/E. Alloa/O. Budelacci/G. Wildgruber (Hrsg.), *Imagination. Suchen und Finden*, München 2014, 91––111.

Ammann, Peter, *Prozessorientierte Begleitung von Menschen im Koma*, in: *Spiritual Care* 4 (2015), 38 – 50.

Anbeh, Tamara, *Psychologische Aspekte einer Intensivstation. Studie über beatmete Langzeitpatienten*, Augsburg ²2002.

Anbeh, Tamara, *Träume bei Intensivpatienten. Art der Träume und mögliche Ursachen des Traumerlebens*, in: Th. Kammerer (Hrsg.), *Traumland Intensivstation. Veränderte Bewusstseinszustände und Koma*, Norderstedt 2006, 295 – 314.

Angehrn, Emil, *Sinn und Nicht-Sinn. Das Verstehen des Menschen*, Tübingen 2010.

Arnold, Bruce L./Linda S. Lloyd, *Harnessing Complex Emergent Metaphors for Effective Communication in Palliative Care. A Multimodal Perceptual Analysis of Hospice Patients' Reports of Transcendence Experiences*, in: *American Journal of Hospice & Palliative Medicine* 2013 (doi: 10.1177/1049909113490821).

Augustinus, *Die Sorge für die Toten*, übersetzt von G. Schlachter, Würzburg 1975.

Ayer, Alfred J., *That Undiscovered Country*, in: ders., *The Meaning of Life and other Essays*, London 1990, 198 – 204.

Ayer, Alfred J., *Postscript to a Postmortem*, in: ebd., 205 – 208.

Bach, Susan, *Das Leben malt seine eigene Wahrheit. Über die Bedeutung spontaner Malereien schwerkranker Kinder*, Einsiedeln 1995.

Badham, Paul, *Religious Significance of Near-Death Experiences*, in: M. Perera u. a. (Hrsg.), *Making Sense of Near-Death Experiences. A Handbook for Clinicians*, London/Philadelphia 2012, 117 – 121.

Balthasar, Hans Urs von, *Herrlichkeit, Bd. I: Schau der Gestalt*, Einsiedeln ³1988.

Balthasar, Hans Urs von, *Thomas und die Charismatik. Kommentar zu Thomas von Aquin, Summa Theologica Quaestiones II II 171 – 182. Besondere Gnadengaben und die zwei Wege menschlichen Lebens*, Einsiedeln/Freiburg i. Br. 1996.

Barbato, Michael, *Reflexions of a setting sun. Healing experiences around death*, Adelaide 2009.

Barrett, Deirdre, *Dreams of Death*, in: *OMEGA Journal of Death and Dying* 14:2 (1988/89), 95 – 101.

Barrett, William, *Deathbed Visions. How the death talk to the dying. Introduction by M. Tymn*, Guildford 2011 [Erstausgabe 1926].

Baumann-Neuhaus, Eva/Brigitte Boothe/Ralph Kunz, *Religion im Heimalltag. Ältere Menschen erzählen*, Würzburg 2012.

Beauvoir, Simone de, *Ein sanfter Tod*, Hamburg 1965.

Betty, L. Stafford, *Are they hallucinations or are they real? The spirituality of deathbed and near-death visions*, in: Omega 53 (2006), 37 – 49.

Biesinger, Albert, *Ein so großes Glück*, Interview in: *Erwachsenenbildung* 59 (2013), 107 – 110.

DOI 10.1515/9783110539998-007

Blackmore, Susan, *Neurophysiologische Erklärungen der Nah-Todeserfahrung*, in: H. Knoblauch/H.-G. Soeffner (Hrsg.), *Todesnähe. Interdisziplinäre Zugänge zu einem außergewöhnlichen Phänomen*, Konstanz 1999, 37–63.
Boehm, Gottfried, *Wie Bilder Sinn erzeugen. Die Macht des Zeigens*, Berlin [2]2008.
Boehm, Gottfried, *Ikonische Differenz*, in: *Rheinsprung* 11. Zeitschrift für Bildkritik 1 (2011), 170–176.
Boehm, Gottfried, *Eine verborgene Kunst. Über Form und Schematismus*, in: ders./E. Alloa/O. Budelacci/G. Wildgruber (Hrsg.), *Imagination. Suchen und Finden*, München 2014, 13–44.
Boothe, Brigitte, *Der Traum: eine Alltagskrise der Subjektivität*, in: I. U. Dalferth/Ph. Stoellger (Hrsg.), *Krisen der Subjektivität. Problemfelder eines strittigen Paradigmas*, Tübingen 2005, 513–532.
Boothe, Brigitte, *Die Authentizität der Traummitteilung*, in: U. Amrain (Hrsg.), *Das Authentische. Referenzen und Repräsentationen*, Zürich 2009, 175–196.
Boothe, Brigitte, *Die narrative Mitteilung als Seelensprache*, in: Angehrn, E. & J. Küchenhoff (Hrsg.), *Die Vermessung der Seele. Konzepte des Selbst in Philosophie und Psychoanalyse*, Weilerswist 2009, 184–211.
Boothe, Brigitte, *Die Traummitteilung. Von der Erinnerungscollage zur narrativen Traumanalyse*, in: *Psychotherapie im Dialog* 10 (2009), 137–143.
Boothe, Brigitte, *Imaginatives Erleben und seine Darstellung im Gespräch. Eine Fallanalyse*, in: P. Bühler/S. Peng-Keller (Hrsg.), *Bildhaftes Erleben in Todesnähe. Hermeneutische Erkundungen einer heutigen* ars moriendi, Zürich 2014, 63–94.
Boothe, Brigitte/Dragica Stojković, *Communicating Dreams. On the struggle for reliable dream reporting and the unreliability of dream-reports* (in Vorbereitung).
Borasio, Gian Domenico, *Über das Sterben*, München [7]2012.
Boros, Ladislaus, *Mysterium mortis. Der Mensch in der letzten Entscheidung*, Mainz 1993.
Bradshaw, Ann, *The spiritual Dimension of Hospice. The Secularization of an Ideal*, in: *Social Science & Medicine* 43 (1996), 409–419.
Brayne, Sue/Chris Farnham/Peter Fenwick, *Deathbed phenomena and their effect on a palliative care team: A pilot study*, in: *American Journal of Hospice & Palliative Medicine*, 23 (2006), 17–24.
Brayne, Sue/Peter Fenwick, *The case for training to deal with end-of-life experiences*, in: *European Journal of Palliative Care* 15 (2008), 118–120.
Brayne, Sue/Hilary Lovelace/Peter Fenwick, *End-of-life experiences and the dying process in a Gloucestershire nursing home as reported by nurses and care assistants*, in: *American Journal of Hospice & Palliative Medicine* 25 (2008), 195–206.
Broadhurst, Kathleen/Ann Harrington, *A Thematic Literatur Review: The Importance of Providing Spiritual Care for End-of-Life Patients Who Have Experienced Transcendence Phenomena: American Journal of Hospice & Palliative Medicine (2015)*, 1–13.
Broyard, Antatole, *Intoxicated by my Illness. An Other Writings on Life and Death*, New York 1992.
Bruno, Jeffrey J./Mary Lou Warren, *Intensive Care Unit Delirium*, in: *Critical Care Nursing Clinics of North America* 22 (2010), 161–178.
Bujo, Bénézet, *Anamnetische Solidarität und afrikanisches Ahnendenken*, in: E. Arens (Hrsg.), *Annerkennung der Anderen. Eine theologische Grunddimension interkultureller Kommunikation*, Freiburg i. Br. 1995, 31–63.
Bulkeley, Kelley/Patricia Bulkley, *Dreaming beyond Death. A Guide to Pre-Death Dreams and Visions*, Boston 2005.

Bury, Mike, *Illness narratives: fact or fiction?*, in: *Sociology of Health & Illness* 23:3 (2001), 263–285.

Bush, Nancy E., *The Paradox of Jonah. Response to „Solving the Riddle of Frightening Near-Death Experiences“*, in: *Journal of Near-Death Studies* 13 (1994), 47–54.

Bush, Nancy E., *Dancing Past the Dark. Distressing Near-Death Experiences*, Milton Keynes 2012.

Callanan, Maggie/Patricia Kelley, *Final Gifts. Understanding the special Awareness, Needs, and Communications of the Dying*, New York u. a. 2008.

Carel, Havi/James Kidd, *Epistemic injustice in healthcare: a philosophical analysis*, in: *Medicine, Health Care and Philosophy* 17 (2014), 529–540.

Cash, William, *Did atheist philosopher see God when he ‚died'?*, in: *National Post* 03. 03. 2001; http://variousenthusiasms.wordpress.com/2009/04/28/did-atheist-philosopher-see-god-when-he-died-by-william-cash/ (31. 07. 2013).

Cather, Willa, *Der Tod kommt zum Erzbischof.* Übersetzt von S. von Radecki, Zürich 1940.

Claussen, Peter Cornelius, *Herzwechsel. Ein Erfahrungsbericht*, München 1996.

Claussen, Peter Cornelius, *Herzwechsel*, in: Herz 26 (2001), 305–315.

Claussen, Peter Cornelius, *Phänomenologie und Sinn oneiroiden Erlebens. Ein Bericht*, in: P. Bühler/S. Peng-Keller (Hrsg.), *Bildhaftes Erleben in Todesnähe. Hermeneutische Erkundungen einer heutigen* ars moriendi, Zürich 2014, 135–150.

Coolidge, Frederick L./Fish, Cynthia E., *Dreams of the Dying, in: OMEGA-Journal of Death and Dying* 14:1 (1983/84), 1–8.

Conant, Roberta Dew, *Memories of the Death and Life of a Spouse. The Role of Images and Sense of Presence in Grief*, in: D. Klass u. a. (Hrsg.), *Continuing Bands. New Understandings of Grief*, Washington 1996, 179–196.

Courcelle, Pierre, *La vision cosmique de S. Benoît*, in: *Revue des études augustiniennes* 13 (1967), 97–117.

Curtis, Leslee, *Deathbed Visions: Social Workers' Experiences*, Perspectives, Therapeutic Responses, and Direction for Practice. Master of Social Work Clinical Research Papers. Paper 17, 2012 (http://sophia.stkate.edu/msw_papers/17; 01. 12. 2016).

Cutler, Lee R./Mark Hayter/Tony Ryan, *A critical review and synthesis of qualitative research on patient experiences of critical illness*, in: *Intensive and Critical Care Nursing* 29 (2013), 147–157.

Dalferth, Ingolf U., *Mit Bildern leben. Theologische und religionsphilosophische Perspektiven*, in: Gerhard von Graevenitz u. a. (Hrsg.), *Die Unvermeidlichkeit der Bilder*, Tübingen 2001, 77–102.

Dalferth, Ingolf U., *„Die Sache ist viel entsetzlicher“: Religiosität bei Kierkegaard und Schleiermacher*, in: N. J. Cappelørn u. a. (Hrsg.), *Schleiermacher und Kierkegaard. Subjektivität und Wahrheit*, Tübingen 2006, 219–264.

Dam, Abhijit Kanti, *Significance of End-of-life Dreams and Visions Experienced by the Terminally Ill in Rural and Urban India*, in: Indian Journal of Palliative Care 22 (2016), 130–134.

Devlin, John W./Nathan E. Brummel/ Nada S. Al-Qadheeb, *Optimising the recognition of delirium in the intensive care unit*, in: *Best Practice & Research Clinical Anaesthesiology* 26 (2012) 385–393.

Dinzelbacher, Peter, *An der Schwelle zum Jenseits. Sterbevision im interkulturellen Vergleich*, Freiburg i. Br./Basel/Wien 1989.

Dörnberg, Burkhard Freiherr von, *Traum und Traumdeutung in der alten Kirche. Die westliche Tradition bis Augustin*, Leipzig 2008.
Drewermann, Eugen, *Das Markusevangelium. Bilder von Erlösung*, 1. Teil, Olten/Freiburg i. Br. [6]1990.
Drews, Friedemann, *Réception existenielle. Die Augustinus-Leserin Sophie Scholl im Spiegel ihrer Tagebuchaufzeichnungen und Briefe*, in: *Antike und Abendland* 57 (2011), 151–168.
Drumm, Deborah L., *Near-Death Accounts as Therapy*, in: *Journal of Near-Death Studies* 11 (1992), 67–70.
Drumm, Deborah L., *Near-Death Accounts as Therapy: Part 2*, in: *Journal of Near-Death Studies* 11 (1992), 189–191.
Dufourcq, Annabelle, *Merleau-Ponty: une ontologie de l'imaginaire*, Dordrecht 2012.
Dugan, Daniel O., *Symbolic Expressions of Dying Patients: Communications, not Hallucinations*, in: Nursing Forum 14:2 (1989), 18–27.
Eibach, Ulrich, *Nahtoderlebnisse – Blick ins „Jenseits"? Eine erkenntnistheoretische und theoloigsche Beurteilung*, in: Andreas Bieneck/Hans-Bernd Hagedorn/Walter Koll (Hrsg.), *„Ich habe ins Jenseits geblickt". Nahtoderfahrungen Betroffener und Wege, sie zu verstehen*, Neukirchen-Vluyn [2]2006, 191–228.
Ellwood, Gracia Fay, *Religious Experience, Religious Worldviews, and Near-Death Studies*, in: Journal of Near-Death Studies 19 (2000), 5–21.
Ellwood, Gracia Fay, *The Uttermost Deep. The Challenge of Near-Death Experiences*, New York 2001.
Enck, Robert E., *Connecting the medical and spiritual models in patients nearing death*, in: *American Journal of Hospice & Palliative Care* 20 (2003), 88–89.
Ethier, Angela M, *Death-Related Sensory Experiences*, in: *Journal of Pediatric Oncology Nursing* 22: 104 (2005); doi: 10.1177/1043454204273735.
Fan, Yuying/Ying Guo/Qiujie Li/Xuemei Zhu, *A Review: Nursing of Intensive Care Unit Delirium*, in: *Journal of Neuroscience Nursing* 44 (2012), 307–316.
Farrer, Austin, *The Glass of Vision*, Glasgow 1948.
Feil, Naomi/Vicki de Klerk-Rubin, *Validation. Ein Weg zum Verständnis verwirrter alter Menschen*, München/Basel [9]2010.
Fellmann, Ferdinand, *Innere Bilder im Licht des imagic turn*, in: K. Sachs-Hombach, *Bilder im Geiste. Zur kognitiven und erkenntnistheoretischen Funktion piktorialer Repräsentationen*, Amsterdam/Atlanta 1995, 21–38.
Fenwick, Peter & Elizabeth, *The Art of Dying. A Journey to Elsewhere*, New York 2008.
Fenwick, Peter/Sue Brayne, *End-of-life Experiences: Reaching out for compassion, communication and connection. Meaning of Deathbed Visions and Coincidences*, in: *American Journal of Palliative Care* 28 (2011) 7–15.
Fenwick, Peter/Hilary Lovelace/Sue Brayne, *End of life experiences and their implications for palliative care*, in: *International Journal of Environmental* Studies 64 (2007), 315–323.
Fenwick, Peter/Hilary Lovelace/Sue Brayne, *Comfort for the dying. Five year retrospective and one year prospektive studies of end of life experiences*, in: *Achives of Gerontology and Geriatrics* 51 (2010) 173–179.
Fischer, Johannes, *Zum Fürchten oder zum Hoffen? Die Wahrnehmung der Zukunft als Problem theologischer Ethik*, in: ders./U. Gäbler (Hrsg.), *Angst und Hoffnung. Grunderfahrungen des Menschen im Horizont von Religion und Theologie*, Stuttgart 1997, 123–147.

Foster, Ryan, D./Debbie James/Janice M. Holden, *Practical Applications of Research on Near-Death Experiences*, in: J. M. Holden u. a. (Hrsg.), *The Handbook of Near-Death Experiences*, Santa Barbara 2009, 235–258.

Fountain, Averil/Allan Kellehear, *On Prevalence Disparites in Recent Empirical Studies of Deathbed Visions*, in: *Journal of Palliative Care* 28:2 (2012), 113–115.

Fox, Mark, *Religion, Spirituality and the Near-Death Experience*, London/New York 2003.

Frank, Arthur W., *The necessity and dangers of illness narratives, especially at the end of life*, in: Y. Gunaratnam/D. Oliviere (Hrsg.), *Narrative and Stories in Health Care: Illness, Dying and Bereavement*, Oxford 2009, 161–175.

Franz, Marie-Louise von, *Traum und Tod. Was uns die Träume Sterbender sagen*, München 1984.

Freitag, Evelyn, *Was und wie Patienten erleben. Von der Notwendigkeit einer psychosozialen Begleitung*, in: H. Strätling-Tölle (Hrsg.), *50 Tage intensiv oder: Die menschliche Würde im Krankenhaus*, Frankfurt/M. [3]2012, 71–104.

Freud, Sigmund, *Die Traumdeutung*, in: Gesammelte Werke Bd. II/III, Frankfurt a. Main 1976.

Frör, Peter, *Reisen und Begegnungen im unbekannten Land. Bericht eines Seelsorgers*, in: Th. Kammerer (Hrsg.), *Traumland Intensivstation. Veränderte Bewusstseinszustände und Koma*, Norderstedt 2006, 11–17.

Frör, Peter, *Seelsorge auf der Intensivstation*, in: M. Klessmann (Hrsg.), *Handbuch der Krankenhausseelsorge*, Göttingen [3]2008, 67–79.

Frommann, Nicole, *Das Verletzte stärken. Seelsorge für Menschen mit erworbenen Hirnschädigungen und für Menschen im Wachkoma*, Göttingen 2013.

Gehring, Petra, *Traum und Wirklichkeit. Zur Geschichte einer Unterscheidung*, Frankfurt a. M./New York 2008.

Gendlin, Eugene T., *Dein Körper – dein Traumdeuter. Innere Achtsamkeit: mit Focusing Träume verstehen*, Stuttgart 2009.

Gibson, Arvin S., *Religious Wars or Healthy Competition in the NDE Movement?*, in: *Journal of Near-Death Studies* 18 (2000), 273–276.

Gloy, Karen, *Was ist die Wirklichkeit? Paderborn 2015.*

Goelitz, Ann, *Nurturing life with dreams. Therapeutic dream work with cancer patients*, in: *Clinical Social Work Journal* 29 (2001), 375–385.

Goller, Hans, *Sind Nahtoderfahrungen ein Beweis für das Überleben unseres Todes?*, in: A. Lang/P. Marinković (Hrsg.), *Bios – Cultus – (Im)mortalitas. Zu Religion und Kultur. Von den biologischen Grundlagen bis zu Jenseitsvorstellungen*, Rahden 2012, 247–264.

Gondek, Hans-Dieter/Tobias Nikolaus Klass/László Tengelyi (Hrsg.), *Phänomenologie der Sinnereignisse*, München 2011.

Gregor der Große, Der Hl. Benedikt, *Buch II der Dialoge*, hrsg. im Auftrag der Salzburger Äbtekonferenz, St. Ottilien 1995.

Greyson, Bruce, *Reduced Death Threat in Near-Death Experiencers*, in: R. A. Neimeyer, *Death Anxiety Handbook. Research, Instrumentation, and Application*, Washington 1993, 169–179.

Greyson, Bruce, *Consistency of Near-Death Experience Accounts over Two Decades. Are Reports Embellished over Time?*, in: Resuscitation 73 (2007), 407–441.

Greyson, Bruce, *Near-death experiences and deathbed visions*, in: A. Kellehear (Hrsg.), *The Study of Dying. From Autonomy to Transformation*, Cambridge/New York 2009, 253–275.

Greyson, Bruce, *Seeing Dead People Not Known to Have Died. „Peak in Darien" Experiences*, in: *Anthropology and Humanism* 35 (2010), 159–171.

Greyson, Bruce, *The Psychology of Near-Death Experiences and Spirituality*, in: L. Miller (Hrsg.), *The Oxford Handbook of Psychology and Spirituality*, Oxford 2012, 514 – 527.
Greyson, Bruce/Nancy Evans Bush, *Distressing Near-Death Experiences*, in: *Psychiatry* 55 (1992), 95 – 110.
Greyson, Bruce/Ian Stevenson, *The Phenomenology of Near-Death Experiences*, in: *American Journal of Psychiatry* 137 (1980), 1193 – 1196.
Groß-Grevenbroich, Rita, *Eine Nahtoderfahrung nach einem Suizidversuch. Auswirkungen auf das weitere Leben – Wünsche und Hinweise zur Begleitung von Menschen mit Nahtoderfahrungen*, in: V. Läpple/K. W. Schmidt (Hrsg.), *„Dem Tode so nah ..." Wenn die Seele den Körper verlässt*, Frankfurt am Main 2005, 157 – 169.
Groothuis, Doug, *Deceived by the Light*, Eugene 1995.
Hampe, Johann Christoph, *Sterben ist doch ganz anders. Erfahrungen mit dem eigenen Tod*, Stuttgart 1975.
Hark, Helmut, *Träume vom Tod. Trauerarbeit und seelische Wandlung*, Stuttgart 1987.
Hark, Helmut, *Den Tod annehmen. Unser Umgang mit dem Sterben als Chance der Reifung*, München 1995.
Hark, Helmut, *Träume Sterbender*, in: J.-Ch. Student (Hrsg.), *Sterben, Tod und Trauer. Handbuch für Begleitende*, Freiburg i. Br. 2004, 238 – 242.
Hartmann, Ernest, *The Nature and Functions of Dreaming*, Oxford u. a. 2011.
Hauser, Lucia, *Seelsorgliche Erfahrungen in der Begleitung von Menschen in und nach komatösen Zuständen*, in: P. Bühler/S. Peng-Keller (Hrsg.), *Bildhaftes Erleben in Todesnähe. Hermeneutische Erkundungen einer heutigen* ars moriendi, Zürich 2014, 173 – 184.
Heim, Albert, *Notizen über den Tod durch Absturz*, in: *Jahrbuch des Schweizer Alpenvereins* 27 (1892), 327 – 337.
Heisswolf, Martin, *Japanisches Heilsverständnis. Soteriologie im Kontext des japanischen Animismus*, Nürnberg 2013.
Hermann, Inger, *Kommunikation mit Sterbenden: Symbolsprache – Zumutung oder Geschenk?*, in: S. Kränzle et al. (Hrsg.), *Palliative Care. Handbuch für Pflege und Begleitung*, Heidelberg [4]2011, 124 – 129.
Hess, Shirley A./Sarah Knox/Clara E. Hill/Tara Byers/Patricia Spangler, *Exploring the Dreams of Hospice Workers*, in: *American Journal of Hospice & Palliative Medicine* 4 (2014), 374 – 379.
Hillermann, Kathrin/Dietrich Niethammer, *Bilder sterbender Kinder. Symbolische Kommunikation aus kunsttherapeutischer Sicht*, in: S. Peng-Keller (Hrsg.), *Bilder als Vertrauensbrücken. Die Symbolsprache Sterbender verstehen* (in Vorbereitung).
Hufford, David J., *Visionary Spiritual Experiences in an Enchanted World*, in: *Anthropology and Humanism* 35:2 (2010), 142 – 158.
Hvidt, Niels Christian, *Christian Prophecy. The Post-Biblical Tradition*, Oxford/New York 2007.
Introvigne, Massimo, *La costruzione sociale delle near-death experiences. Il caso Betty Eadie*, in: *La Critica Sociologica* 117 – 118 (1996), 78 – 88.
Iordache, Sandu M., *Palliative People's Dreams and Dream-Related Perceptions and Interpretations. A Mixed-Method Investigation*, University of Auckland 2012 (online publ.).
Iordache, Sandu M./Roderick D. MacLeod, *Do sleep dreams of palliative care patients mean anything?*, in: *Home Healthcare Nurse* 29:5 (2011), 1 – 7.
Iser, Wolfgang, *Der Akt des Lesens. Theorie ästhetischer Wirkung*, München [4]1994.

Jamme, Christoph, *„Gott an hat ein Gewand". Grenzen und Perspektiven philosophischer Mythos-Theorien der Gegenwart*, Frankfurt/Main 1999.

James, Debbie, *What Emergency Department Staff Need to Know About Near-Death Experiences*, in: Top Emergency Medicine 26 (2004), 29 – 34.

Jaspers, Karl, *Philosophische Autobiographie*, München 1977.

Käch, Hanni, *Schmetterlingskind. Pflege eines sterbenden Kindes daheim*, Schaffhausen 2004.

Kahneman, Daniel, *Schnelles Denken*, langsames Denken, München [10]2014.

Kalckreuth, Elftraud von, *Auf dem Weg mit Sterbenden. Alles hat seine Zeit*, Mainz 2001.

Kalckreuth, Elftraud von, *Sterbebegleitung*, in: H. Kessler (Hrsg.), *Auferstehung der Toten. Ein Hoffnungsentwurf im Blick heutiger Wissenschaften*, Darmstadt 2004, 325 – 339.

Kammerer, Thomas, *Lebensatem an der Grenze. Zur Spiritualität und Seelsorge im Raum der Intensivtherapie*, in: Th. Kammerer (Hrsg.), *Traumland Intensivstation. Veränderte Bewusstseinszustände und Koma*, Norderstedt 2006, 281 – 294.

Karle, Isolde, *Sinnlosigkeit aushalten! Ein Plädoyer gegen die Spiritualisierung von Krankheit*, in: *Wege zum Menschen* 61 (2009), 19 – 34.

Kearney, Michael, *A Place of Healing. Working with Nature & Soul at the End of Life*, New Orleans 2009.

Kellehear, Allan, *Experiences Near Death. Beyond Medicine and Religion*, New York/Oxford 1996.

Kellehear, Allan, *Culture and the Near-Death Experiences: Comments on Keith Augustine's „Psychophysiological and Cultural Correlates Undermining a Survivialist Interpretation of Near-Death Experiences"*, in: *Journal of Near-Death Studies* 26 (2007), 147 – 153.

Kellehear, Allan, *Dying as a social relationship. A sociological review of debates on the determination of death*, in: *Social Science & Medicine* 66 (2008), 1533 – 1544.

Kellehear, Allan (Hrsg.), *The Study of Dying. From Autonomy to Transformation*, Cambridge/New York 2009.

Kellehear, Allan, *The Inner Life of the Dying Person*, New York 2014.

Kellehear, Allan, *Sterbebett-Visionen. Relevanz für die Palliative Care*, in: P. Bühler/S. Peng-Keller (Hrsg.), *Bildhaftes Erleben in Todesnähe. Hermeneutische Erkundungen einer heutigen* ars moriendi, Zürich 2014, 121 – 131.

Kellehear, Allan, *Unusual perceptions at the end of life. Limitations to the diagnosis of hallucinations in palliative medicine*, in: *BMJ Supportive & Palliative Care*. Published Online First (31. 01. 2016), 1 – 9 (doi: 10.1136/bmjspcare-2015 – 001083)

Kellehear, Allan/Vadim Pogonet/Rodica Mindruta-Stratan/Victor Gorelko, *Deathbed visions from the Republic of Moldova. A content analysis of family observations*, in: *Omega* 64:4 (2011 – 2012), 303 – 317.

Kerr, Christopher W./James P. Donnelly/ Scott T. Wright/Sarah M. Kuszczak/Ane Banas/ Pei C. Grant/ Debra L. Luczkiewicz, *End-of-Life Dreams and Visions. A Longitudinal Study of Hospice Patients' Experiences*, in: *Journal of Palliative Medicine* 17:3 (2014), 296 – 303 (doi:10.1089/jpm.2013.0371).

Kessler, David, *Am Ende ist da nur Freude. Was Sterbenden auf dem Weg ins Jenseits begegnet*, München 2011.

Kessler, Hans, *Sucht den Lebenden nicht bei den Toten. Die Auferstehung Jesu Christi in biblischer, fundamentaltheologischer und systematischer Sicht*, Würzburg 1995.

Kessler, Hans, *Was kommt nach dem Tod? Über Nahtoderfahrungen, Seele, Wiedergeburt, Auferstehung und ewiges Leben*, Kevelaer 2014.

Kiworr, Karin, *Bilder der Hoffnung im Angesicht des Todes. Ein Weg christlicher Sterbebegleitung*, Mainz 2005.

Klein, Christian/Matías Martinez (Hrsg.), *Wirklichkeitserzählungen. Felder, Formen und Funktionen nicht-literarischen Erzählens*, Stuttgart 2010, 1–11.

Knoblauch, Hubert, *Berichte aus dem Jenseits. Mythos und Realität der Nahtod-Erfahrung. Freiburg i. Br. 1999.*

Knoblauch, Hubert, *Gelebte Allegorien. Symbol und Erfahrung in der Nähe des Todes*, in: G. v. Graevenitz u. a. (Hrsg.), *Die Unvermeidlichkeit der Bilder*, Tübingen 2001, 255–270.

Knoblauch, Hubert, *Diesseits des Todes. Transzendenz, Imagination und kommunikative Konstruktion der Nahtoderfahrung*, in: P. Bühler/S. Peng-Keller (Hrsg.), *Bildhaftes Erleben in Todesnähe. Hermeneutische Erkundungen einer heutigen* ars moriendi, Zürich 2014, 187–208.

Knoblauch, Hubert/Hans-Georg Soeffner (Hrsg.), *Todesnähe. Interdisziplinäre Zugänge zu einem außergewöhnlichen Phänomen*, Konstanz 1999.

Knoblauch, Hubert/Ina Schmied/Bernt Schnettler, *Einleitung: Die wissenschaftliche Erforschung der Todesnäheerfahrung*, in: ebd., 9–34.

Knoblauch, Hubert/Ina Schmied, *Berichte aus dem Jenseits. Eine qualitative Studie zu Todesnäheerfahrungen im deutschsprachigen Raum*, in: ebd., 187–215.

Knoblauch, Hubert/Bernt Schnettler/Hans-Georg Soeffner, *Die Sinnprovinz des Jenseits und die Kultivierung des Todes*, in: ebd., 271–292.

Köberich, Stefan/Christine Spitz, *Das Intensive-Care-Unit-Syndrom. Pflegerische Maßnahmen zur Prävention und Behandlung von Patienten mit deliranten Syndromen auf einer Intensivstation*, in: *intensiv* 2003:11, 58–64.

Komp, Diane M., *A Window to Heaven. When Children see Life in Death*, Grand Rapids 1992.

Koselleck, Reinhard, *Vergangene Zukunft. Zur Semantik geschichtlicher Zeiten*, Frankfurt a. M. [4]2000.

Kramer, Scott, *Socrates' Dream: Crito 44a-b*, in: *The Classical Journal* 83:3 (1988), 193–197.

Krönung, Bettina, *Gottes Werk und Teufels Wirken, Traum, Vision, Imagination in der frühbyzantinischen monastischen Literatur*, Berlin/Boston 2014.

Kübler-Ross, Elisabeth, *Verstehen, was Sterbende sagen wollen. Einführung in ihre symbolische Sprache*, München 2008.

Kuhn, Wilfried, *Out-of-body. Anmerkungen eines Mediziners zur Relevanz der Nahtoderfahrung für die Klärung des Leib-Seele-Verhältnisses*, in: K.-L. Koenen/J. Schuster (Hrsg.), *Seele oder Hirn? Vom Leben und Überleben der Personen nach dem Tod*, Münster 2012, 49–76.

Kurbacher, Frauke Annegret, *Vom Traum (in) der Philosophie und der Wirklichkeit des Träumens*, in: *Philosophische Rundschau* 57 (2010), 342–352.

LaBerge, Stephen, *Hellwach im Traum. Mehr Selbsterkenntnis und Selbstbestimmung durch bewußtes Träumen*, München 1991.

Langlois, Janet L., *„They all see dead people—but we (do)n't want to tell you about it". On Legend Gathering in Real and Cyberspace*, in: *New Directions in Folklore* 12 (2014), 5–49.

Läpple, Volker, *Nahtoderfahrungen und ihre Bezüge in Religion und Literatur. Auf dem Weg zu einer neuen Deutung*, in: V. Läpple/K. W. Schmidt (Hrsg.), *„Dem Tode so nah ..." Wenn die Seele den Körper verlässt*, Frankfurt am Main 2005, 113–141.

Lawrence, Madelaine/Elizabeth Repede, *The Incidence of Deathbed Communications and their Impact on the Dying Process*, in: *American Journal of Hospice & Palliative Medicine* 30 (2013), 632–639.

Lesch, Walter, *Ich träume, also bin ich. Philosophische und theologische Annäherungen an Träume und Wünsche*, in: ders., *Übersetzungen. Grenzgänge zwischen philosophischer und theologischer Ethik*, Freiburg i. Ü./Freiburg i. Br./Wien 2013, 257 – 272.

Lessing, Doris, *On not winning the Nobel Prize. Nobel Lecture*, December 7, 2007 (http://www.nobelprize.org/nobel_prizes/literature/laureates/2007/lessing-lecture_en.pdf; 02.01.16).

Lorimer, David, *Die Ethik der Nah-Todeserfahrungen. Vorwort von R. Moody*, übersetzt von Ch. Stahlhut, Frankfurt a. M. 1993.

Lucius-Hoene, Gabriele/Sandra Adami/Janka Koschack, *Narratives that matter. Illness stories in the ‚third space' of qualitative interviewing*, in: F. Gygax/M. A. Locher (Ed.), *Narrative Matters in Medical Contexts across Disciplines*, Amsterdam/Philadelphia 2015, 99 – 116.

Lusseyran, Jacques, *Das wiedergefundene Licht. Die Lebensgeschichte eines Blinden im französischen Widerstand*, übers. v. U. Schmalzriedt, München [9]1997.

Lusseyran, Jacques, *Der Tod wird leben*, in: ders., *Ein neues Sehen der Welt. Gegen die Verschmutzung des Ich*, Stuttgart [4]2010, 99 – 111.

Manley, Linda K., *Enchanted journeys. Near-death experiences and the emergency nurse*, in: Journal of Emergency Nursing, 22 (1996), 311 – 316.

Mattingly, Cheryl, *The Paradox of Hope. Journeys through a Clinical Borderland*, Berkeley/Los Angeles/London 2010.

Mazzarino-Willett, April, *Deathbed Phenomena: Its Role in Peaceful Death and Terminal Restlessness*, in: *American Journal of Hospice & Palliative Medicine* 27 (2010), 127 – 133.

McAdams, Dan P., *The redemptive self. Stories Americans live by*, Oxford [2]2013.

McDonald, Claire/Craig Murray/Heather Atkin, *Palliative care professionals" experiences of unusual spiritual phenomena at the end of life*, in: *Mental Health, Religion and Culture*, 17:5 (2014), 479 – 493.

McGillicuddy, Terrence P., *Sacred dreams & life limiting illness. A deph psychospiritual approach*, Blommington 2013.

McGinn, Colin, *Das geistige Auge. Von der Macht der Vorstellungskraft. Darmstadt 2007.*

McGinn, Bernard, *Hildegard of Bingen als Visionary and Exegete*, in: A. Haverkamp (Hrsg.), *Hildegard von Bingen in ihrem historischen Umfeld*, Mainz 2000, 321 – 350.

McGinn, Bernard, *Visions and Visualizations in the Here and Hereafter*, in: *Harvard Theological Review* 98 (2005), 227 – 246.

Mehne, Sabine, *Wie geht das Leben weiter nach einer Nahtoderfahrung? Dem Tode nahe – wieder im Leben*, in: in: V. Läpple/K. W. Schmidt (Hrsg.), *„Dem Tode so nah …" Wenn die Seele den Körper verlässt*, Frankfurt am Main 2005, 143 – 151.

Mehne, Sabine, *Licht ohne Schatten. Leben mit einer Nahtoderfahrung*, Ostfildern 2013.

Mendoza, Marilyn A., *Deathbed Visions of Prisoners:* http://www.eternea.org/PDF/AngolaPrisonStudy-MarilynAMendoza.pdf (abgerufen: 17. 10. 2013).

Merleau-Ponty, Maurice, *Le visible et l'invisible*, Paris 1964.

Merleau-Ponty, Maurice, *Das Problem der Passivität: Der Schlaf, das Unbewusste, das Gedächtnis*, in: ders., *Vorlesungen I*, übersetzt und eingeleitet von A. Métraux, Berlin/New York 1973, 78 – 81.

Mayer-Gross, Wilhelm, *Selbstschilderungen der Verwirrtheit. Die oneiroide Erlebnisform*, Berlin 1924.

Meyerson, Debra/Karl E. Weick/Roderick M. Kramer, *Swift Trust and Temporary Groups*, in: R. M. Kramer/T. R. Tyler (Hrsg.), *Trust in Organizations*, Thousand Oaks/London/New Delhi 1996, 166 – 195.

Morgenthaler, Christoph, *Der religiöse Traum. Erfahrung und Deutung*, Stuttgart 1992.

Morgenthaler, Christoph, *Der unvollendete Pullover. Pastoralpsychologische und -theologische Betrachtungen zu Kreuz und Auferstehung Jesu: Evangelische Theologie 57 (1997)*, 242–258.

Morgenthaler, Christoph, *Sterbende verstehen lernen. Eine Nachlese*, in: P. Fässler-Weibel (Hrsg.), *Sterbende verstehen lernen*, Freiburg/Schweiz 2006, 243–261.

Morgenthaler, Christoph, *Der religiöse Traum*, in: *Wege zum Menschen* 60 (2008), 233–247.

Morgenthaler, Christoph, *Trauminterpretation als Modell einer pastoralpsychologischen Hermeneutik*, in: *Wege zum Menschen* 60 (2008), 248–262.

Morgenthaler, Christoph, *Träume in Todesnähe. Ansatzpunkte und Chancen für die seelsorgliche Begleitung Sterbender*, in: P. Bühler/S. Peng-Keller (Hrsg.), *Bildhaftes Erleben in Todesnähe. Hermeneutische Erkundungen einer heutigen* ars moriendi, Zürich 2014, 47–62.

Morin, Pierre/Gary Reiss, *Inside Coma. A New View of Awareness, Healing, and Hope*, Santa Barbara/Denver/Oxford 2010.

Moody, Raymond A., *Nachgedanken über das Leben nach dem Tod*, Reinbeck 1978.

Moody, Raymond A., *Leben nach dem Tod. Die Erforschung einer unerklärlichen Erfahrung*, Reinbeck 2001 (erweiterte Neuausgabe).

Müller, Klaus, *Eschatologie und der Panentheistic Turn. Nahtoderfahrungen im Kontext der aktuellen Theismuskritik*, in: R. Lachner/D. Schmelter (Hrsg.), *Nahtoderfahrungen. Eine Herausforderung für Theologie und Naturwissenschaft*, Berlin 2013, 109–124.

Müller-Busch, H. Christof, *Abschied braucht Zeit. Palliativmedizin und Ethik des Sterbens*, Berlin 2012.

Muthumana, Sandhya P./Meena Kumari/Allan Kellehear/Suresh Kumar/Feroze Moosa, *Deathbed Visions from India: A Study of Family Observations in Northern Kerala*, in: *Omega* 62:2 (2010–2011), 97–109.

Nádas, Péter, *Der eigene Tod*, in: ders., *Behutsame Ortsbestimmung. Zwei Berichte*, übers. v. H. Eisterer, Berlin [2]2007, 34–79.

Nahm, Michael, *Terminal Lucidity in People with Mental Illness and Other Mental Disability. An Overview and Implications for Possible Explanatory Models*, in: *Journal of Near-Death Studies* 28:2 (2009), 87–106.

Nahm, Michael, *Wenn die Dunkelheit ein Ende findet. Terminale Geistesklarheit und andere Phänomene in Todesnähe*, Amerang 2012.

Nahm, Michael/Bruce Greyson/Emily W. Kelly/Erlendur Haraldsson, *Terminal lucidity. A review and a case collection*, in: *Archives of Gerontology an Geriatrics* 55 (2012), 138–142.

Neuhaus, Richard John, *Als ich im Sterben lag*, Augsburg 2007.

Niederschlag, Heribert, *Nahtoderfahrungen. Impulse zu einem Leben vor dem Tod*, in: ders./I. Proft (Hrsg.), *Wann ist der Mensch tot? Diskussion um Hirntod, Herztod und Ganztod*, Ostfildern [2]2013, 125–138.

Nosek, Cheryl L./Christopher W. Kerr/Julie Woodworth/Scott T. Wright/Pei C. Grant/Sarah M. Kuszczak/Anne Banas/Debra L. Luczkiewiz/Rachel M. Depner, *End-of-Life Dreams and Visions. A Qualitative Perspective from Hospice Patients*, in: *American Journal of Hospice & Palliative Medicine* 32:3 (2015), 269–274.

Noyes, Russel/Peter Fenwick/Janice M. Holden/Sandra R. Christian, *Aftereffects of Pleasurable Western Adult Near-Death Experiences*, in: J. M. Holden u. a. (Hrsg.), *The Handbook of Near-Death Experiences*, Santa Barbara 2009, 41–62.

Nünning, Ansgar, *Making Events – Making Stories – Making Worlds. Ways of Worldmaking from a Narratological Point of View*, in: ders./V. Nünning/B. Neumann, *Cultural Ways of Worldmaking. Media and Narratives*, Berlin/New York 2010, 191–214.

Nünning, Ansgar/Vera Nünning, *Ways of Worldmaking as a Model for the Study of Culture: Theoretical Frameworks, Epistemological Underpinnings, New Horizons*, in: ebd. 1–25.

Nünning, Vera, *Conceptualising (Un)reliable Narration and (Un)trustworthiness*, in: dies., *Unreliable narration and trustworthiness. Intermedial and interdisciplinary perspectives*, Berlin 2015, 1–28.

Obermüller, Klara, *Weder Tag noch Stunde. Nachdenken über Sterben und Tod*, Frauenfeld 2007.

Ogden, Thomas H., *Gespräche im Zwischenreich des Träumens. Der analytische Dritte in Träumen, Dichtung und analytischer Literatur*, Gießen 2004.

Orne, Roberta M., *The Meaning of Survival. The Early Aftermath of a Near-Death Experience*, in: *Research in Nursing & Health* 18 (1995), 239–247.

Osis, Karlis/Erlendur Haraldsson, *Der Tod – ein neuer Anfang. Visionen und Erfahrungen an der Schwelle des Seins*, Freiburg i. Br. 1978.

Osis, Karlis/Erlendur Haraldsson, *Sterbebettbeobachtungen von Ärzten und Krankenschwestern. Eine interkulturelle Umfrage*, in: A. Resch (Hrsg.), *Fortleben nach dem Tode*, Innsbruck 1980, 425–455.

Oyibo, Innocent, *Aspekte afrikanische Eschatologie aufgezeigt am Beispiel des Ahnenkultus bei den Igala von Nigeria. Ein kernelement afrikanischer Religiosität als Anfrage an den Christlichen Glauben*, Münster 2004.

Papathanassoglou, Elizabeth/Elizabeth Patiraki, *Transformations of self. A phenomenological investigation into the lived experience of survivors of critical illness*, in: *Nursing in Critical Care* 8 (2003), 12–21.

Parker, Vicki, *On confronting life and death*, in: Irena Madjar/Jo Ann Walton (Hrsg.), *Nursing and the experience of illness*, London, 1999, 57–76.

Parnia, Sam et al., *AWARE – AWAreness during REsuscitation. A prospective study*, in: *Resucitation* 85:12 (2014), 1799–1805.

Peng-Keller, Simon, *Kommunikation des Vertrauens in der Seelsorge*, in: I. U. Dalferth/S. Peng-Keller (Hrsg.), *Kommunikation des Vertrauens*, Leipzig 2012, 101–132.

Peng-Keller, Simon, *Imaginatives Erleben in Todesnähe. Ein Forschungs- und Diskussionsüberblick*, in: P. Bühler/S. Peng-Keller (Hrsg.), *Bildhaftes Erleben in Todesnähe. Hermeneutische Erkundungen einer heutigen* ars moriendi, Zürich 2014, 19–43.

Peng-Keller, Simon, *Visionäres Erleben im Horizont eines tödlichen Unglücks. Theologische Annäherungen an schwer mitteilbare Erlebnisse einer trauernden Mutter*, in: ebd. 95–120.

Peng-Keller, Simon, *Symbolsprachen Sterbender. Formen und Sinn bildhafter Kommunikation am Lebensende*, in: ders. (Hrsg.), *Bilder als Vertrauensbrücken. Die Symbolsprache Sterbender verstehen* (in Vorbereitung).

Peng-Keller, Simon, *Symbolische Kommunikation in Todesnähe. Beobachtungen klinischer Seelsorgerinnen und Seelsorger*, in: ders. (Hrsg.), *Bilder als Vertrauensbrücken. Die Symbolsprache Sterbender verstehen* (in Vorbereitung).

Peng-Keller, Simon/Silvia Köster/Rahel Rodenkirch, *Lebensend-Phänomene im Arbeitsfeld klinischer Seelsorge. Ergebnisse einer Fragebogenuntersuchung zu symbolischer*

Kommunikation und bildhaftem Erleben in Todesnähe, in: *Spiritual Care* 5 (2016), 113 – 120.

Pfister, Oskar, *Schockdenken und Schockphantasien bei höchster Todesgefahr*, in: *Internationale Zeitschrift für Psychoanalyse* 16 (1930), 430 – 455.

Pisani, Margaret A./Terrence E. Murphy/Katy L. B. Araujo/Peter H. Van Ness, *Factors associated with persistent delirium after intensive care unit admission in an older medical patient population*, in: *Journal of Critical Care* 25 (2010), 540.e1 – 540.e7.

Plessner, Helmuth, *Die Stufen des Organischen und der Mensch. Einleitung in die philosophische Anthropologie*, Berlin [2]1965.

Plüss, Mathias, *Zurück im Leben. Eben nach dem Tod*, in: *Weltwoche* 23:2005 (http://www.weltwoche.ch/ausgaben/2005-23/artikel/eben-nach-dem-tod-die-weltwoche-ausgabe-232005.html; 04.10.2013; ohne Seitenangaben).

Prince, Pamela N./Robert F. Hoffmann, *Dreams of the dying patient. An exploration of content*, in: *Omega* 23 (1991), 1 – 11.

Rahner, Karl, *Visionen und Prophezeihungen. Zur Mystik und Transzendenzerfahrung. Hrsg. v. J. Sudbrack*, Freiburg i. Br. 1989.

Rawlings, Maurice, *Jenseits der Todeslinie*, Baden/Schweiz 1987.

Reményi, Matthias, *Rez. zu: Hans Kessler, Was kommt nach dem Tod?*, in: *ThPQ* 163 (2015), 198 – 201.

Renz, Monika, *Zeugnisse Sterbender. Todesnähe als Wandlung und letzte Reifung*, Paderborn 2000.

Renz, Monika, Monika Renz/Miriam Schuett Mao/Daniel Bueche/Thomas Cerny/Florian Strasser, *Dying is a Transition*, in: American Journal of Hospice & Palliative Medicine 30 (2013), 283 – 90.

Richir, Marc, *Das Abenteuer der Sinnbildung. Aufsätze zur Philosophie der Sprache*, Wien 2000.

Ricœur, Paul, *Lebendig bis in den Tod. Fragmente aus dem Nachlass*, Hamburg 2011.

Ring, Kenneth, *Den Tod erfahren – das Leben gewinnen*, Zürich 1987.

Ring, Kenneth, *Frightening Near-Death Experiences revisited. A commentary on responses to my paper by Christopher Bache and Nancy Evans Bush*, in: Journal of Near-Death Studies 13 (1994), 55 – 64.

Ring, Kenneth, *Religious wars in the NDE Movement. Some personal reflections on Michael Sabom's Light & Death*, in: *Journal of Near-Death Studies* 18 (2000), 215 – 244.

Roberts, Birgit/Wendy Chaboyer, *Patients' dreams and unreal experiences following intensive care unit admission*, in: *Nursing in Critical Care* 9 (2004), 173 – 180.

Rodin, Ernst A., *The Reality of Death Experiences. A personal Perspektive*, in: *The Journal of Nervous and Mental Disease*, 168 (1980), 259 – 263.

Rodin, Ernst A., *The Reality of Death Experiences. A reply to commentaries*, *Anabiosis* 2 (1981), 15 – 16.

Rogers, Ben, *A.J. Ayer. A Life*, London 1999.

Rommer, Barbara, *Der verkleidete Segen. Erschreckende Nah-Todeserfahrungen und ihre Verwandlung*, Goch 2004.

Ruffing, Janet K., *The World Transfigured. Kataphatic Religious Experience Explored through Qualitative Research Methodology*, in: *Studies in Spirituality* 5 (1995), 232 – 259.

Ruffing, Janet K., *A path to God today mediated through visionary experience*, in: *Studies in Spirituality* 22 (2012), 275 – 291.

Sabom, Michael, *Erinnerung an den Tod. Eine medizinische Untersuchung*, Berlin 1982.

Sabom, Michael, *Light & Death. One Doctor's Fascinating Account of Near-Death Experiences*, Grand Rapids 1998.

Sabom, Michael, *Response to Kenneth Ring's „Religious Wars in the NDE Movement: Some Personal Reflexions on Michael Sabom's Light & Death"*, in: *Journal for Near-Death Studies* 18 (2000), 245 – 271.

Sabom, Michael, *Response to Gracia Fay Ellwood's „Religious Experience, Religious Worldviews, and Near-Death Studies"*, in: *Journal of Near-Death Studies* 19 (2000), 23 – 44.

Sabom, Michael, *The Acute Dying Experience*, in: *Journal for Near-Death Studies* 26 (2008), 181 – 218.

Sachweh, Svenja, *Spurenlesen im Sprachdschungel. Kommunikation und Verständigung mit demenzkranken Menschen*, Bern 2008, 258 – 266.

Sartre, Jean-Paul, *Die Imagination*, in: ders., *Die Transzendenz des Ego. Philosophische Essays 1931 – 1939*, Reinbek bei Hamburg 1997, 97 – 254.

Schäfer, Christian, *Der Mythos im Phaidon (107d–115a)*, in: J. Müller (Hrsg.), Phaidon, Berlin 2011, 159 – 174.

Schlosser, Marianne, *Lucerna in caliginoso loco. Aspekte des Prophetie-Begriffes in der scholastischen Theologie*, Paderborn/München/Wien/Zürich 2000.

Schmelter, Denis, *Fundamentaltheologische Überlegungen zur eschatologischen Relevanz von Nahtoderfahrungen*, in: R. Lachner/D. Schmelter (Hrsg.), *Nahtoderfahrungen. Eine Herausforderung für Theologie und Naturwissenschaft*, Berlin 2013, 125 – 151.

Schmied, Ina/Hubert Knoblauch/Bernt Schnettler, *Todesnäheerfahrungen in Ost- und Westdeutschland. Eine empirische Untersuchung*, in: H. Knoblauch/H.-G. Soeffner (Hrsg.), *Todesnähe. Interdisziplinäre Zugänge zu einem außergewöhnlichen Phänomen*, Konstanz 1999, 217 – 250.

Schmidt-Degenhard, Michael, *Die oneiroide Erlebnisform. Zur Problemgeschichte und Psychopathologie des Erlebens fiktiver Wirklichkeiten*, Berlin u. a. 1992.

Schmidt-Degenhard, Michael, *Die Wirklichkeit des Imaginären. Psychopathologische und anthropologische Aspekte der oneiroiden Erlebnisform, Phänomenologie und Sinn oneiroiden Erlebens. Ein Bericht*, in: P. Bühler/S. Peng-Keller (Hrsg.), *Bildhaftes Erleben in Todesnähe. Hermeneutische Erkundungen einer heutigen* ars moriendi, Zürich 2014, 151 – 172.

Scholl, Inge, *Die Weiße Rose*, Frankfurt/M. 1993.

Schumann, Karl, *Husserl-Chronik. Denk- und Lebensweg Edmund Husserls*, Den Haag 1977.

Schütz, Alfred, *Über die mannigfaltigen Wirklichkeiten*, in: ders., *Werkausgabe Bd. V, 1: Theorie der Lebenswelt 1*, hrsg. v. M. Endreß/I. Srubar, Konstanz 2003, 177 – 247.

Seel, Martin, *Aktive und passive Selbstbestimmung*, in: *Merkur* 54 (2000), 626 – 631.

Seel, Martin, *Sich bestimmen lassen. Studien zur theoretischen und praktischen Philosophie*, Frankfurt/M. 2002.

Seel, Martin, *Grenzfälle der Selbstbestimmung. Über die Teilnahme am Leben und Sterben anderer*, in: *Neue Rundschau* 116:1 (2005), 167 – 174.

Seuse, Heinrich, *Deutsche mystische Schriften*. Übers. u. hg. v. G. Hofmann, Zürich/Düsseldorf 1999.

Shapiro, Johanna, *Illness narratives. Reliability, authenticity and the empathic witness*, in: *Medical Humanities* 37 (2011), 68 – 72.

Shinar, Yael R./Adam D. Marks, *Distressing Visions at the End of Life. Case Report and Review of the Literatur*, in: *Journal of Pastoral Care & Counseling* 69 (2015), 251 – 253.

Shulman, David/Guy G. Stroumsa (Hrsg.), *Dream Cultures. Exploration in the Comperative History of Dreaming*, New York/Oxford 1999.

Simpson, Mona, *A Sister's Eulogy for Steve Jobs*, in: New York Times 30.10.2011 (http://www.nytimes.com/2011/10/30/opinion/mona-simpsons-eulogy-for-steve-jobs.html?_r=0&pagewanted=print; abgerufen: 21.06.2013).

Simpson, Suzanne M., *Near death experience. A concept analysis as applied to nursing*, in: *Journal of Advanced Nursing* 36 (2001), 520–526.

States, Bert O., *Seeing in the Dark. Reflections on Dreams and Dreaming*, New Haven/London 1997.

Staples, Clifford L./Armand L. Mauss, *Conversion or Committment? A Reassessment of the Snow and Machalek Approach to the Study of Conversion*, in: *Journal for the Scientific Study of Religion*, 26 (1987), 133–147.

Starobinski, Jean, *Psychoanalyse und Literatur*, Frankfurt a. M. 1973.

Stechl, Angela, *Nah-Todeserlebnisse und ihre Auswirkungen auf Psyche, Ethik und Religion*, Salzburg 2006 (Diplomarbeit: http://www.nahtodforschung.com/upload/StechlDiplomarbeit1.2.pdf; 10.09.2013).

Stechel, Angela/Anton Bucher, in: A. Serwaty/J. Nicolay (Hrsg.), *Begegnung mit Gott? Nahtoderfahrung und Mystik*, Goch 2010, 17–34.

Stoellger, Philipp, *Passivität aus Passion. Zur Problemgeschichte einer ‚categoria non grata'*, Tübingen 2010.

Storli, Sissel/Anders Lindseth/Kenneth Asplund, *A journey in quest of Meaning. A hermeneutic-phenomenological study on living with memories from intensive care*, in: *Nursing in Critical Care* 13 (2008), 86–96.

Strada, Alessandra E., *The Cultural Context of Spirituality and Meaning*, in: S. H. Qualls/J. E. Kasl-Godley (Hrsg.), *End-of-Life Issues, Grief, and Bereavement*, Hoboken 2011, 43–63.

Strätling, Meinolfus/Alfred Simon, *„50 Tage intensiv". Therapeutische, kommunikative und ethische Probleme des Arztes in der modernen Intensivmedizin*, in: H. Strätling-Tölle (Hrsg.), *50 Tage intensiv oder: Die menschliche Würde im Krankenhaus*, Frankfurt/M. [3]2012, 141–187.

Strauch, Inge/Barbara Meier, *Den Träumen auf der Spur. Ergebnisse der experimentellen Traumforschung*, Bern 1992.

Streit-Horn, Jenny, *A systematic review of research on after-death communication (ADC)*, University of Texas 2011 (e-thesis: http://digital.library.unt.edu/ark:/67531/metadc84284/m2/1/high_res_d/dissertation.pdf; 03.09.2013).

Strunz, F., *Funktionen des Traums*, in: *Psychotherapie und medizinische Psychologie* 39 (1989), 282–293 u. 356–364.

Schwenke, Heiner, *Transzendente Begegnungen. Phänomenologie und Metakritik*, Basel 2014.

Swinton, John, *Afterword*, in: G. Fitchett/S. Nolan, *Spiritual Care in Practice. Case Studies in Healthcare Chaplaincy*, London/Philadelphia 2015, 299–305.

Tengelyi, Lászlό, *Erfahrung und Ausdruck. Phänomenologie im Umbruch bei Husserl und seinen Nachfolgern*, Dordrecht 2007.

Thiede, Werner, *Die mit dem Tod spielen. Okkultismus – Reinkarnation – Sterbeforschung*, Gütersloh 1994.

Thiede, Werner, *Todesnähe-Forschung – Annäherung an die Innenseite des Todes? Zur Geschichte und Hermeneutik der Thantologie*, in: H. Knoblauch/H.-G. Soeffner, (Hrsg.), *Todesnähe. Interdisziplinäre Zugänge zu einem außergewöhnlichen Phänomen*, Konstanz 1999, 159–186.

van Lommel, Pim, *Endloses Bewusstsein. Neue medizinische Fakten zur Nahtoderfahrung*, Düsseldorf [5]2001.

Waldenfels, Bernhard, *Phänomenologie in Frankreich*, Frankfurt a. M. [2]1998.

Waldenfels, Bernhard, *Bruchlinien der Erfahrung. Phänomenologie, Psychoanalyse, Phänomenotechnik*, Frankfurt a. M. 2002.

Waldenfels, Bernhard, *Phänomenologie der Aufmerksamkeit*, Frankfurt a. M. 2004.

Waldenfels, Bernhard, *Philosophisches Tagebuch. Aus der Werkstatt des Denkens* 1980 – 2005, München 2008.

Walter, Tony, *Angels not souls. Popular religion in the online mourning for British celebrity Jade Goody*, in: *Religion* 41 (2011), 29 – 51.

Watson, Gerard, *Discovering the Imagination: Platonists and Stoics on φανταασια*, in: J.M. Dillon/A.A. Long (Hrsg.), The Question of Eclecticism. Studies in Later Greek Philosophy, Berkeley/Los Angeles 1988, 208 – 233.

Weiher, Erhard, *Symbolische Kommunikation in Seelsorge und Spiritual Care*, in: Simon Peng-Keller (Hrsg.), *Bilder als Vertrauensbrücken. Die Symbolsprache Sterbender verstehen* (in Vorbereitung).

Weixler, Antonius, *Authentisches erzählen – authentisches Erzählen. Über Authentizität als Zuschreibungsphänomen und Pakt*, in: ders., *Authentisches Erzählen. Produktion, Narration, Rezeption*, Berlin 2012, 1 – 32.

Welzer, Harald, *Das kommunikative Gedächtnis. Eine Theorie der Erinnerung*, München [2]2008.

Wholihan, Dorothy, *Seeing the Light. End-of-Life Experiences – Visions, Energy Surges, and Other Death Bed Phenomena*, in: *Nursing Clinics of North America* 52 (2016), 489 – 500.

Wolf, Christa, *Kassandra*, Darmstadt/Neuwied 1983, 26.

Wooten-Green, Ron, *When the dying speak. How to listen to and learn from those facing death*, Chicago 2001.

Wright, Scott T. et al., *The Impact of Dreams of the Deceased on Bereavement: A Survey of Hospice Caregivers*, in: *American Journal of Hospice & Palliative Medicine*, online: 28. 02. 2013, doi: 10.1177/1049909113479201.

Zaleski, Carol, *Nah-Todeserlebnisse und Jenseitsvisionen vom Mittelalter bis zur Gegenwart*, Frankfurt a. M./Leipzig 1993.

Zaleski, Carol, *The Life of the World to Come. Near-Death Experience and Christian Hope*, New York/Oxford 1996.

Zaleski, Carol, *Near-death Experiences*, in: J. L. Walls (Ed.), *The Oxford Handbook of Eschatology*, Oxford 2008, 614 – 628.

Zaleski, Carol, *Slow-Motion Conversion*, in: D. Heim (Ed.), *How My Mind Has Changed. Essays from the Christian Century*, Eugene 2009, 18 – 26

Ziegler, Andreas, *Autonomes Körperselbst im Wachkoma. Wahrnehmen, Erleben und Körpersemantik*, in: H. W. Ingensiep/Th. Rehbock (Hrsg.), *„Die rechten Worte finden …" Sprache und Sinn in Grenzsituationen des Lebens*, Würzburg 2009, 237 – 246.

Personenregister

Sachregister

Fragebogen

1.	Alter

2.	Geschlecht	masc. ☐ [1]	fem. ☐ [2]

3. Funktion (mehrere Nennungen möglich)

Hauptamtliche/r Klinikseelsorger/in ☐ [1]

Nebenamtliche/r Klinikseelsorger/in ☐ [2]

Pastoralreferent/in ☐ [3]

Priester; Pfarrer/in ☐ [4]

.... ☐ [5]

4. Konfession

römisch-kath. ☐ [1]

protest. ☐ [2]

christ.-kath. ☐ [3]

5. Wie lange sind Sie bereits in der seelsorglichen Begleitung von Sterbenden tätig?

Anzahl Jahre ....

6. Mit wie vielen Sterbenden waren Sie in den letzten 12 Monaten ungefähr im Kontakt?

0–24 ☐ [1]

25–49 ☐ [2]

50–99 ☐ [3]

100–149 ☐ [4]

150 und mehr ☐ [5]

DOI 10.1515/9783110539998-008

7. Wie oft waren Sie in den letzten 12 Monaten beim Sterben eines Menschen präsent?

- Nie ☐ [0]
- 0–4 ☐ [1]
- 5–9 ☐ [2]
- 10–24 ☐ [3]
- 25–49 ☐ [4]
- 50 und mehr ☐ [5]

8. Wie oft begegnete Ihnen dabei das Phänomen „symbolische Kommunikation" (z. B. Sterbende, die von einer bevorstehenden Reise oder Aufgabe erzählen)?

- Keine ☐ [0]
- 0–4 ☐ [1]
- 5–9 ☐ [2]
- 10–19 ☐ [3]
- 20–29 ☐ [4]
- 30 und mehr ☐ [5]

Kommentare und Angaben zu symbolischer Kommunikation (z. B. zu Inhalten oder zur Art des Gesprächs):

9 Wie oft begegnete Ihnen dabei das Phänomen symbolischer Gesten (z. B. Sterbende, die ihre Armbanduhr ausziehen)?

- Gar nicht ☐ [0]
- 1–4 ☐ [1]
- 5–9 ☐ [2]
- 10–19 ☐ [3]
- 20–29 ☐ [4]
- 30 und mehr ☐ [5]

Kommentare und Angaben zu symbolischen Gesten:

10. Wie oft begegneten Ihnen in den letzten 12 Monaten Sterbende mit …

Träumen:		Sterbebettvisionen:	
Keine	☐ 0	Keine	☐ 6
1–2	☐ 1	1–2	☐ 7
3–4	☐ 2	3–4	☐ 8
5–9	☐ 3	5–9	☐ 9
10–19	☐ 4	10–19	☐ 10
Über 20	☐ 5	Über 20	☐ 11

Angaben zu Erlebnisinhalten und Beobachtungen (z. B. auch zur Resonanz des Erzählten bei Ihnen selbst!):

11. Wie oft begegneten Ihnen Patienten/Patientinnen, die von Nahtoderfahrungen erzählten?

Sterbende:		andere Patienten:	
Keine	☐ 0	Keine	☐ 6
1–2	☐ 1	1–2	☐ 7
3–4	☐ 2	3–4	☐ 8
5–9	☐ 3	5–9	☐ 9
10–19	☐ 4	10–19	☐ 10
Über 20	☐ 5	Über 20	☐ 11

Kommentare und Angaben zu Erlebnisinhalten und Beobachtungen:

12. Wie oft begegneten Ihnen Patienten/Patientinnen, die von (alb)traumartigem Erleben in komatösen Zuständen erzählten?

Sterbende:			andere Patienten:		
Keine	☐	0	Keine	☐	6
1–2	☐	1	1–2	☐	7
3–4	☐	2	3–4	☐	8
5–9	☐	3	5–9	☐	9
10–19	☐	4	10–19	☐	10
Über 20	☐	5	Über 20	☐	11

Kommentare und Angaben zu Erlebnisinhalten und Beobachtungen:

13. Ich besitze Aufzeichnungen eines Seelsorgegesprächs, in dem imaginatives Erleben (Träume, Visionen etc.) und/oder symbolische Kommunikation eine Rolle spielen, und wäre bereit, es in anonymisierter Form der Forschungsgruppe „Vertrauen am Lebensende" zur Verfügung zu stellen: ☐

14. Von imaginativem Erleben in Todesnähe (Träumen, Visionen etc.) wurde mir erzählt von …

den Patienten selbst:			ihren Angehörigen:			von Pflegenden:		
Nie	☐	0	Nie	☐	0	Nie	☐	6
1–4	☐	1	1–-4	☐	1	1–4	☐	7
5–9	☐	2	5–9	☐	2	5–9	☐	8
10–19	☐	3	10–19	☐	3	10–19	☐	9
20–29	☐	4	20–29	☐	4	20–29	☐	10
Über 30	☐	5	Über 30	☐	5	Über 30	☐	11

15. Wie oft begegneten Ihnen in den letzten 12 Monaten Sterbende, die kurz vor ihrem Tod zu einem hellwachen Bewusstsein zurückfanden?

Keine	☐	0
1–2	☐	1
3–4	☐	2
5–9	☐	3
10–19	☐	4
Über 20	☐	5

Kommentare und Angaben zu Erlebnisinhalten:

16. In welchem Maße stimmen Sie der folgenden Aussage zu?
Visionäres Erleben in Todesnähe unterscheidet sich deutlich von Halluzinationen.

Ganz bestimmt	Stimme zu	Neutral	Stimme nicht zu	Bestimmt nicht
(1)	(2)	(3)	(4)	(5)
☐	☐	☐	☐	☐

Kommentare

17. In welchem Maße stimmen Sie den folgenden Aussagen zu?

	Ganz bestimmt	Stimme zu	Neutral	Stimme nicht zu	Bestimmt nicht	
	(1)	(2)	(3)	(4)	(5)	
Die visionären Erfahrungen, die Sterbende bezeugen, sind religiös-spirituell zu deuten.	☐	☐	☐	☐	☐	A
Die visionären Erfahrungen, die Sterbende bezeugen, sind psycho-logisch zu erklären (z. B. Kompensation von Todesfurcht).	☐	☐	☐	☐	☐	B
Die visionären Erfahrungen, die Sterbende bezeugen, sind medizinisch zu erklären (z. B. durch Einfluss von Medikamenten).	☐	☐	☐	☐	☐	C

18. In welchem Maße stimmen Sie den folgenden Aussagen zu?

	Ganz bestimmt	Stimme zu	Neutral	Stimme nicht zu	Bestimmt nicht	
	(1)	(2)	(3)	(4)	(5)	
Die imaginativen Erfahrungen, die Sterbende bezeugen, unterstützen sie in ihrem Prozess des Abschiednehmens.	☐	☐	☐	☐	☐	A
Die imaginativen Erfahrungen, die Sterbende bezeugen, unterstützen sie in ihrem Sterbeprozess.	☐	☐	☐	☐	☐	B
Sterbende sprechen nur mit Zurückhaltung von ihrem imaginativen Erleben.	☐	☐	☐	☐	☐	C

19. In welchem Maße stimmen Sie den folgenden Aussagen zu?

	Ganz bestimmt (1)	Stimme zu (2)	Neutral (3)	Stimme nicht zu (4)	Bestimmt nicht (5)	
Es ist für die seelsorgliche Begleitung von Sterbenden bedeutsam, symbolische Formen der Kommunikation wahrzunehmen und auf sie einzugehen.	☐	☐	☐	☐	☐	A
Es ist für die seelsorgliche Begleitung von Sterbenden bedeutsam, sie auf ihre Träume anzusprechen.	☐	☐	☐	☐	☐	B
Es ist für die seelsorgliche Begleitung von Sterbenden bedeutsam, sie auf visionäres Erleben anzusprechen.	☐	☐	☐	☐	☐	C

Bemerkungen zur seelsorglichen Bedeutung von symbolischer Kommunikation und imaginativem Erleben von Sterbenden:

20. Follow-up-Umfrage in 12 Monaten: Könnten Sie sich vorstellen, es sich in den kommenden Monaten zu notieren, wenn Ihnen eine der genannten Formen imaginativen Erlebens bei Menschen in Todesnähe begegnet, und uns in einem Jahr nochmals darüber Auskunft zu geben? ☐

Allgemeine Bemerkungen
(Besonders wertvoll sind uns auch Mitteilungen über Ihre persönlichen Reaktionen bzw. Ihren persönlichen Umgang mit dem imaginativen Erleben Sterbender.)

www.ingramcontent.com/pod-product-compliance
Lightning Source LLC
LaVergne TN
LVHW042242300926
849161LV00003B/436